全国普通高等中医院校教材

ZHONGGUO YIXUESHI

中国医学史

·供中医、中西医结合、针灸推拿等专业用·

主　编 / 陈凯佳　李成文

中国健康传媒集团
中国医药科技出版社 ·北京

内容提要

本教材立足新时代医学教育发展规律，贯彻“学史明理、学史增信、学史崇德、学史力行”精神，遵循中医药人才成长规律，以立德树人为本，重视学科交叉融合，传承与创新并重。主要介绍中医学的发展脉络，展示中医学的历史成就，阐明中医学发展的特点，解释中医学发展的规律。有利于学生掌握中医药学形成和发展的历史，培养综合思维能力和基本素质，巩固专业思想，坚定中医药文化自信和历史自信。

本教材为书网融合教材，配套数字化教材资源。

本教材主要供全国高等中医药院校中医、中西医结合、针灸推拿、中药等专业教学使用，也可以作为广大中医药工作者及中医药爱好者的参考书。

图书在版编目（CIP）数据

中国医学史 / 陈凯佳，李成文主编 . -- 北京：中国医药科技出版社，2025. 6. --（全国普通高等中医院校教材）. -- ISBN 978-7-5214-5356-0

Ⅰ. R-092

中国国家版本馆CIP数据核字第2025QA0302号

美术编辑 陈君杞
版式设计 南博文化

出版 **中国健康传媒集团** | 中国医药科技出版社
地址 北京市海淀区文慧园北路甲22号
邮编 100082
电话 发行：010-62227427 邮购：010-62236938
网址 www.cmstp.com
规格 889×1194mm $^{1}/_{16}$
印张 14 $^{1}/_{4}$
字数 333千字
版次 2025年6月第1版
印次 2025年6月第1次印刷
印刷 北京侨友印刷有限公司
经销 全国各地新华书店
书号 ISBN 978-7-5214-5356-0
定价 45.00元

全国普通高等中医院校教材

《中国医学史》

—— 编委会 ——

主　编　陈凯佳（广州中医药大学）　　李成文（河南中医药大学）

副主编　孙　立（暨南大学）　　孟永亮（内蒙古医科大学）

刘雅芳（浙江中医药大学）　　孙雪萍（云南中医药大学）

刘　鹏（广州中医药大学）　　程　佩（江西中医药大学）

编　委（以姓氏笔画为序）

王　缙（广西中医药大学）　　卢　威（湖北中医药大学）

许华冲（暨南大学）　　苏　悦（成都中医药大学）

李　胜（西南医科大学）　　李　硕（辽宁中医药大学）

李德杏（天津中医药大学）　　余泱川（海南医科大学）

张　蕾（山东中医药大学）　　张净秋（首都医科大学）

肖　雄（广州中医药大学）　　罗光云（云南中医药大学）

金　丽（福建中医药大学）　　庞　杰（南方医科大学）

周　敏（上海中医药大学）　　周俊兵（南京中医药大学）

贾云芳（河北中医药大学）　　贾　妮（陕西中医药大学）

姬永亮（河南中医药大学）　　黄学宽（重庆医科大学）

夏旭婷（湖南中医药大学）　　董　辛（南昌医学院）

董媛媛（新疆医科大学）　　熊益亮（北京中医药大学）

薛暖珠（广州中医药大学）

秘　书　薛暖珠（兼）

前　言

本教材编写立足新时代医学教育发展规律，贯彻"学史明理、学史增信、学史崇德、学史力行"精神，遵循中医药人才成长规律，汲取以往教材精华，补充新时代中医药发展状况及最新医史研究成果，强化中医思维培养和中医药人文的融合。本教材由多位中国医学史领域的专家共同编写，交叉审稿，主编把关，体现系统性、继承性、先进性、权威性与适用性，突出好教、好学、好用特色。

本教材主要介绍中医学的发展历史，厘清中医学的发展脉络，展示中医学的历史成就，阐明中医学发展的特点，解释中医学发展的规律。学生通过学习，掌握中医药学形成和发展的历史，培养综合思维能力和基本素质，巩固专业思想，坚定中医药文化自信和历史自信。

本教材的特点：一是立德树人为本。通过阐释中医药的历史成就、医家典范的实践精神，及特设医史小故事板块，培养培育学生的职业使命感、社会责任感和中医文化自信。**二是学科交叉融合。**突出学科自身内涵，结合历史学、考古学、社会学、人类学等多学科视角，揭示医学发展与社会变迁、科技文明的互动关系，培养学生综合思维能力。**三是传承与创新并重。**以唯物史观为指导，系统梳理中国医学从远古至现代的发展脉络，既注重传统医药文化的传承，又吸收最新考古发现与学术研究成果，呈现医学史研究的时代性。**四是数智赋能教材。**本教材为书网融合教材，配套数字化教材资源，包括知识图谱、课程介绍、章节相关期刊论文拓展阅读、古籍选段、教学大纲、教学PPT、习题集、复习思考题等。

本教材主要服务对象为高等中医药院校各专业本科学生，也可以作为广大中医药工作者及中医药爱好者的参考书。编写团队由来自广州中医药大学、河南中医药大学等全国20余所中医药院校及综合院校医学史专家联合组成，他们大都长期在一线从事中国医学史的教学工作，具有丰富的教学经验，注重中医文化自信培育与科学精神塑造的有机统一。具体分工如下（含纸质与数字资源）：第一章由陈凯佳、薛暖珠、熊益亮、夏旭婷编写；第二章由孙立、许华冲、张净秋、张蕾编写；第三章由程佩、董辛、金丽、卢威编写；第四章由刘雅芳、周敏、李胜、黄学宽编写；第五章由孟永亮、李成文、王缙、贾云芳、姬永亮编写；第六章由孙雪萍、罗光云、庞杰、李德杏、苏悦编写；第七章由陈凯佳、刘鹏、余泱川、周俊兵、李硕编写；第八章由孙立、许华冲、肖雄、贾妮、董媛媛编写；大事年表与中国历史简表由孟永亮编写。副主编交叉审稿，最后由主编与学术秘书对全书文稿、思维导图、数字资源等进行修订、规范和统稿。在此谨向编委会全体老师的精诚协作与全力投入致以谢忱。

由于编者水平所限，以及某些学术问题的争鸣，本书难免有不妥之处，希望各院校师生提出宝贵意见，以便再版时修订提高。

编者

2025年5月

目录 | Contents

第二章　早期的医药卫生实践与理论萌芽 | 011

第一章　医药的起源

（远古～公元前21世纪）

学习目标

知识目标

掌握原始卫生保健措施的起源（用火、居处、衣着等）；熟悉医药起源的多元观点（圣人、巫、本能论）；了解药物、针灸、外治法的早期实践。

能力目标

运用历史唯物主义的方法，对医药起源问题进行综合性分析。

素质目标

认识到中医源远流长，底蕴深厚；培养尊重和热爱传统文化的情感。

第一节　社会历史背景

原始社会是中国医学的起源时期。原始人在长期与自然和疾病的斗争中，不断探索、发现并总结经验，逐渐积累起早期的医药卫生知识。植根于原始社会的生存实践，在火的使用、工具革新及自然观察中孕育出药物知识与外治技术，并伴随巫医结合向早期文明过渡。

中国是世界文明古国之一，也是人类的发源地之一。中国的原始社会大约从170万年前的云南元谋人开始，直到公元前21世纪夏朝建立之前，是人类历史上的初始社会形态的主要构成部分。在这个阶段，人类的生产力非常低下，他们使用简单的石器，主要通过采集植物果实、挖掘根茎和狩猎等方式来获取食物，依靠群体的力量共同劳动和生活。

人类在这一时期，根据体质形态的进化程度，被分为“猿人”和“古人”两个阶段。猿人阶段，人类已掌握天然火的使用。进入古人阶段，约20万年前至5万年前，人类开始从原始族群向氏族公社过渡。此时，人类已能按需制作石器工具，并受打制石器摩擦生热启发，发明了人工取火。

大约2万年前，人类社会进入了氏族公社时期，此时人类的体质形态进化到了“新人”阶段。在这个时期，母系氏族公社成为社会组织的主要形式，妇女在氏族中占据主导地位，社会关系以母系血缘为基础，实行血缘群婚制。氏族成员共同劳作，食物平均分配。此时，人类掌握了磨制、钻孔技术，并再次受打制石器启发改进了人工取火，这对人类生存、进化及繁衍意义重大。

大约5000年前，氏族公社达到了鼎盛时期。在中国境内发现的多处文化遗存显示，这一时期人口增长，活动范围扩大，一些原始人开始定居。磨制石器被广泛使用，原始畜牧业和农业开始出现，制陶、纺织、编织和木工等手工业也相继兴起。许多氏族部落逐渐过渡到父系氏族公社时期。在这一时期，人类的体质形态已经与现代人相似。农耕和畜牧业取代了采集和狩猎，成为主要的经济活动形式，手工业与农业开始分离。男性在经济活动中逐渐占据主导地位，取代女性，进而确立了以父系血缘为基础的世系计算和财产继承制度，标志着父权制家庭的诞生。

在原始社会末期，随着社会生产力的显著提升，劳动产品开始出现剩余，这为私有制的产生提供了物质基础。与此同时，商品生产的兴起，旨在直接交换，极大地促进了社会分工的深化和私有制的发展进程。这些因素共同作用，最终导致了原始社会的消亡和阶级社会的产生，人类历史由此进入了奴隶社会阶段。

人类在探索适宜的生存环境和采取基本生活措施的过程中，逐步积累了初步的卫生保健知识。在与疾病的斗争中，他们发现了植物、动物及矿物的药用价值，进而制作出简易的医疗工具，初步掌握了缓解病痛的方法。

第二节　卫生保健的起源

自古以来，卫生保健活动就与人类的生存息息相关。人类为了满足基本生存需求，在衣、食、住、行等方面不断探索和选择。随着人类自身的进化和社会的进步，原始人对自然的认识、利用和适应能力不断增强，从而产生了最初的卫生保健活动。

“卫生”一词最早见于《庄子·庚桑楚》，意指“护卫生命”和“争取长生”。护卫生命、保持健康是动物的本能，但当人类能够直立行走，智力发展到一定程度后，在非生物学层面上与其他动物区别开来，展现出远高于其他动物的主观能动性。原始人类的卫生保健活动，无论是吃、住、穿还是日常活动，都留下了明显的历史痕迹。卫生保健活动伴随着人类社会的产生而逐渐发展，从早期的生食野居到后来的熟食房屋，人们的卫生保健意识从无到有，逐步形成了具体的措施和系统的方法。卫生保健作为医学的重要组成部分，虽然其起源和发展是一个逐渐演化的漫长过程，但我们可以从原始人的生活习惯和日常活动中窥见其卫生保健意识的形成。

一、用火

在人类文明的漫长历史中，火的使用占据了极其重要的地位。它不仅标志着人类对自然界的深刻认识和有效利用，而且极大地改善了人类的生活和生产方式。从最初对火的畏惧和崇拜，到学会利用天然火种，再到人工保存火种和取火技术的掌握，人类逐步解锁了火的力量，从而与动物界区别开来。

早在170万年前的元谋人时期，人类就已经开始使用火。到了50万年前的北京人时期，人类不仅使用火，还能有意识地控制火，留下厚达6米的灰烬层作为证据。火的使用，使人类的食物从生食转变为熟食，这一转变不仅改变了原始的饮食习惯，还拓宽了食物来源，缩短了消化时间，减轻了消化系统的负担，降低了胃肠疾病的发生率。《韩非子・五蠹》中提到，生食时代人们常患疾病，而熟食的出现显著减少了这些健康问题的发生。

火的使用还改变了人类获取生产生活资料的方式。它不仅在黑暗中带来光明，还用于狩猎和驱赶野兽，甚至可能促成了最初的农业耕作方式——“刀耕火种”。火的使用还能取暖御寒，改善了人类的居住环境，减少了因寒冷潮湿引起的疾病。此外，火还是热熨法、灸法等医疗手段的基础。

综上所述，火的使用是人类进化过程中的一个重大飞跃。正如恩格斯在《反杜林论》中所指出的，火的使用是人类第一次支配了一种自然力，这一行为最终使人与动物界彻底分离。历史考古资料表明，火的利用与控制给古人类带来的质的飞跃，推动人类从自然生存进入到社会生活和生存方式时代。火的使用不仅促进了人类体质的改善，还推动了人类对自然界的深入占有和利用，为人类的发展开辟了新的道路。

二、居处

在远古时代，为了保护自身免受野兽的攻击，我们的祖先学会了在树上建造简单的住所，这就是传说中的“有巢氏”时代。如《韩非子・五蠹》所述：“上古之世，人民少而禽兽众，人民不胜禽兽虫蛇，有圣人作，构木为巢以避群害，而民悦之，使王天下，号曰‘有巢氏’。”随着气候的变化，巢居不再能抵御寒冷，人类便迁移到天然的山洞中，开始了“冬居营窟，夏居橧巢”的生活。考古发现，旧石器时代的许多遗址都位于山洞中，表明人类已经进入穴居时期。原始人倾向于选择洞口较小、地势较高、朝南的山洞，以躲避寒风，同时洞内干燥无水，有利于防潮。火的发明极大地改善了穴居条件，让人们得以围火而居，从而显著提升了生存几率。

进入新石器时代，随着生产力的提高，人们终于能够建造各种样式的房屋。中国南北方的地理环境、气候和可选建筑材料有很大的不同，因此南北房屋的差别也比较大。北方多为半地穴式建筑，南方多为干栏式房屋。北方以西安半坡村遗址为代表，室内地面土质干燥，有取暖防潮、烧煮食物的灶坑，透光通风的天窗；南方以河姆渡遗址为代表，房屋的底部架在木桩上，以抵御南方地势低洼、雨多潮湿、虫蛇较多的影响。

这些居住环境的进步，不仅增强了人类抵御野兽侵袭的能力，还帮助人类更好地躲避风寒和恶劣天气。居住条件的改善显著提高了人类在自然界中的生存能力，是人类卫生保健的重要进步。

三、衣着

古代先民最初过着裸身生活，但随着气候变冷，他们开始用兽皮或树皮包裹身体以抵御寒冷。随着生产力的提升，他们逐渐学会了如何缝制兽皮和树皮，制作更为精细的衣物。山顶洞人遗址中发现的钻孔骨针证明了当时的人类已经掌握了缝制技术。与直接披裹兽皮或树皮相比，缝制衣物更加保暖，也便于活动。

在河姆渡遗址，考古学家发现了原始纺织工具，而在西安半坡村遗址则出土了印有布纹的陶片和陶钵，吴县草鞋山下也发现了麻布残片。这些发现表明，大约在六七千年前，人们已经开始利用野麻制作平纹麻布，并用来缝制衣物。《淮南子·氾论训》中提到的伯余，被认为是传说中最早织布制衣的人，其年代距今大约6900至6500年。

从赤身裸体到用兽皮、树皮、羽毛等覆盖身体，再到穿上缝制的纺织衣物，这一进步不仅满足了人们对美观的需求，更重要的是提供了保暖、御寒、遮风、挡雨的实用功能。改进后的衣着帮助人们更好地抵御严寒和酷暑，防止虫蛇咬伤，从而提高了人类对气候和环境变化的适应能力，减少了疾病的发生，这是人类卫生保健史上的一个重要进展。

四、舞蹈与导引

在原始社会后期，舞蹈成为了人们庆祝狩猎成功、农业丰收和婴儿诞生等喜悦时刻的重要方式。随着时间的推移，人们发现舞蹈不仅能释放情绪、提振精神，还能消除疲劳，带来身体上的舒适，甚至有助于缓解某些疼痛。在不断地实践和探索中，舞蹈动作逐渐形成了固定的套路，发展成为一种健身运动疗法。据《吕氏春秋·仲夏纪·古乐篇》记载，在尧舜时代，人们已经认识到舞蹈的健身效果，用以宣泄情绪、强化身体。

原始舞蹈多模仿动物的动作，如飞禽走兽的不同姿态，这在《尚书·益稷》中有所体现，描述了“鸟兽跄跄”和“凤凰来仪”等舞蹈场景。随着时间的推移，舞蹈开始融入劳动场景和生活美化的动作，形成了具有特定内容的舞蹈编排。青海大通县马家窑文化遗址出土的陶盆上，就有描绘舞蹈形象的具体图案。

在原始舞蹈的基础上，导引疗法逐渐发展起来，成为运动疗法的重要源头。《庄子·刻意》中提到的“导引”一词，描述了通过呼吸和动作来排除体内秽气、吸入清新之气的方法，动作模仿熊的攀援悬吊和鸟的伸直腿脚。这种原始的导引术对人类的疾病起到了重要的预防和治疗作用。

五、婚配

在原始社会时期，人类的婚姻形态随着社会的发展而不断演变，经历了从血缘婚到族外婚，再到对偶婚的变迁。原始族群时期，两性关系自由不羁，正如《列子·汤问》所描绘的“男女杂游，无媒娉之礼”，彼时婚姻家庭的概念尚未萌芽。由于同血统不同辈分间的性关系不利于繁衍，随着经济活动和劳动分工的发展，原始人群开始分化，逐渐形成了同辈分兄弟姐妹之间的“班辈婚”，也称为“族内群婚”。这种婚姻形态的转变是婚姻史上的重大进步，促进了人类体质和社会的发展。

然而，长期的族内群婚导致了后代发育不良和先天疾病，影响了群体的延续。随着人类活动范围的扩大，不同血缘集团间的男女开始偶合，所生育的后代比族内婚的后代更为健康。这种对比逐渐引起了人们的注意，促使婚姻形态从族内群婚过渡到族外群婚，即婚姻只能在不同部落氏族之间进行。考古发现的西安半坡村遗址中男女分别集中埋葬的现象，可能反映了当时族外婚的阶段。

进入父系氏族公社时期，婚姻形态由交互群婚过渡到对偶婚，即成对配偶在一定时期内过着相对稳定的同居生活。随着生产力的发展和私有财产的积累，父亲需要确定亲生子女继承财产，单偶婚生育的子女能知母知父，对偶婚制最终让位于一夫一妻制。

婚姻形态的演变和进步，减少了近亲婚配导致的遗传疾病，有利于人类身体素质的提高和健康繁衍。

第三节　医药知识的起源

一、药物

药物是人类在长期的生存、生活和与疾病斗争的过程中，通过不断地实践和探索而发现和逐步发展起来的。在我国，传统药物的种类丰富多样，包括植物药、动物药和矿物药等。

在人类文明的早期阶段，我们的祖先为了适应自然环境，不断寻找食物来源。最初，他们通过狩猎和采集野果、种子以及植物的根茎来满足食物需求。在这个过程中，他们不可避免地会误食有毒植物，导致身体不适甚至死亡。然而，随着时间的推移，人们开始注意到某些植物能够减轻病痛，而另一些植物则可能带来不同的效果。这种对植物性能的观察和理解，是人类最初积累植物药知识的起点。

医史小故事

药物起源的传说——神农尝百草

关于药物的起源，自古就有“神农尝百草”的传说。《淮南子·修务训》载：“古者，民茹草饮水……时多疾病毒伤之害。于是神农……尝百草之滋味，水泉之甘苦，令民知所辟就。”《史记·补三皇本纪》也记载有神农氏“作蜡祭，以赭鞭鞭草木。始尝百草，始有医药”。据说，神农为了尝百草，制作了一种特殊的工具——赭鞭，用来鞭打植物，观察其反应。他带领族人跋山涉水，遍尝百草，记录下各种植物的药性，为后世留下了宝贵的医药知识。在这个过程中，神农氏经历了无数次的尝试和失败，甚至有时会因为误食有毒植物而中毒，但他从未放弃，始终坚持着自己的探索和实践。考古发现也表明，新石器时代的人们已经开始了农业生产，并掌握了丰富的植物知识，这为神农氏的存在提供了实物证据。尽管神农尝百草的故事可能融入了后人的想象和夸张成分，但它在一定程度上反映了当时人们对自然界的探索和对草药知识的追求。神农尝百草的故事还体现了古代人们对于科学和实践的重视。神农氏在品尝草药的过程中，非常小心谨慎，他每次品尝草药之前，都会先用火烧一下草药，以检验草药是否有毒。同时，他还会将每种草药的功效和毒性记录下来，以便后人参考。这种科学和实践的精神，对于人类的发展和进步有着重要的作用。

1973年，河姆渡遗址的考古发掘发现了众多植物标本及人工采集的樟科植物叶片，提示河姆渡人或许已认识到这些植物无毒、安全、可利用。樟科植物中不乏药用种类，进一步印证了人类对植物药用价值的早期探索。

狩猎与渔业的进步促使人们认识到动物某些成分和部位（如脂肪、血液、内脏）的食用与药用价值，进而积累了动物药知识。《山海经》中的记载，如“河罗之鱼……食之已痈”“有鸟焉……名曰青耕，可以御疫”，展示了古人通过食用动物，从动物性食物中发现动物药物的实践。

原始社会末期，采矿冶炼等生产活动促使人类对矿物认识加深，逐步掌握朱砂安神、石膏退热、芒硝泻下等矿物性能。从天然矿物质的使用到人工炼制的矿物药物，人类经历了一个漫长的认识过程。

二、针灸

针灸是一种源远流长的医疗手段，由“针”和“灸”两种治疗方法组成。由于早期缺乏文字记载，探讨针灸的起源主要依靠先秦古籍的记载和考古发现。

（一）针法

针法的历史可以追溯到石器时代，当时人们因受伤感染而常见外科疾病。如果脓肿被荆棘或尖石刺破，脓液排出后伤口容易愈合，这种现象引起了人们的注意。原始人可能会用石块敲打疼痛部位，有时会产生止痛效果。这种用石头治病的原始方法被称为“以石治病”。

随着旧石器时代技术的进步，一些生产用品如削刮器、尖状器也被用于治疗疾病。新石器时期，人类能制作出更精致的石器，称为“砭石”。汉代《说文解字》中提到：“砭，以石刺病也。”先秦古籍中也有使用石器治病的记载。《山海经》中提到“箴石”，即针石。《素问·异法方宜论》指出：“东方之域……其病皆为痈疡，其治宜砭石。”砭石用于治疗痈疡。齐梁间全元起注《素问》时指出：“砭石者，是古外治之法，有三名，一针石，二砭石，三镵石，其实一也。古来未能铸铁，故用石为针。”

考古发现的砭石形状多样，如山东日照两城镇出土的锥形砭石，可用于浅刺或割治痈疡。砭石是最古老的医疗工具，其发展最终导致了针刺疗法的出现。

随着时间的推移，人类开始使用动物骨骼、竹子和陶土制作针具，质地更光滑细致。冶炼技术的提高带来了金属针具的出现。商周时代，针具发展为青铜针，战国至秦汉时期出现了铁针，随后金针、银针也相继出现。金属针具比砭石更易刺入皮肤，便于放血或切割。秦汉时期，随着中医学理论的完善，针刺疗法与经络理论结合，得到了发展。

（二）灸法

灸法是通过温热刺激治疗疾病的方法。《说文解字》中提到：“灸，灼也，从火。”灸法古称焫，意为燃烧。人类早期用火取暖，偶然被火灼伤后解除了病痛，这启发了人们烧灼可以治病的结论。寒冷的北方更是如此，故一般认为灸法产生于北方。《素问·异法方宜论》指出：“藏（脏）寒生满病，其治宜灸焫，故灸焫者，亦从北方来。”人们开始有意识地利用干枯的植物茎叶进行燃烧，以此获得温热刺激。为了持久保持热度，人类尝试用树皮包绕烧热的石块或砂土，产生了局部热敷法。这种热敷法能有效消除因寒冷潮湿导致的关节痛或腹痛。在此基础上，人类寻找更适合温热疗法的植物，诞生了灸法。艾叶因易于燃烧、气味芳香、资源丰富、加工贮藏方便等特点，成为灸治的主要材料，因此灸法也常被称为艾灸。

三、外治法

外治法即通过体表施治以疗疾，涵盖针灸、按摩、推拿及熨、熏、洗、擦、涂、敷贴膏药等手段。在人类早期社会，外伤是最直观的疾病表现，考古发现的古人类遗骸化石上的伤痕多由尖状、圆状和长条状器物造成。外伤不仅是原始人常见的病症，也是主要的死因之一。尽管缺乏文献记录，人类学家通过观察现代原始部落，推测原始人在处理外伤时会本能地用手压迫伤处，以减轻疼痛和止血，形成了最早的按压止血法。他们还可能用苔藓、树叶、草茎、泥土和唾液等自然材料涂抹伤口，或用植物茎叶和其他纤维包裹伤口，以增强止血效果。这些简单的方法成为了外治法的雏形。

随着时间的推移，人们发现某些植物的叶、茎对伤口有特殊的治疗作用，如止痛、收敛或止血，逐渐积累了使用外敷药物或药液、药膏治疗疾病的方法。

在古代，当身体某处疼痛或不适时，人们会本能地抚摸患处，通过按、揉、掐、摩等动作缓解疼痛和不适。对于肌肉僵硬、关节劳损或骨关节损伤，揉按和推拿有助于身体恢复。这些经验逐渐演变成了原始的按摩疗法和推拿术。随着生产工具的进步和抗病经验的积累，古代先民发明了用牛角等兽角刮擦皮肤，以及用光滑器具按刮身体的刮痧疗法，还利用陶罐、石块等温热物体紧贴身体部位缓解不适，发展出了热熨疗法。

外治法的不断丰富和完善，极大地拓展了中医药的治疗手段，提高了治疗效果。

第四节　多种医学起源论

医学的起源是一个复杂且长期被医史学界探讨的问题，不同的学者提出了多种观点，在诸多溯源论中，医源于动物本能，源于巫，源于圣人，最为学界所熟知，影响也最大。

一、医源于动物本能

医学源于动物本能，指的是源于人类（或动物）天生具有的某种“本能反应”。在动物界，尤其是高等动物，利用自然资源进行自我救护的行为十分普遍。例如，野兔在肠炎时会寻找马莲草，水牛会潜入水中避暑和避蚊，猫会舔舐伤口减轻疼痛，朱鹮便秘时会用喙取水灌肠，热带猿猴患疟疾会吃金鸡纳树皮，蝮蛇被其他毒蛇咬伤后会大量饮水。这些行为虽然展示了动物利用自然资源的救护本能，但这种本能是简单的、被动的，并且停留在感性认识阶段，不会积累经验，因此不可能发展成为医学。

人类同样具有求生和保护生命的本能，面对疾病和创伤时会寻求解除痛苦、保护身体、恢复健康的方法。然而，“本能论”虽强调人的主观意识与反应，却忽视了人与动物的本质差异，混淆了动物本能救护与人类早期经验医学的界限，更否定了生产生活实践在医学起源中的核心作用。人类大脑具备超越动物的思维能力，能主动积累医疗经验，展现出高度的自觉性和目的性。

二、医源于巫

在原始社会后期，随着社会分工的细化，体力劳动者与脑力劳动者分离，出现了人类历史上的第一批知识分子——“巫”。上古时期，巫不仅主持祈祷、祭祀等宗教活动，还是最早掌握文字及多种知识，包括医学知识的人。他们是远古时期文化活动的中坚力量，首次将零散的医疗经验和卫生知识系统化，对长期积累的实践经验进行了初步总结和整理，因此可以认为他们是医疗技术最早的继承者与传播者。巫与医也常常并称为“巫医”或“医巫”。《说文解字》正式收录“毉”“醫”的异体字，释为：“古者巫彭初作毉”。以“巫”字作为其成字构件，这也从一个侧面反映出巫、医二者之间的密切关系。远古的“巫”在医药经验的吸取、传承与发展方面发挥了重要作用，同时也将医药知识神秘化，形成了医巫不分的混杂阶段。夏商周时期是这一阶段的鼎盛时期。中国古代农耕文明的崛起，促使人类在改造自然中逐渐觉醒并认识到自我价值，对神的盲目信仰也随之淡化。到了周代末期，医药知识和经验开始逐渐独立，一部分巫开始将医学引向科学化发展，而另一部分则保持其神秘色彩，向神秘主义发展。

巫作为历史进展到一定时期的新生事物，在早期作为知识阶层的代表，在总结利用医药知识方面作出了重要贡献。许多学者认为，科学与方术在早期是密不可分的。然而，随着医学向科学化发展，探索疾病病因并进行治疗时，巫医仍坚持唯心病因，与医学科学的发展形成对立，从而由促进医学发展的力量转变为阻碍势力。

尽管早期医学与巫术有着密切联系，但认为医学起源于巫术的观点忽视了医巫之间的本质区别。医学的发展是一个逐渐从神秘走向科学、从经验走向理论的过程，在这一过程中，医学逐渐脱离了巫术的影响，形成了独立的科学体系。

三、医源于圣人

医起源于圣人的说法在中国历史上有着悠久的传统。早在春秋战国时期，诸子百家的文献中就已有关于圣人或早期人文始祖在医药方面发明和发现的记载。《韩非子·五蠹》中记载：“上古之世，人民少而禽兽众，人民不胜禽兽虫蛇。有圣人作，构木为巢，以避群害，而民悦之，使王天下，号之曰有巢氏。民食果蓏蚌蛤、腥臊恶臭而伤害腹胃，民多疾病。有圣人作，钻燧取火以化腥臊，而民说之，使王天下，号之曰燧人氏。”上古时期，人类面临禽兽的威胁，有圣人出现，用木头建造巢穴以躲避野兽，被尊称为有巢氏。另一位圣人燧人氏则发明了钻木取火，改变了人们的饮食习惯，促进了营养吸收，改善了体质，减少了疾病的发生。

后世文献中，如西汉孔安国在《尚书》序中提到伏羲、神农、黄帝之书，称为“三坟”，象征着大道。《帝王世纪》中有“黄帝使岐伯尝味草木，典主医药，《经方》《本草》《素问》之书咸出焉”的记载；神农尝百草的神话，流传久远，至今不衰。《史记·补三皇本纪》记载：“神农氏作蜡祭，以赭鞭鞭草木，尝百草，始有医药。”关于伏羲、黄帝、神农等圣人发明医药的记载还有很多。晋代皇甫谧和唐代王冰等医家也将医药的起源追溯到这些传说中的上古圣人，这些说法逐渐流传开来，成为后人熟知的观点。

中国古代早期历史的记载往往是后代对历史的追溯，其中不乏神话和传说。所谓的“圣人”和“人文始祖”往往是将早期人类社会的英雄或杰出人物神化后的结果，有时也将多个人物的事迹归于一人。他们实际上并非指代具体的历史人物，而是象征着某一历史时期的集体形象。探讨医药起源，需肯定杰出人物的贡献，但同时亦需认识到其发展历经漫长岁月，由最初的小规模实践逐步演进为现今的知识体系和理论架构，这一过程跨越了成千上万年，不可能由单一个人发明创造，而是整个人类历史发展的产物。医药的起源与人类的起源紧密相连，其发展过程也与整个人类的历史发展不可分割。

医药起源的争论由来已久，各种观点层出不穷。对这一问题的解答不仅关系中国古代医学史研究，相关探讨也对世界医学起源问题的阐释有着正面、积极的作用与影响。然而，从现代研究的视角来看，医药起源问题极为复杂，无法仅凭单一因素全面阐释。无论是医药源于圣人，源于巫，还是源于动物本能，对于医药起源问题目前的各种分析尝试与所得结论，都不能成为定论。但要看到，这些看似片面的说法，为世人揭开医药起源之谜提供了多重视角以及颇为丰富的线索资料，为进一步深入分析这一复杂问题提供了有益的尝试和宝贵的经验。

可以肯定的是，医药的起源一定是早期人类在生产生活实践中，在寻找食物、与自然抗争、改善居住环境和改造生活习惯的过程中，在不断认识自然与自我的过程中，应运而生的。它与人类自身的产生相伴，是人类改造世界、改造自身进程中的重要组成部分。

复习思考题

1. 远古人类的衣食住行里有哪些医学“火种”？
2. 早期的医药知识是怎样积累的？
3. 如何理解多种医药起源论？

·参考文献·

1. 李经纬，林昭庚.《中国医学通史·古代卷》[M]. 北京：人民卫生出版社，2000.
2. 马继兴.《中医文献学》[M]. 上海：上海科学技术出版社，1990.
3. 严健民.《中国医学起源新论》[M]. 北京：北京科学技术出版社，1999.
4. 贾兰坡.《中国大陆上的远古居民》[M]. 天津：天津人民出版社，1978.

知识图谱

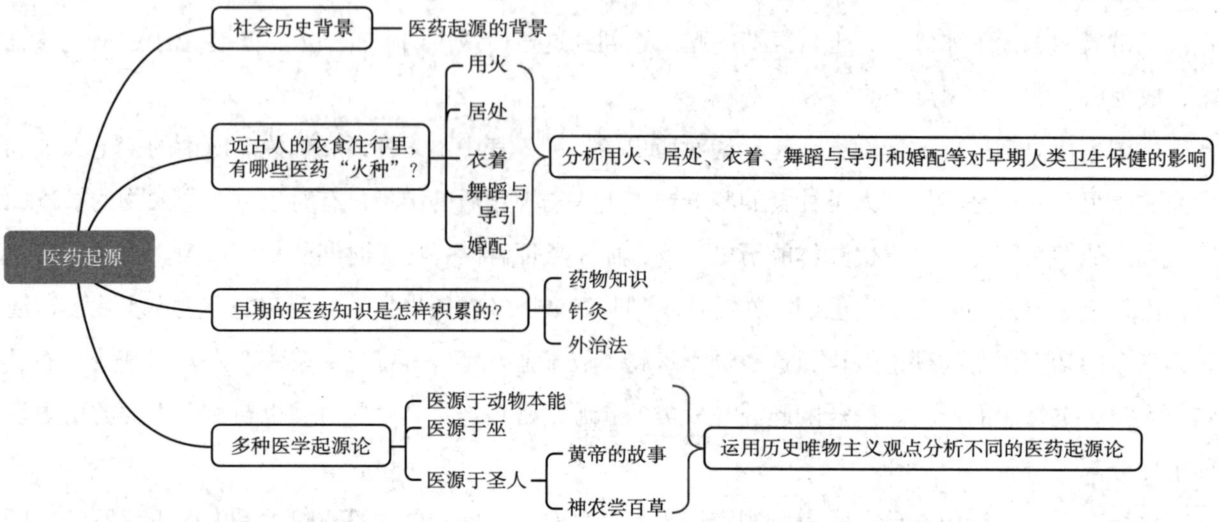
医药起源
社会历史背景
医药起源的背景
远古人的衣食住行里，有哪些医药“火种”？
用火
居处
衣着
舞蹈与导引
婚配
分析用火、居处、衣着、舞蹈与导引和婚配等对早期人类卫生保健的影响
早期的医药知识是怎样积累的？
药物知识
针灸
外治法
多种医学起源论
医源于动物本能
医源于巫
医源于圣人
黄帝的故事
神农尝百草
运用历史唯物主义观点分析不同的医药起源论

第二章　早期的医药卫生实践与理论萌芽

（夏—春秋　公元前21世纪~公元前476年）

学习目标

知识目标

掌握早期对病因的认识，酒和汤液的发明及历史意义，周朝的医事制度；熟悉早期对疾病的认识、诊治和医学思想，以及药物知识的积累情况；了解医巫分离与早期医药卫生保健。

能力目标

分析归纳早期的疾病诊治方法；理解周朝医事制度对当时社会和医学发展的意义。

素质目标

了解先秦哲学思想与早期医药经验的融合，认识传统文化对医学发展的影响。

第一节　社会历史背景

公元前21世纪至公元前476年，是我国夏、商、西周及春秋时期。公元前21世纪夏王朝建立，奠定了奴隶制社会的基础。至公元前770年，中国历史上先后出现了夏、商、西周三个奴隶制国家。夏商时期，王权与神权高度结合，青铜文明兴起，甲骨占卜盛行。疾病常被视为鬼神作祟，形成“医巫一体”的原始医疗体系。西周建立宗法制度，推行井田制，设立医官体系，医学被纳入国家治理范畴，巫医逐渐分化。春秋礼崩乐坏，私学兴起催生百家争鸣。

一、奴隶制度建立

这一时期，中国奴隶社会历经建立、鼎盛、衰亡的过程。同原始社会相比，奴隶社会打破了狭隘的氏族范围，容纳了更多劳动力，扩大了生产规模和社会分工，提高了生产效率，为农业、手工业和医药文化的发展开辟了广阔空间。但贵族对青铜器、玉器制作等尖端技术的垄断，也加剧了社会分化。既催生了甲骨文、青铜礼乐等文明高峰，又因残酷剥削激化矛盾，最终为铁器时代封建制度的诞生埋下伏笔。

二、生产工具的更新与自然经济的发展

进入奴隶社会后，人类在社会生产的各个领域都取得了长足进步，特别是冶金技术的提高，成为奴隶社会生产力发展的主要标志。据考古发现，夏代已出现少量铜制工具，直至商代冶铜术提高使得青铜器的数量和种类不断增多，并被广泛应用于生产劳动。西周时期，铜制农具得到进一步的推广。春秋时期，青铜器已被广泛应用于各个领域，包括农业工具、手工业工具、生活用具、祭祀用具，甚至乐器，还出现了少量的铁器。金属工具的出现和应用极大地促进了自然经济的发展。

农业是这一时期的主要经济形式，是奴隶社会最主要的生产形式。夏禹治水的传说，反映了原始农田灌溉技术的提高。商代，农田具备整齐的规划和初步的灌溉系统，农作物种类不断增加，见于甲骨文的就有禾、黍、麦等。在殷墟的考古发掘中，还发现了专门用于储存粮食的地窖。商代的统治者非常重视农业，在卜辞中有明确体现，如“卜风雨”“卜旱”“卜年”等。西周时期，在耕作技术方面采用了比较进步的休耕制，并提高了田间引水、排水等技术，作物种类也基本包括了后世普遍种植的主要农作物。与此同时，畜牧业和手工业也开始发展。商代已有六畜（马、牛、羊、鸡、犬、猪）之分，除食用外还大量用于祭祀和殉葬。农牧业的发展，又促进了手工业的分工。商代手工业迅速发展，如甲骨文中有“蚕”“丝”“帛”等字样，反映出蚕丝业已相当发达。西周手工业种类繁多，已有“百工”之称，而青铜铸造业最能代表当时工艺水平。以上经济活动的综合发展，为夏商周社会的繁荣和稳定奠定了基础，形成了一个以农业为主导的自然经济体系。

三、科学技术与文化

奴隶社会物质财富的逐步积累，为精神财富的创造提供了条件。随着科学文化发展，天文、历法都有了明显的进步。夏代已有天干纪日法，在此基础上，商代进一步使用十天干、十二地支相配合的干支纪日法。周代还发明了圭表测影，以确定冬至和夏至等节气。历法知识的积累，对于指导人们的农业生产实践和启发人们认识气候变化与人体疾病的关系，都有积极意义。商代中期，兼具“象形”“会意”“形声”等造字规则的甲骨文的出现，标志着中国文字进入成熟阶段。文字的发明和使用，使医药文化的交流与发展有了基础。

在思想文化方面，随着社会生产力的提升，商代盛行一时的神本文化开始逐渐向周代的人本文化过渡。武王伐纣后，周人确立的兼备政治权力统治和血亲道德制约双重功能的宗法制度盛行天下，并深切渗透于中华民族的民族意识、民族性格、民族习惯之中，深远影响中国社会。虽然周人

的宗法制度在汉代以后不再直接表现为国家政治制度，但其强调伦常秩序、注重血缘身份的基本精神原则却维系至今。商周之际神本文化向人本文化的转化，也为春秋以后医药学的独立发展奠定了文化基础。

另外，商周时期出现了体力劳动与脑力劳动之间的分工，形成了专门从事脑力劳动的“知识分子”。商代出现了以宗教、科学、文化事业为职业的“卜”“占”“巫”“史”等。东周以后，从事脑力劳动的人数日益增多，逐渐形成了“士”阶层。春秋时期礼崩乐坏的社会大裂变，将原本属于贵族最底层的士阶层从宗法制度中解放出来，并服务于各方诸侯的争霸事业。由于彼时的列国尚未建立一统的观念形态，故而学术环境宽松活泼，士人们可以进行独立的、富于创造性的精神劳动，从而为之后的“道术将为天下裂”提供了前提条件。士的崛起，意味着一个以劳心为务、从事精神性创造的专业文化阶层形成。而脑力劳动与体力劳动的分工也为专职医生的出现提供了社会条件。

四、医巫分离

在夏商时代，由于人们对自然力量未解和恐惧，因而一切事物都充满了神秘感，万物有灵成为当时的主要观念。当时社会上出现了许多巫师，他们拥有一定的文化知识，自诩能代鬼神发言，医治疾病，有的还参与政治、军事决策，为统治者占卜吉凶。如《说文解字》《世本》所记载的巫咸，被认为是“殷之元臣，功比伊尹，并列于先王受祀，其祭祀之隆亦与先王相同”，而且兼通医药，在甲骨卜辞中累见其名。上古时期这种巫医或兼通医药的巫师不少，《山海经》中就记载有巫彭、巫抵、巫阳、巫履、巫相、巫咸、巫即、巫肦、巫姑、巫真、巫罗等。《逸周书·大聚》载“乡立巫医，具百药以备疾灾”，反映了巫医普遍存在的情况。远古时期的“巫”，一方面对医药经验予以吸取、传承与发展，一方面又将质朴的医药经验和医学知识披上一层灵光，在人类历史中形成了医巫不分的混杂阶段。夏商周就处在此阶段的鼎盛时期。随着中国古代农耕文明的崛起，人们在改造自然环境的同时，逐渐显示了自身的价值，不断冲淡着对神的信仰。到了周代末期，医药知识和经验开始逐渐独立出来，一部分巫将医学引领向着科学化发展，另一部分巫则继续保持其神秘色彩，向下层文化和神秘主义发展。尤其当医学向着科学化发展，从探索研究的角度探寻疾病病因并进行治疗时，巫医则仍在维护其唯心病因，在治疗方面与医学科学的发展对抗，其不再是促进医学发展的力量，而转化为消极的阻碍势力。文化价值的取向成为了医与巫的分水岭。

综上所述，夏至春秋时期，随着社会生产力和科学文化的进步，早期的医药卫生知识逐步积累和提高，为此后中医药学理论体系的建立创造了条件。这一时期的医药成就主要表现在对疾病的认识、药物知识的积累、药物品种的增多、早期预防思想建立等方面。同时，在气、精、神、阴阳、五行、八卦等哲学思想影响下，早期医药学理论开始萌芽。而随着医药卫生的进步和社会分工逐步扩大，宫廷医学也出现了早期的分科，医事管理制度初步建立。

第二节 对疾病的认识与诊治

对疾病认识和诊疗技术的提高，是我国早期医药卫生发展中的重要方面。甲骨文中就记载了对人体部位的认识、疾病的命名和治疗某些疾病的内容。人们观察到，自然界的气候变化与人类健康及疾病的发生，有着千丝万缕的关系，由此诞生了“六气淫生六疾”的病因学说，于是中医学逐渐摆脱鬼神致病的思想。治疗方法涉及食养、药物、针灸、按摩、洗浴等多个方面，呈现出多样化的特点。

一、对疾病的初步认识

商代已经有人体部位的命名，并能明确表述疾病部位，开始出现了症状、疾病名称，有了传染病、流行病的简略记载。

了解这些内容离不开对甲骨文的研究。甲骨文是商代乃至周初契刻在龟甲兽骨上的文字，是我国目前已知最早的文字，距今已有3000多年的历史，主要用于记载占卜事件。殷墟出土的甲骨总共16万余片，其中与疾病相关的有323片，和医药相关的有415辞。

甲骨文中出现了首、耳、目、鼻、口、舌、齿、肱、肘、臀、趾、心等字（图2–1），其中“心”字是甲骨文中唯一发现的脏器名称，其字形是心脏的冠状剖面。这一特点表现以直观的外部形态为主，体现了对人体由表及里地了解与认识的发展过程。对疾病的认识多数也只是指出疾病的部位，如疒首、疒耳、疒目、疒自（鼻）等，达40多种。“疒”在甲骨文中字形为“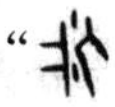”，左边是床，右边躺着的人，中间两点表示汗水，意思是人躺在床上大汗淋漓。《说文解字·疒部》云“疒，倚也。人有疾病，象倚著之形”，后世直接释成“疾”。此外，开始有疾病症状的描述，如耳鸣、下痢、失眠，以及病软（身体软弱无力）、病旋（眩晕）等；也出现了蛊、龋等病名。

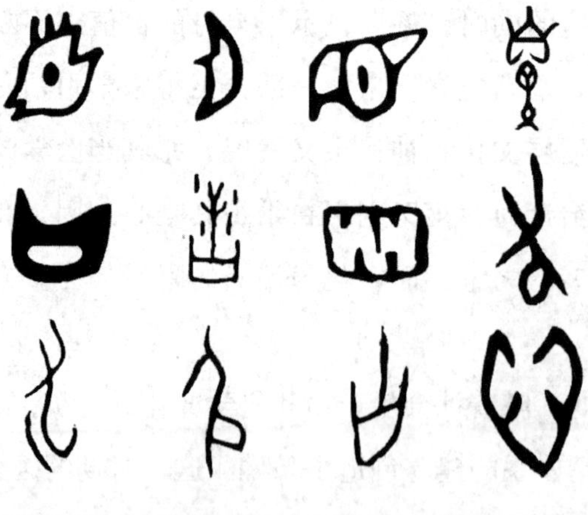

图2–1 甲骨文人体部位名称（依次为首、耳、目、鼻，口、舌、齿、肱，肘、臀、趾、心）

甲骨文中还有关于“疒年”“降疒”“疒疫”等记载。“疒年”指多疾之年，“降疒”“疒疫”表示一次有许多人染病。这些可能是我国最早关于传染病、流行病的记载，说明远古时代的人们已然受到传染病和流行病的困扰。

医史小故事

中药龙骨与甲骨文的发现

1899年秋，金石学家、国子监祭酒王懿荣身患疟疾，仆人从北京鹤年堂抓回的药包中，几片刻着奇异符号的“龙骨”引起了他的注意。凭借深厚的金石学造诣，他意识到这些刻痕很可能是上古文字，于是以高价收购了约1500片带字甲骨，并展开初步研究，由此成为“甲骨文发现第一人”。1900年王懿荣殉国，其收藏的甲骨由刘鹗继承。刘鹗继续搜集甲骨，并于1903年出版《铁云藏龟》，这是首部甲骨文著录，标志着甲骨文进入学术视野。随后，朴学家孙诒让依据该书完成《契文举例》，成为甲骨文考释的开山之作。

中药龙骨以古代大型哺乳类动物的骨骼化石入药，具有镇静安神、平肝潜阳、收敛固涩的作用。在甲骨文发现以前，河南安阳小屯村的农民长期将殷墟甲骨当作药材“龙骨”贩卖，直至1899年机缘巧合才让埋藏三千年的中华文明密码重见天日。甲骨文的发现为研究中国商代历史提供了直接文字证据，证实了商朝存在，推动了中国古史和古文字学研究。2017年，甲骨文入选联合国教科文组织《世界记忆名录》，其历史意义得到全球公认。

甲骨文发现的过程，彰显了知识分子“抢救文明”的自觉、科学探索精神以及考古实证的重要性。它提醒后人：文化遗产的保护与传承需学术担当与社会协作，而古老文字中蕴藏的智慧，仍是当代文化自信的重要源泉。甲骨文作为我国现存最早的文字，其中有关医药的记载，也成为我们探寻中医药早期发展形态的重要见证。作为当代医学生，我们要珍视这份宝贵的文化遗产，把中医药文化传承好、发扬好，为“健康中国”战略贡献自己的智慧。

西周时期对疾病的认识有了较大的进步。如《周礼·天官冢宰》“医师”中提到了肿疡、溃疡、折疡、金疡、疟疾、疥、疕疡等病名。《诗经》中涉及的病名和症状达40余种，如《诗经·小雅·小弁》中“心之忧矣，疢如疾首”，这是由于忧愁而头痛，“疢”即病痛；《诗经·大雅·板》中有“上帝板板，下民卒瘅”，此处“卒瘅”即积劳成疾。《山海经》中记载了38种病名和症状，基本是根据疾病的特点命名的，其中固定病名有瘕、瘿、痔、疥、疽、痹、风、疟、狂、瘘、疣、蛊、疠、厥、疫疾等23种，还载有胕（胕肿）、腬（大腹）、腹痛、呕、聋等症状。《左传》中记述了折肱（骨折）、伤疾、瘈咬病（狂犬病）、突秃（发秃）、望视（远视）、上偻（佝偻）等疾病。《尚书》《周易》等文献中也有关于疾病的记载。

二、对疾病的诊治

商周时，人们已经具备了一定的医药知识，开始对疾病进行初步的诊治。诊断上顺应自然，取法天地，通过看颜色、闻气味、听声音等方法，来推断疾病的属性和特点。如《周礼·天官冢宰》记载“以五味、五谷、五药养其病，以五气、五声、五色视其死生。两之以九窍之变，参之以九脏之动”。这说明当时已能通过观察人体九窍的特征，来推测病人的内脏变化、可能的疾病和预后；治疗也不是简单地对症治疗，已能选择运用五味（醯、酒、饴、姜、盐）、五谷（麻、黍、稷、麦、豆）、五药（草、木、虫、石、谷）。这是十分突出的进步，为诊断学的产生奠定了重要的基础。

在疾病治疗方法方面，不断总结治病的实践经验，在治法上充分利用自然疗法和天然药物，出现了酒剂、按摩、砭法、针刺、火灸、食养、药疗等，反映出早期临证医疗的特色。如甲骨文中就有关于使用按摩、艾灸、砭法治病的记载。据《史记·扁鹊仓公列传》记载，扁鹊治病的方法已很丰富，不仅善用汤药，也使用砭法、针灸、按摩、药熨、手术等，往往是斟酌病情采用相应疗法。从《内经》所追述的古代九针（镵针、员针、鍉针、锋针、铍针、圆利针、毫针、长针、大针）来看，针刺法已广泛使用，针具也呈多样化，人们可根据病情需要进行选择，从而提高疗效。

对药物的认识与使用，西周以后有了突出的进步。《周礼·天官冢宰》载：“凡疗疡，以五毒攻之，以五气养之，以五药疗之，以五味节之。凡药，以酸养骨，以辛养筋，以咸养脉，以苦养气，以甘养肉，以滑养窍。凡有疡者，受其药焉。”说明了当时对药物的气、味、自然属性等已有一定的了解。汉代郑玄认为：“五药之有毒者，今医方有五毒之药，作之，合黄堥，置石胆、丹砂、雄黄、礜石、磁石其中，烧之三日三夜，其烟上着，以鸡羽扫取之，以注创，恶肉破骨尽出。”可见，当时不仅能够使用五气、五味、五药调养和治疗疾病，而且还通过煅烧制备用来治疗疮疡的外用腐蚀药，这是目前已知我国使用化学药物的最早记载。

春秋时期已有情志疗法的相关记载。《吕氏春秋·仲冬纪·至忠》记载“齐王疾痏”，派人到宋国接名医文挚往治，文挚察看了齐王的病，认为“王之疾必可已也”，然“非怒王则疾不可治”。于是文挚与太子商量好，故意连续三次失信于齐王，不给齐王诊病，最后“齐王固已怒矣。文挚至，不解屦登床，履王衣，问王之疾，王怒而不与言。文挚因出辞以重怒王，王叱而起，疾乃遂已”。文挚运用情志疗法激怒齐王治愈其病的例子，表明情志疗法已初露端倪。

三、对病因的探索

《商书·盘庚》中有“高后丕乃崇降罪疾”“先后丕降与汝罪疾”的记载，反映了盘庚时期人们对某些病因的认识。当时人们认为发生疾病是上天降罪、鬼怪作祟或祖先生气所致，因而祭祀鬼神、禳除疾病的巫风盛行。巫师的祈祷、安抚会对病人起到精神上的医疗作用，使病人问心有愧之类的情志疾病自然而然地缓解，甚至得到痊愈。这时的巫医，俨然是无病不可治愈的大仙。然而实践检验总是无情的，单凭祈祷、祝由、咒禁是不能治好所有疾病的。随着时代发展，巫在人们生活中的尊崇地位慢慢发生了动摇，医和巫逐渐分流。《周礼》把“巫祝”列入“春官大宗伯”职官中，而“医师”则属于“天官冢宰”管辖，可见周代医和巫已经分开了。《史记·扁鹊仓公列传》也告诫“信巫不信医”属于“六不治”之一，反映巫医对立的情形已经出现。医巫分离，意味着鬼神致病说逐渐退出历史舞台，在中医学发展史上有着重要的意义。甲骨文中已将“蛊”“龋”这两种病的原因归结为“虫”所致，而不再归结到鬼神。

西周时期的人们已经认识到不同的水质和居处环境会直接影响人体健康。如《左传·成公六年》记载：“土薄水浅，其恶易觏。”《吕氏春秋·季春纪·尽数》也有相似记载：“轻水所，多秃与瘿人；重水所，多尰与躄人；甘水所，多好与美人；辛水所，多疽与痤人；苦水所，多尪与伛人。”

人们开始关注季节、气候的变化与疾病发生的关系，认识到四季都有其多发疾病，而且认为四时气候的异常变化可能是导致疾病流行的原因。如《周礼·天官冢宰》“医师”中描述了四季的多发病：“四时皆有疠疾：春时有痟首疾，夏时有痒疥疾，秋时有疟寒疾，冬时有嗽上气疾。”《礼记·月令》中记载了“孟春……行秋令，则其民大疫”“季春……行夏令，则民多疾疫”“仲夏……行秋令，民殃于疫”等内容。

这一时期开始出现“六气淫生六疾”病因说，被视为后世邪分阴阳、六气致病说的早期版本。《左传·昭公元年》记载晋侯有疾，“求医于秦，秦伯使医和视之……天有六气，降生五味，发为五色，征为五声，淫生六疾。六气曰阴、阳、风、雨、晦、明也。分为四时，序为五节，过则为灾。阴淫寒疾，阳淫热疾，风淫末疾，雨淫腹疾，晦淫惑疾，明淫心疾”。六气致病说是我国历史上出现的最早的自然致病病因学说，它是基于对自然界气候环境的变化与人体发病关系的认识而形成的。

第三节　药物知识的不断丰富

从相关文献和考古研究进展来看，夏至春秋时期，人们认识和掌握的药物知识逐渐丰富。尤其是酒和方剂在医疗上的应用，推动了中国早期医药学的发展。

一、药物的种类和数量

考古发掘成果的不断丰富，为我们提供了夏、商时期人们使用药物的可能迹象。1959年，河南省偃师二里头夏文化遗址出土的墓葬中将朱砂铺撒在墓底，但未发现将朱砂用作药物的证据；2001年通过对二里头遗址开展针对性取样研究，发现了杏亚属木炭、毛桃核、桃亚属木炭、酸枣核、枣木炭、桑树木炭和葡萄属木炭，从侧面证明了二里头遗址居民有可能栽培这些果树并食用，比如枣、酸枣以及杏仁核、桃核，但这一时期的人们是否发现了它们的药物功能，尚未可知。

医史小故事

“病入膏肓”成语的由来

《左传》记载，公元前581年，晋国国君晋景公身患重病，听说秦国有名医，于是派人向秦国求助。秦桓公派遣医缓赴晋诊治。医缓尚未到达的时候，景公做了一个梦，梦见病魔变成了两个小孩，其中一个小孩忧心忡忡地说：“名医缓就要到了，他怕是会伤害我们，我们要往哪里逃呢？”另一个小孩说：“不怕，我们藏到肓之上、膏之下，那里针刺和药物都到达不了，我们一定会安然无恙的！”第二天，医缓到达晋国，他给景公把完脉后，直言不讳地说："您的病已经发展到肓之上、膏之下的晚期了，灸法难攻，针刺不达，汤药也没办法起效，实在是没办法治疗了。"景公想起前一天的梦，知道医缓的判断是对的，不禁赞叹道："不愧是名医呀！"于是安排厚礼相赠，并送他回秦。六月初六，景公突发腹胀，如厕坠亡，应验了医缓的预言。这就是成语"病入膏肓"的由来。

这则发生于2600年前的故事，既展现了医缓面对君主权威时坚持"知之为知之"的职业操守，也标志着中医脱离巫术占卜，转向实证医学的重要蜕变。它犹如一座跨越时空的灯塔，既照见医学从巫到医的文明进阶之路，更启示当代医者需以"敬佑生命"之心守护职业信仰，以"求真务实"之志推动医学进步。

1973年，在河北省藁城区台西村的商代遗址中发现了30余枚植物种子，经鉴定都属于蔷薇科种子，其中有桃仁、杏仁、郁李仁，以桃仁为主。这些遗物外形比较整齐，都是剥掉硬壳后储存下来的。它们既可治病，亦可食用。商代甲骨卜辞中，有用枣来治疗疟疾、用鱼肉治疗腹部疾病的记载。

随着用药经验的日益丰富，周代对药物的认识也有了进步。《周礼·天官冢宰》中记载"医师掌医之政令，聚毒药以供医事"，这里的毒药泛指各种治病的药物。"疾医掌养万民之疾病……以五味、五谷、五药养其病"，这里的"五药"即草、木、虫、石、谷5类药物，是对药物的初步分类。"疡医掌肿疡、溃疡、金疡、折疡之祝药劀杀之齐。……凡药，以酸养骨，以辛养筋，以咸养脉，以苦养气，以甘养肉，以滑养窍"。可以看出，在西周时期，已经积累了一些药物治病的经验，一些简单的药物理论已经出现。

现存的先秦文献《诗经》《山海经》中，关于药物的记载更加丰富。《诗经》是我国现存最早的一部诗歌总集，内容多反映王室诸侯征战、庆典、祭祀、宴请、爱情、婚嫁、思念、农事、人民生活的疾苦以及对幸福生活的渴望。据统计，全书提到的动植物338种，其中植物178种，动物160种，其中不少是药物。如："采采卷耳，不盈顷筐""投我以木瓜，报之以琼琚""陟彼南山，言采其蕨""采葑（蔓菁）采葑，首阳之东""彼采艾兮，一日不见，如三岁兮""于嗟鸠兮，无食桑葚""南山有臺（香附），北山有莱"，还有杞、蒿（青蒿）、苓（甘草）、女萝（菟丝子）、棘（酸枣）、椒、白茅根、桃、枣、桑等植物50多种。部分植物在当时已供药用，如：《毛传》于"芣苢"下注释"宜怀妊焉"；于"采艾"下注释"可以疗疾"；于"陟彼阿丘，言采其蝱（贝母）"下注释"将以疗疾"，即用来治疗忧伤过度，苦闷不乐。另外，某些药物简明叙述了药物的产地和生长环境，如"中谷有蓷（益母草），暵其干矣""陟彼南山，言采其薇""山有扶苏，隰有荷华"等；或指出采集季节，如"七月食瓜，八月断壶，九月叔苴""四月秀葽（远志）""春日迟迟，采蘩（白蒿）祁祁"等。由于《诗经》形成时，古代先民积累的用药经验较少，《诗经》中记载也比较简略，但仍是最早旁涉药物的书籍。

《山海经》记述古代地理、物产、神话、巫术、宗教、民俗、医药等内容，并非药物学专著，却收载了不少植物、动物和矿物药。该书收载药物的数量，各家说法不一，但一般认为共126种，包括动物药67种、植物药52种、矿物药3种、水类1种，另有不详类属者3种。该书记载的药物，大多简述产地、形状、特征、效用，记载药物的性味较少。《西山经》载："有草焉，其叶如蕙，其本如桔梗，黑华而不实，名曰蓇蓉，食之使人无子。"又如："有草焉，其状如葵，其臭如蘼芜，名曰杜衡，可以走马，食之已瘿。"该书记载的部分药物在后世仍然应用，如薰草、师鱼、丹砂、门冬、蘼芜、芍药、枸杞、蔓荆、桂、雄黄等。该书所载药物治疗的疾病涉及胃病、心脏病、肺病、肠胃病、腹疾、皮肤病、耳目病、痔、漏、疽、肿等31种。其中多数是一药治一病，如藷藇"食之已疟"、栎"食之已痔"等；也有数药治一病，如治疗风疾的药物有6种，治疗目疾的药物有7种；或一药治数病，如虎蛟治肿也治痔。这在药物的认识和使用上，显然是一个进步。书中提到60多种具有预防作用的药物，如"食之不蛊""食之无疫疾""服之不狂""食之可以御疫""佩之无瘕疾""食之无肿疾"，反映了当时预防思想及其实践。在药物的使用方法上，有内用的"服"和"食"及外用的"佩带""坐卧""洗浴""涂抹"等。与《诗经》相比，《山海经》堪称最早记载药物功用的典籍，明确记载了药物的产地、效用和特性，反映了人们在药物的认识和应用上又前进了一步。

随着医疗实践中用药经验的增加，对于药物种类、性能、毒副作用等方面的认识也不断进步。《尚书·说命》中有"若药弗瞑眩，厥疾弗瘳"的记载，认识到如果用药不够一定的量，则达不到治疗疾病的效果。同时，人们对乌头（天雄）、莽草、芫花、矾石等有毒药物也有了认识，如早在公元前7世纪就记载了晋骊姬置毒药与祭肉内，用以害申生之事。而《礼记》中"医不三世，不服其药"及《易经》中"无妄之药不可试也"的记载，都一定程度地说明了当时人们对用药经验的重视。

二、酒和汤液的发明

（一）酒的发明

关于酒的发明，最著名的两个传说是"仪狄酿酒醪"和"杜康造秫酒"。先秦史官所著的《世本》载："仪狄始作酒醪，变五味；少康作秫酒。"《战国策·魏策》中说得更详细一些："昔者，帝女令仪狄作酒而美，进之禹，禹饮而甘之，遂疏仪狄，绝旨酒，曰：'后世必有以酒亡其国者'。"晋代江统著的《酒诰》载："酒之所兴，肇自上皇，或云仪狄，一曰杜康。有饭不尽，委余空桑，郁积成味，久蓄气芳，本出于此，不由奇方。"南宋周密撰的《癸辛杂识》中讲述了制作果酒的"酿梨酒法"。可见，酒的发明相当偶然，是谷物及水果自然发酵所得。人们由此得到启示，发明了人工酿酒。

考古研究发现，新石器时代早期的河南舞阳贾湖遗址有目前世界上最早的酿酒遗迹。仰韶文化遗址出土了用于盛水盛酒的陶器，证明当时已经掌握了酿酒的技术；大汶口文化遗址、龙山文化遗址、二里头夏文化遗址均发现专用的陶制酒器，河南安阳小屯村出土的商朝武丁时期墓葬中有大量的青铜酒器；河南郑州二里岗商代遗址发现了酿酒的遗迹，河北藁城区台西村商代遗址中还保存一处较为完整的酿酒作坊，证明商代酿酒业已有相当规模，也反映了当时饮酒之风相当盛行。甲骨文也有“鬯其酒”的记载，据《说文解字》，“鬯其酒”是一种芳香药酒，既可以用于祭祀，又可以用于医疗。

酒在医疗上的应用，在医药学发展史上具有重要意义。酒，气悍、性温、味甘苦辛，少量饮用有令人精神兴奋和强壮作用，大量饮用则可产生麻醉镇痛的作用。酒能够驱寒散瘀、通血脉、行药势，又具有挥发和溶媒的性能，成为后世加工炮制药物常用的溶剂，酒剂也由此成为中医常用剂型之一。酒又有杀毒和防腐的作用。《周礼注疏》卷十九中有周王死后用酒浴尸的记载：“王崩大肆，以秬。”秬就是黍酒，酒的消毒和防腐作用可减缓尸体的腐败过程。据考古研究，长沙马王堆古尸能保存千年而不腐的原因之一就是用酒浴尸。班固的《汉书·食货志》称：“酒，百药之长，嘉会之好。”《说文解字》：“醫，治病工也……医之性然，从酉。”“酉”象酒坛，即反映了早期酒与医药关系密切。

（二）伊尹创制汤液

汤液，即将药物加水经火煎煮，去渣取汁而成的液体剂型，又称汤剂，是中医主要剂型之一。汤液创制的历史记载多与伊尹有关。

医史小故事

五味调鼎，济世良方——从厨艺到医道的创新智慧

伊尹，名挚，是商汤王妻的陪嫁奴隶，是一名厨师，后被起用为宰相。《吕氏春秋·季春纪·先己》载有伊尹曾以医喻政：“用其新，弃其陈，腠理遂通，精气日新，邪气尽去，及其天年。”说明伊尹具备一定的医学知识。《史记·殷本纪》有伊尹“以滋味说汤”的记载；晋代皇甫谧《针灸甲乙经·序》载“伊尹以亚圣之才，撰用神农本草，以为汤液”，后世因而出现了伊尹创制“汤液”的传说。伊尹烹饪中所用的“阳朴之姜，招摇之桂”，既是调味品，也可用于治病。伊尹通过烹调了解到食物的性味，探索出了一种全新的治疗方法，进而用于调治疾病，符合药食同源的发展规律。这种汤液不仅便于服用，还能根据病情灵活调整药物配伍，大大提高了治疗效果。伊尹的这一创新，标志着中医药从单味药物的使用发展到了复方煎煮的新阶段。可见创新往往源于对生活的深刻理解和对细节的敏锐观察。

《素问·汤液醪醴论》中记载的“必以稻米，炊之稻薪”制成的“汤液”，是由稻谷蒸煮而成的醪糟或米酒，并非草药煎熬制成的药液。这从明代张景岳的注释可知：“汤液醪醴，皆酒之属”。事实上，汤液是无数先民在烹调饮食、采药、用药的生活实践中，不断积累、总结经验，最终由伊尹创制发明的。汤液的发明和使用，意味着从生药吞食，发展到煮汁饮汤，既降低了药物的毒副作用，又便于服用和发挥药效。其次，汤剂的应用促进了单方发展到复方，从而更好地应对复杂的疾病，更加适应临床治疗的需要。

第四节　早期的医学思想

夏商早期，以“天”为代表的宗教神学有着不可动摇的地位，“天帝”至高无上，王是受命于“天”的人间统治者。随着社会生产力的提高和科学文化的进步，意识形态领域也逐渐产生变化，人们开始注重自然与现实，虽然没有完全脱离宗教神学的束缚，但思想内容却日渐丰富起来。商周之际，由于朝代更替所经历的急剧动荡和变化，西周以其注重“德”治而成为民心所向，从而产生了“敬天保民”思想，这是具有历史意义的进步。先秦之际，诸子蜂起，百家争鸣，哲学思想活跃，中医药知识的临床积累也较为丰富，产生了向理论升华的内在要求，立足于当时繁荣的文化土壤，中医学理论开始萌芽。

一、影响中医理论的几种哲学思想

春秋时期，社会政治发生剧变，空前发展的自然科学，不断揭示了天命观和鬼神论的虚伪性，加之无神论思想的兴起，具有唯物自然观和辩证法思想的气精神、阴阳说、五行说、八卦说等酝酿而成，进而被人们越来越广泛地用来认识世界万物及人类社会，并逐渐进入中医学领域，成为中医学重要的基础理论。

（一）气、精、神

万物是由什么构成的？从上古时代这个问题就不断地被人类追问。现代物理学认为万物是由基本粒子构成的，但中国古代认为世界上一切有形的物质都是由无形的气生成、变化而来的，古人对气的认识，由起初的自然之气、呼吸之气发展为万物生成的始基物质。人自然也不例外，《管子·内业》云：“气者，身之充也”“有气则生，无气则死，生者以其气”。《管子》还进一步描述了人体是由男女之精气相结合，构成水样的流体物质，经过十个月的发育生长而出生的过程。

精，被认为是更加精微的气，也称“精气”。《管子·内业》云“精也者，气之精者也”，精微之气是生命的渊源，是人体内脏、四肢、九窍等正常生理功能活动之根本。

神，泛指气、精的活力，即人体生命活动总的外在表现。《周易·系辞》云：“阴阳不测谓之神。”阴阳作为对立面来看，阴是阴，阳是阳，是独立存在的，是可测知的；而阴、阳的相互转化则不易测知，故谓之“神”。对人体而言，神作为阴阳转化的状态，就是人体的功能活动，及其体现在外的精神、思维活动。

（二）阴阳、五行

阴阳的记载始于《周易》，《易经·系辞》曰“一阴一阳之谓道”，意即阴阳的交互流动，推动着天地万物生生不息，是自然界的客观规律。阴阳根结于气，是由气分化形成的一体两面。

阴阳产生于人们对日光向背的认识，逐渐引申并发展为事物对立的两个方面。如《诗经·大雅·公刘》载："既景乃冈，相其阴阳，观其流泉。"这里的阴阳就是位置的概念，代表山之北、南。阴阳两字繁体作"陰陽"，"阝"音fǔ，本义是指没有石头的土山。"陽"从日，代表山上有阳光；"陰"从云，代表太阳被云遮挡，阳光照射不到山上。当然，后来阴阳就上升到对相关事物或现象的相对属性或同一事物内部对立双方属性的概括。

阴阳在这一历史时期受到人们的高度重视，由自然现象而逐渐被抽象化、系统化，从而衍生出阴阳对立、交感转化、互根消长等多重性质，不仅可以用来解释各种自然现象，而且也渗透于政治、经济、文化、科技等各个领域，具有普遍性意义。

最早记载五行，并归纳出五类物质属性和作用的是《尚书·洪范》："五行：一曰水，二曰火，三曰木，四曰金，五曰土。水曰润下，火曰炎上，木曰曲直，金曰从革，土爰稼穑。润下作咸，炎上作苦，曲直作酸，从革作辛，稼穑作甘"。五，古文作"㐅"，《说文解字》释曰："从二，从乂。""二"代表天地，"乂"表示互相交错。其本义是交舞，纵横交错的意思。据清代段玉裁的说法，古圣人在了解木、火、土、金、水之后，才造"五"字。行，金文作"𠔏"，像十字路口，本指道路，引申为流动、移动。明代医家张景岳《类经图翼》认为，五行即阴阳之气交舞流动。后来五行逐渐代指木、火、上、金、水五类事物的属性，被用以归纳世间万物。据此，五行是对复杂世界的高度简化思考模式。

（三）八卦

八卦相传为华夏人文始祖伏羲所创。它是从大自然中抽象出八种最大的物象，从天、人、地三个空间层次或初、中、末三个时间层次，描述物象的时空阴阳特征，并以此为基础，来推演世界各类事物关系的学说。近代以来学者研究认为，《周易》乃周之卜官所作，成于周成王时。该书有一套符号系统，用一长划"—"代表阳，称为阳爻，用两短划"--"代表阴，称为阴爻，然后按天、人、地组合，形成八种组合，即八卦，并赋予物象和意象。

乾（☰），天之象，健也；坤（☷），地之象，顺也。

艮（☶），山之象，止也；兑（☱），泽之象，说也。

震（☳），雷之象，动也；巽（☴），风之象，入也。

坎（☵），水之象，陷也；离（☲），火之象，丽也。

总之，气精神、阴阳五行、八卦学说等哲学思想逐渐被中医学广泛吸收，为中医学理论体系的构建奠定了坚实的哲学思维基础。

二、未病先防的思想

上古时期，人们对疾病缺乏了解，进而通过祈禳等行为求助于神明，以求达到驱邪防病的目的。如大傩，就是起源于商周，盛行于汉唐的一种驱鬼逐疫的盛大仪式。每当大傩之时，由戴假面具的"方相氏"带领化妆的十二神将，以舞蹈的动作象征打鬼驱恶，加上一百多名由儿童担任的

"伥子"歌舞呐喊，浩浩荡荡，声势惊天动地。这种形式在西周已成为一种制度，受到朝野的重视。舞傩时，人们还会洒一些有一定杀虫效果的药水，燃起篝火，这在客观上起到一定的杀灭病菌、蚊虫，以避免传染病的作用。

未病先防的思想或源自社会生活经验的积累。如《老子》云："其安易持，其未兆易谋；其脆易泮，其微易散。为之于未有，治之于未乱。"《周易·既济》载："君子以思患而豫（预）防之。"

为营造适宜的生活环境以预防疾病的发生，远古时期的人们已经有了藏冰等措施。夏朝历书《夏小正》记载，每到三伏天，朝廷就会把藏冰当作珍贵的礼物，赏赐给士大夫。《左传·襄公二十一年》里讲，楚国有个叫薳子冯的士大夫，为了拒绝楚王要他当令尹的命令，事先在床下垫上了大冰块来降温，在大暑时节穿着棉袄，盖上棉被，躺在床上装病。可见，战国初期藏冰用冰的技术已广泛应用。从周朝开始，朝廷还专门设立了负责藏冰的官吏，称为"凌人"，此后的历朝历代也都会设立专门的官吏来管理藏冰的事务。

《左传·襄公十七年》还载有："十一月甲午，国人逐瘈狗"。说明当时人们已经认识到狂犬病的危害，并采用驱逐狂犬的方法来加以预防。

为了预防遗传病、先天病，在婚嫁制度上提倡晚婚晚育、不娶同姓。如《礼记·曲礼》载："三十曰壮，有室。"《周礼·地官司徒·媒氏》载："男三十而娶，女二十而嫁。"《左传·僖公二十三年》载："男女同姓，其生不蕃。"

三、天人相应的思想

《周易》天人合一的整体观，对中医理论的形成有很大的影响，与西医把人体视为一个孤立的封闭系统不同，中医把人体看成一个与外在世界息息相通的开放系统。

人的生命活动规律与自然的规律是一致的，正所谓"天地大人身，人身小宇宙"，所以人象天地，天有五行，人有五脏；地有河流，人有经脉；月亮形状有盈亏，人体气血有虚实。人在天地之间，与自然具有相通、相应的关系，不论四时气候、昼夜晨昏，还是日月运行、地理环境，各种变化都会对人体产生影响。

因此，人要顺应天地，做到天人合一。天地、四时、万物对人的生命活动都要产生影响，使人体产生生理或病理的反应。在自然界的大系统中要想求得自身平衡，必先是顺应自然规律，利用各种条件为自身服务。顺应自然包括两方面的内容。一是遵循自然界正常的变化规律，二是慎防异常自然变化的影响。事实上，人不仅可以认识自然，更可以利用、改造、保护自然，从而建立起更加有利于健康长寿的自然环境，造福于人类。

第五节　卫生保健与医事制度初创

从夏至周，社会生产力不断发展，物质资料日益丰富，人们的生活水平和精神需求也越来越高，开始注重自身健康的维护，积极采取各项措施来防治疾病。同时，生产力的发展还促进了社会分工的细化，医学也最终从巫术中分离，成为了独立发展的专业领域，并创造了较为完善的医事制度。

一、卫生保健

先秦典籍《尚书·洪范》提出了“五福”“六极”的概念，其中“寿”“康宁”“考终命”三福、“凶、短、折”“疾”“弱”三极，均与健康密切相关；西周金文常见的“万年眉寿”“眉寿永年”“眉寿无疆”等词，《诗经·小雅·南山有台》“乐只君子，万寿无疆”也是有关健康的祝福；战国时期《庄子》一书，首次出现了“卫生”二字，明确强调要护卫生命。这些文献记载，充分体现了当时人们对于健康长寿的无限向往与美好祝愿。而在实际生活中，这一时期的人们，通过个人卫生、饮食卫生、环境卫生等多方面的措施，以预防疾病的发生，维护自身的健康。

（一）个人卫生

夏商时期，人们已经形成洗漱、沐浴和清洁污秽等良好的卫生习惯。如甲骨文中出现的盥、沫、浴等象形文字，就展现了人们的个人卫生方式。其中，盥是指将手放入盛水的器皿中清洗，沫是指用器皿盛水后洗脸，浴则是指人进入盛满水的大器皿中洗澡。

盥：“”表现了在器皿中洗手的形态。

沫：“”表现了人用器皿洗面的形态。沫字原本是洗面的意思。

浴：“”象征人在器皿中洗浴。

此外，1935年河南省安阳市的殷墟考古发掘中，出土了壶、盂、勺、盘、陶槎、头梳等制作考究的全套盥洗用具，更是直接反映了当时的个人卫生状况，真实体现了商代晚期的卫生文明程度。

至周代，人们保持了良好的个人洗漱习惯。如《礼记·内则》言“凡内外，鸡初鸣，咸盥漱”，就描述了周人的日常清洁；人们还开始定期沐浴，如《礼记·内则》言“五日，则燂汤请浴，三日具沐，其间面垢，燂潘请靧；足垢，燂汤请洗”，强调要及时清洗污垢。对于病人更要注重个人卫生，《礼记·丧大记》倡导“外内皆扫……彻亵衣，加新衣”；《礼记·曲礼上》倡导“头有创则沐，身有疡则浴”，明确了沐浴的医疗保健意义，为后世所遵从。这些文献记载，生动展现了周代的社会风貌。

（二）饮食卫生

社会生活的发展，促进了饮食材料的丰富和烹饪手段的提高，也提升了人们对饮食卫生的要求。如《周礼·天官冢宰》中，既有对四季不同食材的介绍，也有对食材加工方法的说明，还强调了食材自身的性味、食材之间的配伍与调味，总结了饮食宜忌及与季节气候的关系，并在此基础上强调了饮食对于维持健康、防治疾病的重要意义。又如《论语·乡党》言“食不厌精，脍不厌细。食饐而餲，鱼馁而肉败，不食。色恶不食，臭恶不食，失饪不食，不时不食，割不正不食，不得其酱不食”，认为饮食应取材精当、保持新鲜、加工正确，如果腐败变质或烹饪错误，会严重危害健康；《礼记·曲礼上》亦强调“食肉不至变味”。此外，《墨子·非攻中》言“与其居处之不安，食饭之不时，饥饱之不节，百姓之道疾病而死者，不可胜数”，则强调了饮食要有规律，要避免不节不时的现象发生。

这一时期，还发展出多种有效的食材贮备方法。如殷商之际，人们普遍使用地窖存储，并且会使用火烧或涂抹墙壁等手段，对地窖进行防霉防潮的处理。冷藏方法至周代已较为成熟，如《诗经·国风·豳风·七月》言“二之日凿冰冲冲，三之日纳于凌阴，四之日其蚤，献羔祭韭”，即描述了周人将食材存于冰窖的活动。

饮食卫生中，水源洁净也至关重要。保持水源洁净，不仅有益健康，更能预防疫病。人们在长期生活中发现，地下水相比河水更加洁净，所以打井取水成为饮食卫生的重大突破。考古研究表明，河姆渡文化遗址出现了我国最早的水井；河北省藁城区台西村的商代遗址，发现了商代水井，结构坚固，保留完整；河北省易县及北京陶然亭等地，也相继发现了2000多年前的水井。人们还配备了井盖、井栏、井亭等设施，并在每年春季定期清除井中污垢，如《管子·禁藏》言“当春三月……杼井易水，所以去兹毒也”，保证井水不受污染。

（三）环境卫生

从夏商至周代，人们对于环境卫生都十分重视，在这方面有丰富的经验积累。

首先是环境的选择。在商代，甲骨文中有一些表示猪圈或者牛棚的象形文字，表明人们已意识到，人畜分居能保证环境卫生，从而有效预防疫病的发生。至周代，《诗经·大雅·公刘》言“笃公刘，既溥既长，既景乃冈，相其阴阳，观其流泉”，说明人们选择定居之地的要求，是高广、向阳、接近水源。

第二是房屋的建筑。周人普遍采用了瓦器，如在陕西省岐山县凤雏遗址和扶风县召陈遗址出土有板瓦、筒瓦等，瓦上还有瓦钉或瓦环，这是建筑技术上的重要进步，能够防止暴晒，及时排除雨水，有效保障房屋的安全和居住的舒适。

第三是居室的打扫。在商代，甲骨文中已有“洒”字，卜辞中也有室内外清扫、除虫的记载。至周代，文献记载更为丰富，如《诗经·小雅·伐木》“於粲洒扫”、《礼记·内则》“鸡初鸣……洒扫室堂及庭”，均倡导对居室进行定时清洁。此外，《诗经·国风·豳风·七月》载有“穹窒熏鼠”，描述了人们定期开展除虫、灭鼠的活动。

第四是污水的排放。河南偃师二里头夏文化遗址，出土了用于排水的筒形陶管；河南淮阳平粮台古城遗址，在城门及城内发现多处陶管排水设施，是迄今为止中国最早的城市排水系统，涵盖城内居址日常排水、城墙排涝和城门通道排水；河南偃师商城遗址，发现了规模更大、更为考究的排水设施，由宫城内的池苑，经东城墙上的一座城门通向城外的城壕。这些设施颇具规模，在世界文明史上也较为先进。此外，郑州商城遗址、安阳殷墟遗址，以及西周时期的陕西丰镐遗址、周原遗址等地，都发现有各类排水设施。

二、医事制度

从夏商至周代，社会生产不断发展，社会分工也不断细化。在此历史背景下，医学专业化趋势日益明显，最终在周代获得独立发展。一方面，出现医缓、医和等专业医生；另一方面，较为完备的医事制度正式确立。

《周礼·天官冢宰》言“医师掌医之政令，聚毒药以供医事。凡邦之有疾病者，疕疡者造焉，则使医分而治之”，表明周代以“医师”为官职，掌管国家医药政令，统领医工，负责王公贵族甚至全国官民的保健工作。“医师”之下，分为士（上士、下士）、府、史、徒等专职人员，各有职责；其中，“士”负责治疗疾病，并协助医师管理医政；“府”管理药物、器具等；“史”掌管宫廷文书和病案；“徒”看护病人，负责差役杂务。

据《周礼·天官冢宰》记载，宫廷医生分为食医、疾医、疡医和兽医四种，其中食医“掌和王之六食、六饮、六膳、百羞、百酱、八珍之齐”，相当于现在的营养医生或保健医生，负责掌管王室的饮食；疾医“掌养万民之疾病”，相当于现在的内科医生，“以五味、五谷、五药养其病。以五气、五声、五色视其死生。两之以九窍之变，参之以九藏之动”，能够娴熟地运用望闻问切等诊断方法、饮食药物等治疗手段，为王室和民众提供医疗服务；疡医“掌肿疡、溃疡、金疡、折疡之祝药劀杀之齐。凡疗疡，以五毒攻之，以五气养之，以五药疗之，以五味节之”，相当于现在的外科及伤科医生，在治疗中能灵活使用祝药劀杀等内外治法，合理应用各类药物；兽医“掌疗兽病，疗兽疡”，主要治疗家畜的伤病。《周礼》有关宫廷医学分科的内容，是周代医学进步的主要标志，也是我国关于医学分科的最早文献记载。

又据《周礼》，“岁终则稽其医事，以制其食。十全为上，十失一次之，十失二次之，十失三次之，十失四为下”。即每年年终，要根据宫廷医生的实际诊疗效果加以严格的考核，以此划分等级，确定宫廷医生的俸禄。此外，“凡民之有疾病者，分而治之；死终，则各书其所以，而入于医师”，这是我国历史上最早关于病案记录和死亡报告的记载。周代对于病案资料和死亡报告的重视，能够促进医疗活动的行政管理与经验总结，更是中国历史上重要的制度创设。

此外，《周礼》中还记载了不少与医药卫生保健工作相关的官职。《周礼·天官冢宰》中的“内饔”，负责“掌王及后、世子膳羞之割、烹、煎、和之事，辨体名肉物，辨百品味之物……辨腥、臊、膻、香之不可食者”，保障王室的饮食卫生；“凌人”负责“掌冰”，为王室提供食物冷藏、降温防暑及尸体防腐等保障；“宫人”负责王室水源清洁。《周礼·地官司徒》中的“司救”，负责天灾疫病时救护民众，“凡岁时有天患民病，则以节巡国中及郊野，而以王命施惠”。《周礼·秋官司寇》中还有负责环境卫生的职官，如“蜡氏”“庶氏”“翦氏”“赤友氏”“蝈氏”“壶涿氏”等，主管掩埋尸体、祛除毒虫及清洁水源。

总之，《周礼》记载的医事制度，是我国已知最早的医事管理制度，表明周代已经形成较为完善的医政组织。专职医生的出现与医事制度的建立，标志着周代的医学发展到一个新的较高水平。同时，周代的医事制度，也有利于医药经验的进一步积累、整理、总结与交流，促进医药理论与医疗技术的提高，对于医学的发展有着重要意义。

复习思考题

1. 试述“六气淫生六疾”的主要内容和历史意义。

2. 试述酒的发明在医学发展中的历史意义。

3. 简述汤液的创制及其意义。

4. 周代医事制度包括哪些方面？有什么重要意义？

·参考文献·

1. 陈邦贤. 中国医学史［M］. 上海：上海书店出版社，1984.

2. 李经纬，林昭庚. 中国医学通史（古代卷）［M］. 北京：人民卫生出版社，2000.

3. 邓铁涛，程之范. 中国医学通史（近代卷）［M］. 北京：人民卫生出版社，2000.

4. 梁永宣. 中国医学史［M］. 2 版，北京：人民卫生出版社，2019.

5. 郭宏伟，徐江雁. 中国医学史［M］. 北京：中国中医药出版社，2021.

6. 李成文. 中医史［M］. 北京：人民军医出版社，2009.

7. 阴崔雪. 甲骨文中关于“殷商子弟学医”卜辞新释［J］. 历史教学（下半月刊），2022（09）：22–30.

8. 何敏，曹瑛. 从《周礼》看中国古代的医事制度［J］. 辽宁中医药大学学报，2006（05）：26–27.

9. 王政杰.《周易·系辞上》“大卦”“小卦”说辨析［J］. 周易研究，2025（02）：32–40.

10. 张宇鹏，唐竹慧，贾亚菲，等. 中医五行学说探析［J］. 中国中医基础医学杂志，2025，31（02）：181–185.

知识图谱

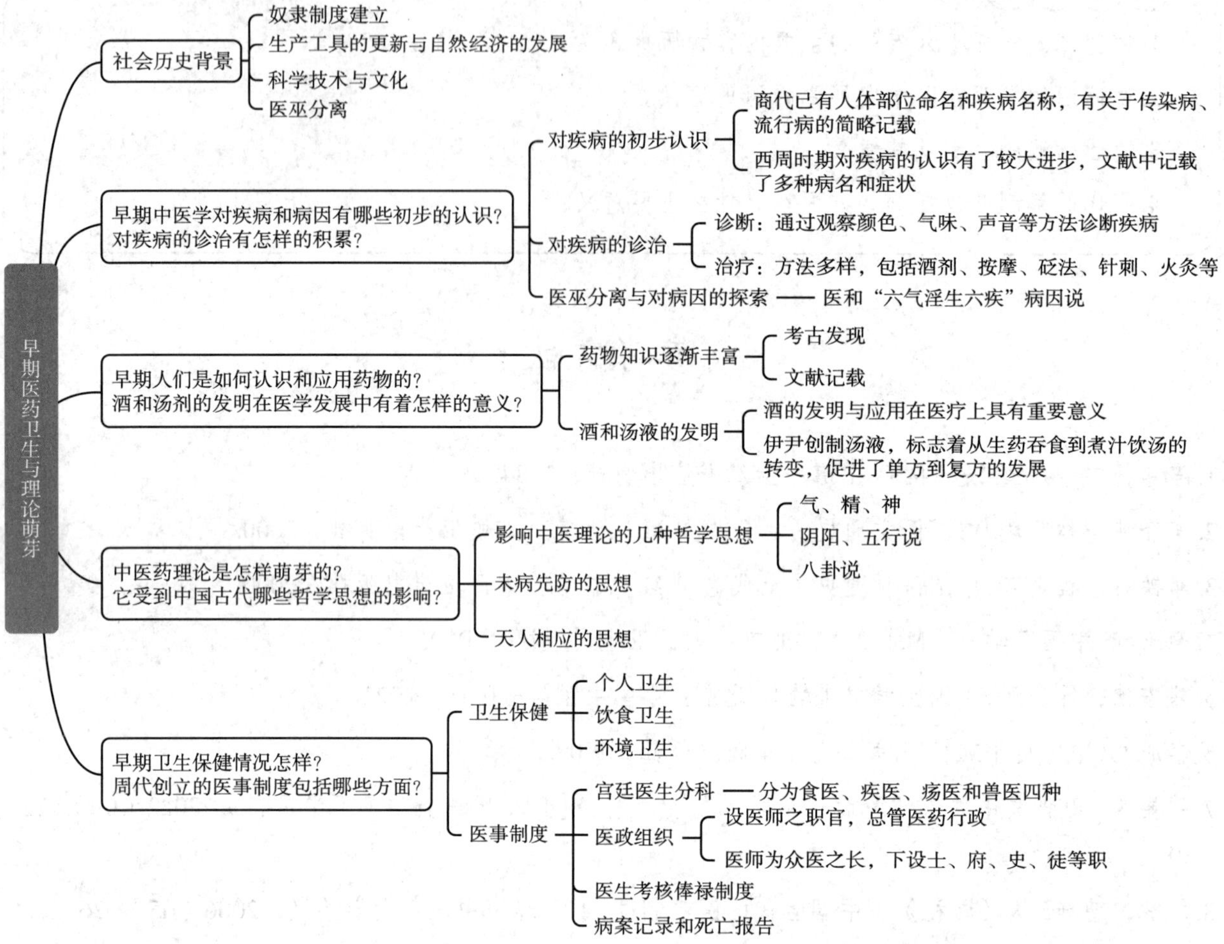
早期医药卫生与理论萌芽
社会历史背景
奴隶制度建立
生产工具的更新与自然经济的发展
科学技术与文化
医巫分离
早期中医学对疾病和病因有哪些初步的认识？对疾病的诊治有怎样的积累？
对疾病的初步认识
商代已有人体部位命名和疾病名称，有关于传染病、流行病的简略记载
西周时期对疾病的认识有了较大进步，文献中记载了多种病名和症状
对疾病的诊治
诊断：通过观察颜色、气味、声音等方法诊断疾病
治疗：方法多样，包括酒剂、按摩、砭法、针刺、火灸等
医巫分离与对病因的探索
医和“六气淫生六疾”病因说
早期人们是如何认识和应用药物的？酒和汤剂的发明在医学发展中有着怎样的意义？
药物知识逐渐丰富
考古发现
文献记载
酒和汤液的发明
酒的发明与应用在医疗上具有重要意义
伊尹创制汤液，标志着从生药吞食到煮汁饮汤的转变，促进了单方到复方的发展
中医药理论是怎样萌芽的？它受到中国古代哪些哲学思想的影响？
影响中医理论的几种哲学思想
气、精、神
阴阳、五行说
八卦说
未病先防的思想
天人相应的思想
早期卫生保健情况怎样？周代创立的医事制度包括哪些方面？
卫生保健
个人卫生
饮食卫生
环境卫生
医事制度
宫廷医生分科
分为食医、疾医、疡医和兽医四种
医政组织
设医师之职官，总管医药行政
医师为众医之长，下设士、府、史、徒等职
医生考核俸禄制度
病案记录和死亡报告

第三章　中医学学术体系的初步建立

战国—三国（公元前475~公元265年）

教学目标

知识目标

掌握“四大经典”的主要内容与成就；熟悉“四大经典”产生的背景及对后世的影响；了解中医学术体系形成的基本条件和相关因素。

能力目标

理解中医天人合一、整体观念及阴阳五行如何构建中医学理论；领会中药学的基本理论及方剂配伍思维；学习六经辨证思维。

素质目标

学习张仲景等医家的医者仁心及探索精神、奉献精神和创新精神。

第一节　社会历史背景

公元前475年，我国进入战国时期，形成了齐、楚、秦、魏、赵、燕、韩七国争雄的局面。经过250余年的兼并战争，公元前221年，中国历史上第一个统一帝国——秦王朝建立。公元前202年刘邦建立汉朝，称帝长安，史称西汉。公元25年，刘秀称帝，定都洛阳，史称东汉。208年，赤壁之战，曹操兵败，形成三足鼎立之势。220年，曹丕废汉献帝自立，国号魏；221年，刘备在成都称帝，史称“蜀汉”或“蜀”；222年孙权在建业称吴王，229年称帝。263年魏灭蜀，265年司马炎代魏立晋，史称西晋。战国时期，诸侯争霸推动思想解放，形成“百家争鸣”局面。秦汉时期，中央集权制度确立，丝绸之路贯通，促进中外医药交流，汉武帝“独尊儒术”推动医学伦理化。三国时期，疫病频发，政府介入医疗管理。

一、封建大一统的初步确立

战国到三国时期，是我国封建社会形成、巩固和发展的时期。秦王朝建立后，实行了书同文、车同轨、度同制、行同伦等统一文化的措施，有力增进了帝国版图内各区域人民在经济生活、文化生活和文化心理上的共同性，从而为中华文化共同体的最终形成奠定了坚实的基础。但由于施行暴政，秦王朝很快被农民起义推翻，起而代之的是刘邦建立的西汉。“汉兴，扫除烦苛，与民休息”，经过汉初六七十年的黄老无为政治的调整，到汉武帝时代，地主阶级的进取意志再度勃发，政治、军事、文化、科技、农业、手工业、丝织业和水利事业等在这一时期均取得较大发展。东汉前期，推行“轻徭薄赋”“赋民和假民公田”等措施，加之水利、农耕、纺织、制瓷、冶炼、造纸等技术的进步，社会经济迅速恢复和发展。西汉武帝时期，张骞“凿空西域”，促进了各民族及东西方文化的交流。东汉前期，班超出使西域又促进了内地与西域之间的经济文化交流。两汉四百余年的和平发展，为包括中医在内的中国传统文化的繁荣奠定了坚实的物质基础。

二、轴心时代的影响

战国时期，恰合德国哲学家卡尔·雅斯贝斯（Karl Jaspers，1883~1969）所谓的人类文明的“轴心时代”。这一时期创立诸子学派的孔、墨、老、庄等人，均为中国历史文化长河中旗帜性的人物。他们以巨大的热情、雄浑的气魄，开创学派，编纂中国文化元典著作，并对宇宙、社会、人生等无比广阔的领域发表纵横八极的宏论。正是经由诸子百家奠基，中国文化精神才得以充分地展开和升华，中华民族的文化走向（包括中医的走向）才有了清晰的方向。

秦汉时期，中国君主专制社会如日东升，新兴地主阶级生气勃勃，社会文化精神以更加成熟的姿态展现于世界历史舞台。儒学的经学化，使得中国的政治、思想、文化首次归于一统。开拓进取、闳阔包容的时代精神作用于中华文化共同体内部，使得文化、科技、工艺等诸多领域无一不是精彩纷呈。在此闳阔精神的统摄下，传统科技中的农、医、天、算四大门类，均形成自身成熟独特的体系。总之，这一时期的时代精神，不仅推动了中国哲学、科学的发展，而且对中医学术的确立具有深远的影响。

三、伤寒疫病的流行

东汉末期，政治腐败，土地兼并问题严重。自然灾害频繁，出现全国性饥荒，民众生活困苦，社会动荡，最终导致东汉末年黄巾大起义的爆发。张角领导的黄巾起义虽然最终被镇压，但它严重冲击了东汉政府的统治，并促使各地豪强地主崛起，为后来的军阀割据奠定了基础。由于连年战乱，卫生状况恶化，疫病流行，整个社会呈现出一幅悲惨景象。根据《后汉书》的记载，“黄巾之乱，疾疫炽盛，莫避免其害，人或一家十口，或尽亡绝”。《后汉书》还记载了公元200年左右的一次大疫，“百姓相饮，遂为大流行，死者数十万”。

同时，这一时期恰逢中国历史上第二次寒冷期（公元初~600），年平均气温比现在低2~4摄氏度。第二次寒冷期的到来是一个重要的气候事件，对当时的社会、农业和公共卫生诸方面均产生了深刻的影响。由于气候变冷，农业产量下降，粮食短缺，社会动荡。不仅如此，气候变化还带来了伤寒疫病的广泛流行。如《伤寒论》中谓寒疫发病的气候条件为“暴寒”。清代沈金鳌在《伤寒论纲目》中进一步指出：“寒疫，乃天之暴寒为病也。凡四时之中，天令或有暴风寒之作，人感之即病者，名曰寒疫。”东汉末年寒冷期气候的剧烈变化，促成了伤寒疫病的大流行。《伤寒杂病论》序言中记载，张仲景家族原有二百多口人，自建安元年（196）以来，不到十年时间，死亡者三分有二，其中死于伤寒者就占了十分之七。伤寒疫病的流行，促使张仲景立志献身医学，并最终写出中医学经典著作《伤寒杂病论》。

战国至三国时期是中医药学发展极其重要的阶段，随着《黄帝内经》《黄帝八十一难经》《神农本草经》和《伤寒杂病论》的相继诞生，中医学的理、法、方、药学术体系初步构建。

第二节　出土医药文物

20世纪后半叶，我国各地的汉代墓葬中相继出土了一批简牍帛医书，填补了早期中国医学史的一些空白，在一定程度上反映了当时的医学发展水平。

一、长沙马王堆汉墓医书

1972年至1974年间，在湖南长沙东郊马王堆发掘了三座西汉古墓，墓主人分别是西汉时期长沙国丞相轪侯利苍的妻子辛追、利苍本人及利苍的儿子。其中一号墓出土一具保存完好的女尸，反映了西汉时期医学防腐的先进水平。三号墓出土了大量竹木简帛医书。这些医书都是前所未见者，都无书名，整理小组最后定名为《足臂十一脉灸经》《阴阳十一脉灸经》（甲、乙本）、《五十二病方》《导引图》《脉法》《阴阳脉死候》《却谷食气》《养生方》《杂疗方》《胎产书》《十问》《合阴阳》《杂禁方》《天下至道谈》。马王堆医书内容涉及医学领域诸多方面。西汉末年刘向、刘歆父子撰成《七略》，其中“方技略”提到的“医经、经方、房中、神仙”四大领域，基本上都被马王堆汉墓医书涵盖了。

作为王国丞相家族陪葬的医书，马王堆汉墓医书足以代表当时最高的医学水平。从马王堆汉墓出土的众多文物中，后人可以强烈感知到汉朝人视死如生的观念。受当时生命观和宇宙观影响，墓室被营造成现世、冥界、仙界杂糅的空间。这里既是死者的地下家园，也是灵魂幻化的场所。生者将逝后世界的臆想和种种祈求，寄托于天象、祥瑞、升仙等图像中，表现出强烈的生命意识与永生期盼。出于墓主人在另一个世界使用的需要，这些随葬医书必是当年使用频率甚高、能够代表汉初最高医学水平的书籍。

在诸汉墓出土的医书中，马王堆汉墓医书占有举足轻重的地位，其对早期中国医学史的改写也最为深刻。在此之前，两汉时期的医学史料除了东汉末年稍显丰富外，其余时间几乎一片空白。这些珍贵文献的发现，使我们对汉初医学的真实水平有了更具体直观的了解。因此，马王堆医书的出土，对于秦汉医学史的研究具有重大意义。

（一）《足臂十一脉灸经》《阴阳十一脉灸经》

《足臂十一脉灸经》《阴阳十一脉灸经》列举了人体11条经脉的循行走向及所主疾病与灸法，是我国最早有关经络学说和灸治法的文献。在马王堆医书出土之前，学术界一直认为《黄帝内经》中的《灵枢·经脉》才是经脉学说最早的文献。将《足臂十一脉灸经》《阴阳十一脉灸经》与《灵枢·经脉》作对照分析，从内容到词句，均有许多相同之处，三者有着由简到繁、从不完善到逐渐周密完善的趋势。这种趋势，清楚地显示了经络学说的演变痕迹，代表了经络学说在其早期形成过程中三个不同的发展阶段。因此，可以认为《足臂十一脉灸经》《阴阳十一脉灸经》是《灵枢·经脉》的祖本，三者之间存在某种继承关系。

首先，与《灵枢·经脉》相比，两部脉灸经只记载了11条经脉，少了一条手厥阴心包经。有学者认为这可能是因为人有五脏六腑，合而为十一，后人增添心包，才有十二脏腑。因为每一脏腑连一经络，故早期只有11条经络，独缺与心包相对应的经络。此外，另有学者认为，《足臂十一脉灸经》《阴阳十一脉灸经》文中经络与脏腑并未有什么必然联系。既然如此，那么汉初经络只有11条的原因，显然不能简单理解为五脏六腑的数量制约，而是与中医的阴阳奇偶观念有关。中医多以奇数为阴，偶数为阳，《素问》中“五脏六腑”、《汉书·艺文志》“经方类”之“五苦六辛”等概念均如是。《足臂十一脉灸经》《阴阳十一脉灸经》所载经脉数目均为阳经六、阴经五，同样是阳六阴五这一规律的反映。

其次，《足臂十一脉灸经》《阴阳十一脉灸经》列举的人体11条经脉之间也没有相互衔接的关系。文献中记述的足钜阳脉、足少阳脉、足阳明脉、肩脉、耳脉、齿脉、足太阴脉、足厥阴脉、足少阴脉、臂钜阳脉、臂少阴脉等十一脉，脉与脉之间没有相互衔接之联系。而后世出现的《灵枢·经脉》所载十二条经脉循行走向为“手之三阴，从脏走手；手之三阳，从手走头；足之三阳，从头走足；足之三阴，从足走腹”，并且各经相互衔接，如环无端。

再者，与《灵枢·经脉》相比，两部脉灸经所载十一条经脉循行走向除了大体具有向心性外，几无规律可循。有学者认为，《足臂十一脉灸经》、《阴阳十一脉灸经》向心性循行的理论依据，依赖于古人对静脉血液流向的认识。当时的理论创立者们在“扪而循之”“推而按之”的时候，很可能用一手指将充盈的静脉向上（向心方向）推去，被推过的静脉看不出明显的空虚，提起手指，也看不出明显的充盈。但是，当他们将静脉向下（离心方向）推去时，因为静脉瓣控制血液反向流动，被推过的静脉空虚状明显，提起手指，可见血液很快从远端向上冲去。医家们的这一行为无意间促成了汉初经脉向心性循行的理论依据。

最后，灸经对经脉的命名尚不统一，如《足臂十一脉灸经》称手太阳脉为臂泰阳脉，《阴阳十一脉灸经》称手太阳脉为钜阳脉，而《黄帝内经》皆以手足三阴三阳命名，十二条经脉的命名是统一的。以上这些，都说明与理论高度完美的《灵枢·经脉》相比，《足臂十一脉灸经》《阴阳十一脉灸经》尚处于经络学说早期形成的阶段。

（二）《五十二病方》

《五十二病方》是迄今为止我国已发现的最早的古医方书。因其目录列有52种病名，以及有“凡五十二”字样，而被整理者命名为《五十二病方》。该书记载以药物疗法为主，也有灸法、砭石及外科手术割治等内容。在其被发现之前，长久以来我们认可的最早的方剂学著作是东汉末年张仲景的《伤寒杂病论》。但与《灵枢·经脉》因经络学说的完备而难以被视为经络学说的祖本一样，《伤寒杂病论》也因其方剂学之杰出成就而难以作为方剂学的祖本。因此，《五十二病方》的出现为世人探索方剂学的早期发展历史开启了新的大门。

全书记载52类（今实存45类）疾病，内容涉及内、外、妇、儿、五官等各科。其中记载最多的是外科疾病，诸如外伤、痈疽、肿瘤、皮肤病、痔疮等。现存医方280个（估计原数在300个以上），用药达247种。在记载完整的189方中，用单味药的110方，2味药的45方，3味药的21方，4味药4方，5味药4方，6味药3方，等等。另外，也出现了针对不同疾病调整各味药物比例的记载，可以看作早期的辨证施治观念的萌芽。值得注意的是，《五十二病方》所载方剂多以单味药为主，4味药以上的配方仅占全部方剂数量的5.8%。与《伤寒杂病论》相比，这些方剂显得更为原始且粗糙，体现了当时方剂学水平尚处于早期探索的阶段。

相较于其方剂水平的低下，《五十二病方》的外科（含伤科、皮肤科）疾病及方治所占比例最大（70%以上），其成就也最为突出。文中所载一例内痔环切手术至今读来令人不禁拍案叫绝：“巢塞直（膧）者，杀狗，取其脬，以穿籥，入直（膧）中，炊（吹）之，引出。徐以刀劙去其巢，治黄黔（芩）而娄（屡）傅之，人州出不可入者，以膏膏出者而倒县（悬）其人，以寒水戋（浅）其心腹，入矣。”

西方直至十九世纪才发明环切术治疗内痔。但是我们的祖先，在两千多年前就已经在临床上做这一手术了。遗憾的是，如此构思精巧的手术在之后的两千年里却几不为人知。联想到此后外科手术连同华佗等外科医生在中医史的尴尬地位，中医外科的发展不免令人唏嘘。

（三）《导引图》《却谷食气》

“导引”一词，目前文献最早能追溯到先秦典籍《庄子·刻意》：“吹呴呼吸，吐故纳新，熊经鸟申（伸），为寿而已矣。此导引之士，养形之人，彭祖寿考者之所好也。”这里表明导引的主要内容是“导气令和、引体令柔”。先秦时期已出现了专事导引的术士和致力养形的习练者。马王堆汉墓出土的帛画《导引图》，是我国现存最早的导引养生（医疗体操）图。图长100cm，高约50cm，共分上下4层，每层各绘11幅小图，每图均绘有一个在做各种导引动作的人像，人像高9~12cm。图中动作大致可分为五类：第一类，仿生导引的动作，如“鹞背”“猿呼”“熊经”“信”“沐猴灌”等；第二类，以治病为目的的动作，如“引膝痛”“引温病”“引项”“引聋”等；第三类，行气动作，如“仰呼”“胎息行气”等；第四类，力量训练的动作，如“挽弓”“折阴”“以杖通阴阳”等；第五类，按摩术的动作，如“引胠积”“坐引八维”“引痹痛”等。

医史小故事

中医外科鼻祖——华佗

华佗，字元化，沛国谯（今安徽亳州）人，东汉末年杰出医学家。他博学多才，淡泊名利，长期在民间行医，深受百姓爱戴。然而，命运弄人，晚年的华佗被曹操召为侍医。曹操饱受头风病之苦，发作时头痛眩晕，华佗凭借精湛的针刺之术，每每针到病除。但华佗心系民间疾苦，告假回乡后托故未返。曹操多次催归无果，盛怒之下将他杀害。

华佗精通内、外、妇、儿、针灸各科，尤其擅长外科，被后世称为中医外科的鼻祖。早在1800多年前，他就开创性地使用中药全身麻醉剂“麻沸散”，为针药无法治愈的患者施行腹部手术。据《后汉书》记载，对于体内疾病，他让患者用酒送服麻沸散，待其麻醉后，剖腹割除病灶；若是肠胃之疾，便截断清洗，去除秽物，再行缝合，敷上神膏，患者四五日伤口愈合，一月便可康复。这一创举，不仅在中国医学史上绝无仅有，在世界麻醉学和外科手术史上也具有开创性意义。

此外，华佗还通晓养生之术，他提倡积极锻炼，模仿虎、鹿、熊、猿、鸟五种动物的姿态，创编了“五禽戏”。他的弟子吴普坚持练习，活到九十多岁仍耳聪目明、牙齿坚固。

华佗的一生，是为医学事业无私奉献的一生。他淡泊名利、心系百姓的高尚品德，勇于创新、追求卓越的科学精神，以及救死扶伤、仁心仁术的职业操守，为后世中医学子树立了光辉的榜样，激励着我们在医学道路上不断探索创新，为人类的健康事业贡献自己的力量。

《却谷食气》是我国现存最早的气功导引专著，主要记载导引行气的方法和四时食气的宜忌。所谓“却谷”，就是不吃五谷，并通过服气，即呼吸空气来维持生命，却病延年的一种气功术式。这篇文献的发现，对研究我国气功导引的源流和发展历史，以及指导今人锻炼，都有一定的参考价值。

《导引图》《却谷食气》反映了先秦和秦汉时期人们的养生保健思想，说明我国劳动人民很早就认识到运动保健的重要性，并创造了一套呼吸运动与躯体运动相结合的医疗保健方法。

（四）其他

《脉法》提出人体气与脉相关，灸法和砭法应据脉施用，并且确立了治病取有余而益不足的概念。《阴阳脉死候》记载了三阴脉病和三阳脉病的预后。《养生方》是一部以养生、房中为主的方书，共32篇。《杂疗方》内容包括补益男女性功能法、产后埋藏胞衣法、益内利中方药、蛇伤的防治。《胎产书》主要内容有养胎、埋胞、转胞、求子及产后处理等。《杂禁方》为祝由方，《十问》《合阴阳》《天下至道谈》三书主要论述了养生学和房中术等内容。

二、江陵张家山汉墓医书

1984年湖北江陵（今荆州市）张家山汉墓出土了一批汉代竹简，其中的两部医学著作《脉书》与《引书》，其内容与长沙马王堆汉墓出土的帛书《阴阳十一脉灸经》《脉法》《阴阳脉死候》、《导引图》相类。因马王堆汉墓帛书残损太多，无法通读，且《导引图》有图无说，而张家山汉墓竹简字迹清晰，内容齐全，刚好弥补了马王堆汉墓帛书的不足，因此它的发现是继马王堆汉墓医书之后中国医学文献的又一次重大发现。张家山汉墓和马王堆汉墓的墓主人下葬时间基本是在同一时期，地点亦相距不远，而且两个墓葬发掘的医书或有联系，或展现出近似的水平。因此将两处墓葬医书进行对比研究，更能令后人窥探西汉初年医学发展概貌。

竹简《脉书》，其内容大体与《阴阳十一脉灸经》《脉法》《阴阳脉死候》三种帛书内容相当。《脉书》亦可看作是《灵枢·经脉》的另一祖本。《脉书》的出土，进一步佐证了《足臂》《阴阳》在当时的医学价值，证明了早期经脉学说真实的发展水平。此外，《脉书》论述了67种疾病的名称及简要症状，涉及内、外、妇、儿、五官科病证，有些病名如醉、浸、浇、殿等，是马王堆医书和《黄帝内经》未收载的。《脉书》因此也是我国现存最早的疾病证候学专论。

竹简《引书》是迄今发现的最早的导引术专著，对研究气功的源流及其发展历史有十分重要的参考价值。其内容分为三部分：第一部分论述四季养生之道，篇首指出："春产（生）、夏长、秋收、冬藏，此彭祖之道也。"接着依四季之序介绍各季的养生方法；第二部分论述导引术式及其作用，书中载导引术110种，除去重复者为101种，其中述术式85种，用于治病有50种，仅述功用者16种。可见，汉初以前运用导引治疗疾病已经积累了相当丰富的经验。《引书》所载导引术与马王堆帛画《导引图》相比较，两者风格相近，命名原则相同，但《引书》所载导引种数更多，内容更丰富；第三部分讨论了致病因素、防治方法以及养生理论。文中认为产生疾病的原因是"必于暑、湿、风、寒、雨、露、奏（腠）理启阖，饮食不和，起居不能与寒暑相应，故得病焉"；防治方法是"治八经之引，炊（吹）、昫（呴）、虖（呼）吸"，吸天地之精气，实其阴，故能毋病"；养生则强调须与自然界相应。

三、成都老官山汉墓医书

2012年7月至2013年8月，在成都市金牛区天回镇老官山发掘了西汉时期土坑木椁墓4座。从墓葬形制和出土重要遗物分析，这里应是当时一位有较高地位的官员或贵族的木椁墓葬地。其中3号墓出土的医学竹简共计920余支，这些竹简都是未见于史籍的医书。除去珍贵的医简外，3号墓还出土了一具精致的人体经穴髹漆人像。这些医药文物彰显了西汉医学曾经的辉煌，有力证明了汉代巴蜀地区在中医药方面的兴盛。

（一）天回医简

老官山汉墓出土的医简，大致可分为八部医书，统称为天回医简。除去《逆顺五色脉臧验精神》外，其余都没有书名。根据简文内容，分别将7部无提名医书初步定名为《敝昔医论》《脉死候》《六十病方》《病源论》《经脉书》《诸病症候》《脉数》。不过，有关天回医简的分篇和定名仍在探讨中。

天回医简中，"敝昔曰"多次出现，研究者认为，"敝昔"二字，应是"扁鹊"的通假字。扁鹊是中医脉学诊疗法的创始人，是经脉医学的鼻祖。据《史记·扁鹊仓公列传》记载，汉初名医淳于意曾传“扁鹊之脉书”。至于扁鹊的医著，虽见录于《七略》《汉书·艺文志》，但久已失传。《黄帝八十一难经》相传是秦越人所著，且是书的一难至二十一难，所述亦是脉学理论。魏晋王叔和《脉经》中，亦有《扁鹊阴阳脉法》《扁鹊脉法》《扁鹊诊诸反逆死脉要诀》等篇。上述诸篇，或可视为汉代扁鹊学派的著述，但不能确指。所幸的是，天回医简半数以上均与传统中医脉学直接相关。这些医简的内容，连同出土的人体经穴髹漆人像所展现的信息，与扁鹊身份非常相符。因此，学界普遍认为，这些医书极有可能是扁鹊学派已经失散的经典书籍。

《敝昔医论》《逆顺五色脉臧验精神》涉及诊法、灸、石治法的内容。其中构建起来的“五色脉诊”体系，为扁鹊医学最突出标志，是整个经脉医学的核心理论。《黄帝内经》《难经》等后世医学著作中的色诊理论，应是在此基础上传承拓展而来。《经脉书》是天回医简中专门论述经脉的医书，是迄今为止最早文字记载十二正经经脉循行及病症的文献，亦应是《灵枢·经脉》“十二脉”经脉学说的主要文献来源。亦有学者认为，《经脉书》部分医简的基本构成、体例皆与张家山汉墓《脉书》相同，应定为同一部书。《脉数》专载针灸临床刺法原则和40首针方，是迄今为止发现的中国最早记载刺法和针刺处方的专书。《六十病方》共计106方，专门记述合和制剂方法，为迄今最早的复方方书。相较于马王堆汉墓《五十二病方》病名多不见于后世文献、医方以单方为主等医学特点，《六十病方》病名、药物名称多与后世文献记载相同或相近，其组方配伍精炼，以复方为主，应是西汉时期“经方”的代表性著作。

（二）人体经穴髹漆人像

与天回医简同时出土的西汉人体经穴髹漆人像，是迄今为止我国发现的最早、最完整的经穴人体模型。该木俑高约14厘米，五官、肢体刻画准确，以白色和红色描绘的经络线条和穴点清晰可见，不同部位还有“心”“肺”“肾”“盆”等线刻小字。作为人体经穴模型，应是当时的针灸教学用具。从上标的经络线条、穴位位置来看，人体经穴髹漆人像反映了西汉时期扁鹊医学关于经脉循行、三焦学说、脉俞命名与定位的鲜明特征。

老官山汉墓医学文物的出土，对于扁鹊医学乃至早期中医学的探源意义重大。通过整理研究天回医简，或许可以重新认识《黄帝内经》《难经》《脉经》等经典的传承源流。对于考察西汉时期中医针灸理论体系的形成、揭开中医经脉起源之谜具有重要价值。

医史小故事

神医扁鹊：起死回生显医术，医道传承树典范

扁鹊是我国历史上第一位有正式传记的医家。《史记·扁鹊仓公列传》记载，扁鹊姓秦，名越人，渤海郡鄚（mào）人，大约生活于公元前5世纪。年轻时，他担任过客栈的主管，在这期间，他凭借敏锐的洞察力，注意到客人长桑君非比寻常，便始终以恭敬的态度相待。长桑君擅长岐黄之术，最终将医术传授给了扁鹊，为扁鹊日后的医学成就奠定了坚实基础。

扁鹊精通望闻问切四诊，尤以切脉著称。晋国大夫赵简子患病，五日不省人事，众大夫束手无策，便召请扁鹊诊治。扁鹊诊脉后说，主君（指赵简子）血脉很正常，不用惊慌！之前秦穆公也有过这种情形，昏迷七天才苏醒。如今主君病情跟他相同，不出三日定会痊愈。果然，过了两天半，赵简子就苏醒了。

扁鹊医术高超，治疗手段灵活多样，尤擅针灸。他行医经过虢国时，听闻虢太子暴亡，便向中庶子询问太子病情。凭借丰富的医学经验和独特的见解，扁鹊判断太子是“尸蹶”之症，并非真死，并主动请缨为太子治疗。他让弟子子阳准备针石，给太子针刺了三阳五会，太子很快苏醒。接着让子豹为太子行熨法，又煎煮汤药，再熨两胁下，太子便能起坐。经过二十天的汤药调理，太子康健如常。这便是成语“起死回生”的由来。

扁鹊的事迹为后世中医树立了光辉的典范，他敏锐的诊病能力和精湛的医术源于对医学知识的扎实掌握和丰富的临床经验积累，启示后世中医学子要勤奋学习，不断提升自身的专业素养。扁鹊主动为虢太子治疗的举动，彰显了医者仁心的高尚医德，激励着后世中医秉持救死扶伤的宗旨，全心全意为患者服务。

四、武威汉墓医书

1972年11月，在甘肃武威旱滩坡发掘了一座墓葬，经研究鉴定，墓主人可能是一位年长的医生，其时代是东汉早期。随之出土的92枚手写医药简牍，因有“治百病方”的字样，于是命名为《治百病方》。《治百病方》内容相当广泛，包括内、外、妇，儿、五官各科的疾病。《治百病方》保存了比较完整的医方30余首，涉及药物约100味。它详细记载了病名、症状、药物剂量、制药方法、服药时间，以及不同的用药方式。这些医方，已经体现了辨证论治思想。如对外感和内伤病进行区别，并且运用不同的治法。书中也有同病异治、异病同治，以及根据疾病症状的不同调整用药分量的方法。书中以复方为主，每方少则二三味药，多的达15味以上，可见当时对中药在复方中的复杂性能已经有所掌握。药物剂型有汤、散、丸、膏、醴等不同类型，并以酒、米汁、豆汁、酢浆等多种饮料作为引子。从中可见，《治百病方》在药物学、方剂学方面均达到相当的水平。较之马王堆汉墓医书《五十二病方》中的189个医方，《治百病方》中医方水平有了显著提高。这说明经过两个世纪的发展，汉代方剂学水平有了突飞猛进的提高。

通过对马王堆、张家山等汉墓医书的发掘整理，对比汉代中医四大经典，可以发现这些出土医书展示的医学理论和治疗手段不如当时的经典著作系统完备。汉代医学并非处于停滞状态，而是应被看作是一个充满活力的领域。两汉400年，中医在不断吸收实践经验的基础上，逐步形成了一套完善的理论体系。

第三节　中医学术体系的建立

战国至三国时期是中医药学发展极其重要的阶段，此时期，中医药领域最辉煌的业绩是完成了中医药学理论体系的初步构建。随着《黄帝内经》《黄帝八十一难经》《神农本草经》和《伤寒杂病论》的相继诞生，中医学的理（中医理论）、法（诊法和治法）、方（方剂）、药（中药）体系初步构建。

一、《黄帝内经》

《黄帝内经》全书以问答体形式，托名黄帝与多位臣子岐伯、伯高、鬼臾区、雷公等探讨医学问题。书虽冠名黄帝，并非黄帝所作，亦非一时一人之作，而是荟萃了上古至秦汉时期的众多医学文献，对当时的医疗经验和学术理论做出了系统的阐述和全面的总结。

（一）作者与成书

《黄帝内经》之名，最早见于《汉书·艺文志·方技略》："《黄帝内经》十八卷，《外经》三十七卷。"《汉书·艺文志·方技略》是班固依据西汉末年刘歆的《七略》而写成。刘歆的《七略》又是依据其父刘向的《别录》而编成。所以今人普遍认为，《黄帝内经》的最初版本在刘向、刘歆父子生活的西汉末年已经存在。如此，则《内经》成书时代的下限最晚是在《七略》成书之前。《黄帝内经》成书的时间上限应在《史记》之后。在西汉中期时成书的《史记》中，未见司马迁提及《黄帝内经》。考虑到《黄帝内经》在中国医学史上崇高的地位以及《史记》著录范围的广泛、司马迁史料基础的厚重和查阅资料的便利，则《史记》中缺漏《黄帝内经》一事，应看作是当时西汉皇家图书馆尚未收录该书，甚至该书的初稿尚未成型，故而司马迁才会在其著作中对《内经》只字不提。

传世《黄帝内经》分为《素问》《灵枢》(《灵枢》亦称《九卷》《针经》。《九卷》《针经》之名见于汉晋，至唐代王冰之时始被称为《灵枢》)。《素问》《灵枢》之名首见于东汉末年张仲景《伤寒杂病论》的序文中，张仲景称"撰用《素问》《九卷》《八十一难》《阴阳大论》《胎胪药录》"。通常认为张仲景所提的"《九卷》"就是现今流传的《灵枢》。西晋皇甫谧在《甲乙经自序》中又提到《黄帝内经》："按《七略》《艺文志》，《黄帝内经》十八卷，今有《针经》九卷，《素问》九卷，二九十八卷，即《内经》也。"此后至《隋书·经籍志》，《黄帝内经》分《素问》九卷，《针经》九卷的说法，一直未有变更。而后中唐王冰（约710~805）重新编次并注释《素问》，称《注黄帝素问》（又称《次注黄帝素问》《重广补注黄帝内经素问》），凡24卷81篇。由于王冰注解《素问》时，只有八卷，第七卷九篇文章都已丢失，于是王冰又取"师氏"秘藏本补之，计有《天元纪大论》等运气7篇。王冰在补入七篇大论后，把全书改为二十四卷，七十九篇（另有两篇只有目录，没有内容，至南宋方才补齐）。这就是今天见到的最早的《素问》版本。

元祐八年（1093），高丽携完整《针经》一部来宋，欲与宋朝三大类书《太平广记》《太平御览》《册府元龟》进行交换。在经历了宋哲宗君臣的一番激烈争执后，宋朝最终以三大类书换来了完整版的《针经》。南宋时史崧将家藏旧本《灵枢》整理出版，分全书为十二卷八十一篇。这也是今之

《灵枢》最早所依之版本。至此，包含《素问》《灵枢》两部分的《黄帝内经》162篇最终版本定型。

（二）主要内容与成就

《黄帝内经》的内容十分广博，全面论述了人体生理、病理、诊断、治疗及预防等问题，确立了中医学的理论体系，它为后世中医学的发展奠定了基础。《素问》重点论述了脏腑、经络、病因、病机、病证、诊法、治疗原则以及针灸等内容。《灵枢》则重点阐述了经络腧穴，针具、刺法及治疗原则等内容。这两部分内容相互补充，共同构成了《黄帝内经》这部医学巨著。其主要内容可以概括如下：

1.强调整体观念

《黄帝内经》认为，物质世界是一个有机的整体，人体是这个整体中的一个小整体，人体自身以及人与自然、社会环境都存在着联系性和统一性。

（1）人体自身的整体性 《黄帝内经》理论体系认为，人体内藏为藏，肢窍体肤为象，人体是一个以五脏为中心，以经络系统为沟通纽带，联结人体六腑、五体、五官、五液等的有机整体，通过精、气、血、津液作用，实现人体系统器官的相互关联，共同维持人体的生理功能，构建了人体自身的统一整体观。通过观察形体、五官、色脉等外在的异常表现，可推断内在脏腑之病变，给出正确的诊断。“视其外应，以知其内脏，则知所病矣。”（《灵枢·本脏》）正因为有这种联系，《黄帝内经》才会说“有诸内必形诸外”“以表知里”。由此，才形成了中医学四诊合参的诊断学内容。

（2）人体身心的整体性 《黄帝内经》认为人体不只是形体的统一，还是身心高度统一的整体。它一方面认为形决定神，如《素问·阴阳应象大论》“人有五脏化五气，以生喜怒悲忧恐。”另一方面，又认为神反作用于形。如“怒伤肝”、“喜伤心”、“思伤脾”、“忧伤肺”、“恐伤肾”。基于五脏和情志之间的对应关系，中医进而认为情志之间亦可以互相作用。所以调节情志的太过或不及，就可使人从病理状态恢复到正常的生理状态。如“喜胜忧”、“悲胜怒”、“怒胜思”等。这也就是中医情志疗法建立的基础。

（3）人与自然环境的整体性 《黄帝内经》提出了“天人相应”的观念，即人与自然界的变化相互关联，人体的健康与外界环境息息相关，深刻阐述了人体与天地自然之间的紧密联系，主张个体必须遵循自然界的法则。《素问·宝命全形论》说：“人以天地之气生，四时之法成。”“春生、夏长、秋收、冬藏，是气之常也，人亦应之。”说明人类生活在自然界中，禀受天地之气而生，必须依照四时气候变化生活。当自然环境发生变化，可直接或间接的影响人体的生命活动。正因为如此，人类不仅应适应自然，还要积极地驾驭自然。基于这一认识，《黄帝内经》合理地导出“治未病”的预防思想。

（4）人与社会环境的整体性 人生活在错综复杂的社会环境中，社会环境同样会直接或间接的影响人体的健康与疾病。在二千年前《黄帝内经》就提出了“天地人三才”一体医学模式。《素问·疏五过论》中提到“凡未诊病者，必问尝贵后贱，虽不中邪，病从内生，名曰脱营。尝富后贫，名曰失精”；“故贵脱势，虽不中邪，精神内伤，身必败亡。始富后贫，虽不伤邪，皮焦筋屈，痿为挛。”这表明社会环境的剧烈变动会对人的身心健康造成严重影响。医生在诊疗时如果不注意对病人进行有效的心理疏导，治疗也难以奏效。因此，在防病治病之时，也必须非常重视人与社会环境的和谐统一。

2.重视脏腑经络

人体是一个统一的有机整体，各个内脏之间、内脏与五官、肢体、肌肤之间，以及与遍布全身内外的经络系统之间，都存在着相互依赖、互相制约的关系。《黄帝内经》构建了以五脏为中心，以经络为联系通路，内系六腑、奇恒之腑，外联形体、官窍的整体功能活动系统。

脏腑作为维系人体生命的重要器官，脏腑包括五脏、六腑及奇恒之腑。《素问·灵兰秘典论》中详细阐述了五脏（心、肝、脾、肺、肾）与六腑（胆、胃、大肠、小肠、膀胱、三焦）的主要生理功能与相互联系，指出五脏藏精气而不泻，六腑传化物而不藏，两者相互配合，共同维持人体的正常生理活动。此外，《黄帝内经》还指出了脏腑之间在生理上的相互联系与病理上的相互影响，如《素问·六微旨大论》提出，如心与肾之间生理功能协调，称之为“心肾相交”；若平衡被打破，则会出现“心肾不交”的病理状态。这进一步丰富了脏腑学说的内涵。

经络，是经脉与络脉的总称，是人体内气血运行的通道。经脉是主干，络脉是分支。作为联系脏腑与形体、官窍的纽带，经络的重要性不言而喻。经脉与络脉，纵横交贯，遍布全身，形成了一个有机的整体。《灵枢·经脉》说：“经脉者，所以能决死生，处百病，调虚实，不可不通。”经络的循行部位、走向交接、表里关系及其与脏腑的关系等，均在《黄帝内经》中得到了详尽的论述。在分析人的生理、病理和诊断治疗时，经络系统具有十分重要的地位。

3.运用阴阳五行学说

阴阳五行学说属于中国古代哲学范畴，包括阴阳学说和五行学说，是古人认识和解释自然现象的世界观和方法论。从《黄帝内经》开始，阴阳五行学说正式从哲学领域进入医学领域，此后一直被中医作为自己的方法论和哲学基础，用以说明人体的组织结构、功能活动和疾病的发生、发展规律，指导临床诊断和治疗。

（1）阴阳学说　阴阳是指自然界相互关联的某些事物或现象中对立双方属性的概括。宇宙间的一切事物或者事物内部都包含着相互对立的阴阳二气。《素问·阴阳应象大论》中说：“阴阳者，天地之道也，万物之纲纪，变化之父母，生杀之本始，神明之府也。”由于阴阳之间的不断运动，推动了事物的发生、发展和演变。阴阳学说主要是认识阴阳的相对属性和其运动变化规律，包括阴阳间的交感互藏、互根互用、对立制约、消长转化等。

《黄帝内经》中经常运用阴阳学说来阐明人体的组织结构、生理变化、诊断辨证、预防治疗等。其内容主要包括：一是阐明人体组织结构。“人生有形，不离阴阳。”（《素问·宝命全形论》）《素问·金匮真言论》认为人体及其脏腑皆可划分阴阳：“夫言人之阴阳，则外为阳，内为阴。言人身之阴阳，则背为阳，腹为阴。言人身之脏腑中阴阳，则脏者为阴，腑者为阳。肝、心、脾、肺、肾五脏皆为阴，胆、胃、大肠、小肠、膀胱、三焦六腑皆为阳。”二是概括人体生理功能。《素问·阴阳应象大论》云："阴在内，阳之守也；阳在外，阴之使也。"其中阴代表物质，阳代表功能。物质居于体内，功能表现于外。《素问·生气通天论》说："阴平阳秘，精神乃治；阴阳离决，精气乃绝。"这就是中医学用阴阳学说对人体正常生理状态的概括，对人体健康状态的表征；三是阐明人体病理变化。《素问·阴阳应象大论》曰："阴胜则阳病，阳胜则阴病。阳胜则热，阴胜则寒。重寒则热，重热则寒。"这说明人体的阴阳是相对平衡的，如果阴气发生了偏胜，则阳气受损而为病；阳气发生了偏胜，则阴气耗损而为病。故而《素问·调经论》说："夫邪之生也，或生于阴，或生于阳。"四是指导疾病诊断。"善诊者，察色按脉，先别阴阳。"（《素问·阴阳应象大论》）这是《黄帝内经》对阴阳学说在指导诊断方面应用的高度概括。因为就证候的阴阳属性而言，凡表证、热证、实证属阳，凡里证、寒证、虚证属阴。五是指导疾病的防治。《黄帝内经》强调了四时阴阳对于万物生长的根本性作用，以及圣人根据四时阴阳的变化来调养身心，以达到健康长寿的目的。"夫四时阴阳者，万物之根本也，所以圣人春夏养阳，秋冬养阴，以从其根，故与万物浮沉于生长之门"（《素问·四气调神大论》）。"谨察阴阳所在而调之，以平为期"（《素问·至真要大论》）。六是归纳药物性能。"辛甘发散为阳，酸苦涌泄为阴，咸味涌泄为阴，淡味渗泄为阳"（《素问·至真要大论》），辛、甘、酸、苦、咸、淡六味亦有阴阳之分，辛、甘、淡，为六味之三阳，酸、苦、咸为六味之三阴。前三味药物药性主要入腠理经络，外为阳。后三味药物药性主要入脏腑三焦之里，里为阴。

《黄帝内经》中阴阳学说在中医学中的应用，对中医学理论体系的构建产生了重大影响。

（2）五行学说　"五行"指"木、火、土、金、水"五种相生相克的基本物质及其运动变化。五行学说指研究木、火、土、金、水五行的特性和"相生"、"相克"规律，并用以阐释宇宙万物发生、发展、变化及相互关系的古代哲学理论。五行学说认为宇宙间的一切事物都是由木、火、土、金、水五种物质构成的，自然界中各种事物和现象的发展变化，都是由这五种物质不断运动和相互作用的结果。

《黄帝内经》中的五行学说将自然界的五行与人体五脏相配，形成了中医学以五行五脏为中心的体系，说明人体是一个按照五行生克制化规律运行的有机整体。五行和谐，各脏腑和平共处，则朝气蓬勃，欣欣向荣，一派生机，健康长寿；如果五行失和，各脏腑之间制约失衡，生克无序，必然虚弱多病。《黄帝内经》中的五行学说内容包括：一是构建五脏一体系统，基于五行学说构建以五脏为中心，人体内外联系的天人合一的系统。如《素问·阴阳应象大论》说："南方生热，热生火，火生苦，苦生心，心生血，血生脾，心主舌，其在天为热，在地为火，在体为脉，在脏为心，在色为赤，在音为徵，在声为笑，在变动为忧，在窍为舌，在味为苦，在志为喜。"二是阐释五脏生理功能及联系和病理影响。如《素问·六微旨大论》根据五行的特性类比五脏的生理功能："相火之下，水气承之；水位之下，土气承之；土位之下，风气承之；风位之下，金气承之；金位之下，火气承之；君火之下，阴精承之。"《素问·五运行大论》依据五行生克制化理论说明五脏之间的联系及病理上的传变。"气有余，则制己所胜而侮所不胜；其不及，则己所不胜侮而乘之，己所胜轻而侮之。"三是指导疾病的诊断和防治。如《灵枢·本藏》运用外在五行特性推断人体内在疾病："视其外应，以知其内脏，则知所病矣。"《素问·阴阳应象大论》运用生克制化理论指导疾病的防治。"怒伤肝，悲胜怒……喜伤心，恐胜喜……思伤脾，怒胜思……忧伤肺，喜胜忧……恐伤肾，思胜恐。"

除上述三方面主要内容外，《黄帝内经》还对病因病机、诊断治疗、预防摄生等也有详细的阐述，这些都为后世中医学的发展奠定了理论基础。

（三）价值与影响

《黄帝内经》的问世，标志着中医学由经验累积阶段上升到理论总结阶段。作为中医学理论体系的奠基之作，书中蕴含了深厚的医学智慧与人文精神，虽历经两千余年而不衰。其理论在临床实践中反复得到证实，展现出持久的生命力。历代医家无不重视对《黄帝内经》的学习，在继承中创立新的学术思想，推动中医学的发展。《黄帝内经》不仅为后世医家提供了宝贵的医学知识，也为人类的健康事业作出了重要贡献。直至今天，《黄帝内经》依然是每一位中医生必读之书。《黄帝内经》还被相继翻译成日、英、德、法等多种文字传至国外，足见其影响之大。

二、《黄帝八十一难经》

（一）作者与成书

《黄帝八十一难经》，简称《难经》，又称《八十一难》。《难经》的作者和成书年代尚无定论。唐代杨玄操认为该书作者是战国时期医家秦越人。《旧唐书·经籍志》与《新唐书·艺文志》亦持此说。值得一提的是，从近年来出土的汉代医书《敝昔医论》等内容来看，书中不少内容与《难经》相似。由于"敝昔"即扁鹊别称，因此《难经》或为汉代扁鹊学派之遗书。这或许是后世广泛接受是书作者为秦越人的重要原因。《难经》书名最早见于东汉张仲景《伤寒杂病论·序》，书中提到，"撰用《素问》《九卷》《八十一难》"。故其成书应该不晚于东汉。研究者多认为，该书诞生于西汉末期至东汉之间，不会晚于《伤寒杂病论》的撰写时间。从《隋书·经籍志》开始，《难经》代有著录。但至北宋以前，《难经》各种传本多亡佚不存。南宋时期，李元立汇集整理9家校注《难经》著作，编纂《难经十家补注》。后人据此改订为《王翰林集注八十一难经》（简称《难经集注》）。《难经集注》为现存最早的注本，亦为传世通行本，流传甚广。

（二）主要内容与成就

《难经》以问答形式阐释《黄帝内经》精义。"难"即问难，"八十一难"是以问答的形式，探讨了《黄帝内经》中八十一个医学问题。根据元代理学家吴澄的六分法，后人通常将八十一难分为六部分：一至二十二难为脉学，二十三至二十九难为经络，三十至四十七难为脏腑，四十八至六十一难为疾病，六十二至六十八难为腧穴，六十九至八十一难为针法。

脉诊方面，《难经》最早提出"独取寸口"的脉诊法，为魏晋时期脉学的进一步发展奠定了基础。寸口又称脉口、气口，其位置在腕后桡动脉搏动处。《难经·一难》曰："十二经皆有动脉，独取寸口，以决五脏六腑死生吉凶之法，何谓也？然：寸口者，脉之大会，手太阴之脉动也。”诊脉独取寸口的理论依据是：寸口为手太阴肺经之动脉，为气血会聚之处，而五脏六腑十二经脉气血的运行皆起于肺而止于肺，故脏腑气血之病变可反映于寸口，可通过寸口决断五脏六腑生死吉凶。《难经》又将寸口脉分为寸、关、尺三部，每部又分浮、中、沉三候，共为九候，即寸口“三部九候”诊脉法。《难经·十八难》曰：“脉有三部九侯，各何主之？然：三部者，寸、关、尺也；九候者，浮、中、沉也。”此法将《内经》中三部九候的全身脉诊法简化，开创了寸口定位诊脉法之先河，成为后世中医临床最常用的脉诊方法。

经络方面，《难经》系统地论述奇经八脉理论。《难经·二十七难》：“曰：脉有奇经八脉者，不拘于十二经，何谓也？然：有阳维、有阴维、有阳跷、有阴跷、有冲、有督、有任、有带之脉，凡此八脉者，皆不拘于经，故曰奇经八脉也。”书中阐释了奇经八脉的循行部位、生理功能、病症特点，弥补了《黄帝内经》在经络学说方面的不足。

脏腑方面，《难经》首次提出“命门”的概念，为后世“命门学说”的形成与发展奠定了理论基础。《难经·三十六难》曰：“肾两者，非皆肾也。其左者为肾，右者为命门。命门者，诸精神之所舍，原气之所系也，男子以藏精，女子以系胞。

此外，如疾病方面，《难经》提出伤寒有五，为后世外感热病的论治提供了参考；腧穴方面，首次提出八会穴及其主治，对针灸临床具有指导意义；针法方面，着重探讨了针刺治疗的原则和方法，如补母泻子、迎随补泻、刺井泻荥等。总之，《难经》在中医基本理论和临床方面补充了《内经》的不足，丰富了祖国医学的内容。

三、《神农本草经》

（一）作者与成书

《神农本草经》（简称《本经》或《本草经》），是我国现存最早的药物学专著。从传世文献转引来看，该书最早出现在东汉。该书记载的药物产地，多为东汉时期设置的郡县名。书中多处描述神仙养生、服食炼丹等内容，也与东汉时期的社会风气相合。至于该书作者，虽书名冠以神农，但不会为神农所撰，而是受当时托古自重之风的影响。正如《淮南子·修务训》所说：“世俗之人，多尊古而贱今，故为道者，必托之神农、黄帝而后能入说。”今人普遍认为，《神农本草经》应是秦汉以来众多医药学家不断搜集药物学资料整理而成。该书在汉末至魏晋南北朝时期不断被各种古籍称引，但称谓并不固定，有的称之为《本草》或《神农本草》，有的称之为《本草经》或《神农本草经》。《神农本草经》的成书是一个动态累积的过程，反映出中国早期药物学知识不断积累的过程。早期版本的演变很可能不是一条简单的直线，而是多条线索相互交错，因此早期的《神农本草经》并没有唯一确定的版本。原书早佚，明清以来，国内外辑复本甚多。这些版本是后人从宋代唐慎微《证类本草》和明代李时珍《本草纲目》等书中辑佚而成。其中流传较广的版本有：清代孙星衍、孙冯翼叔侄二人辑复的《神农本草经》3卷（1799年）、日本森立之辑复的《神农本草经》3卷（1854年）。马继兴梳理与考证的《神农本草经辑注》（1995年）。

（二）内容与成就

《神农本草经》后世通行辑本一般序录1卷，正文3卷。序录主要论药物的三品分类，及药物的配伍禁忌、药性、采收、制剂、用药原则和方法。正文3卷为药物各论，对365种药的名称、性味、功效、主治、生长环境等均一一论述。

1.创药物的三品分类法

《本经》载药365种，“法三百六十五度，一度应一日，以成一岁”。其中植物药252种，动物药67种，矿物药46种。书中按照药物性能、功效，采用上品、中品、下品的分类法。“上药一百二十种为君，主养命，以应天。无毒，多服、久服不伤人。欲轻身益气，不老延年者，本上经。中药一百二十种为臣，主养性，以应人。无毒、有毒，斟酌其宜，欲遏病，补虚羸者，本中经。下药一百二十五种为佐、使，主治病，以应地。多毒，不可久服。欲除寒热邪气，破积聚，愈疾者，本下经。”（马继兴主编《神农本草经辑注·序录》。《神农本草经》的三品分类法是现存最早的中药分类方法。虽然它对指导临床应用有一定的意义，但是分类过于笼统，且动物、植物、矿物混为一谈，上、中、下三品的划分标准难以掌握。

2.概括地记述了中药学的基本理论

《神农本草经·序录》中言简意赅地论述了药物学基本理论，如四气五味、药物的采集、加工、配伍法度、组方原则等。

（1）论述了药物的性味和采集加工方法　《序录》指出：“药有酸、咸、苦、甘、辛五味，又有寒、热、温、凉四气，及有毒无毒，阴干暴干，采造时月，生熟，土地所出，真伪陈新，并各有法。”虽然《序录》正式提出药物的“四气五味”说，但是在正文所收药物中，未列凉性药，而是将药物分为寒、小寒、微寒、平、微温、温、大热7类。这反映出早期药物学知识不断积累的过程。《序录》还论及药物的采收季节、生熟程度、晾晒方法、生长地域、真伪陈新等。在制剂方面，书中记载：“药性有宜丸者，宜散者，宜水煮者，宜酒渍者，宜膏煎者，亦有一物兼宜者，亦有不可入汤酒者，并随药性，不得违越。”

（2）提出了七情和合的理论　“七情和合”指药物的七种配伍关系，包括单行、相须、相使、相畏、相杀、相恶、相反。《序录》指出：“药有阴阳配合，子母兄弟，根茎花实，草石骨肉。有单行者，有相须者，有相使者，有相畏者，有相恶者，有相反者，有相杀者。凡此七情，合和视之，当用相须、相使者良。勿用相恶、相反者。若有毒宜制，可用相畏、相杀者，不尔，勿合用也。”可知，药物的配合使用需要掌握规律，若要两种药物合用时增强疗效，可用“相须”“相使”；若两种药物合用产生毒副作用，则为“相恶”“相反”；若要两种药物配合能减轻药物毒性，可用“相畏”“相杀”。医者要善用七情和合理论，才能增强药效，避免药物毒副反应的发生。

（3）论述了君臣佐使的组方原则　《序录》指出：“药有君臣佐使，以相宜摄合和，宜用一君二臣三佐五使，又可一君三臣九佐使也。”虽然书中论述了在处方中药物配伍具体的数字比例，但是不可拘泥于此，君、臣、佐、使，在临床实际运用中要灵活掌握，不能过于死板和机械。恰如沈括在《梦溪笔谈》中所言：“旧说用药有一君、二臣、三佐、五使之说，其意以谓药虽众，主病者专在一物，其他则节级相为用，大略相统制，如此为宜。不必尽然也。”

3. 论述了药物的主治和功效

《神农本草经》较为详细地记载了药物的主治病证和功效，涉及内、外、妇、五官各科病证达170余种。这些药物都是经过长期临床实践，大多疗效确切可靠，有200多味至今仍为中医临床广泛运用，如人参、黄芪补气，当归、地黄补血，麻黄平喘，水银治疥，黄连止痢，常山截疟，海藻疗瘿，黄芩清热，大黄泻下等。

4. 记载了临床用药原则和服药方法

临床用药原则方面，《神农本草经》主张对症用药。《序录》指出：“疗寒以热药，疗热以寒药，饮食不消以吐下药，鬼疰蛊毒以毒药，痈肿疮瘤以疮药，风湿以风湿药，各随其所宜。”服药则相其所宜，灵活调整。“病在四肢血脉者，宜空腹而在旦；病在骨髓者，宜饱满而在夜。”每日服药的时间要根据不同的疾病种类而有所差异。四肢、血脉的病宜晨起服药，因为早晨人体阳气生发，能够帮助药效到达四肢末梢，且空腹作用迅速；骨髓的病宜夜晚服药，因为夜晚人体阴气沉潜，有助药力到达病所，而饱腹可使药效更加持久。由此可知，服药方法是中医颇有特色的治疗环节。

《神农本草经》总论药理，分论药物，全书构成了一个缜密而完整的药物学体系。书中所载药物的性能、功效，所论述的药物学原理及用药原则，大多具有医学价值。该书不仅是汉代以前中药学知识的总结，对后世药物学的发展也有着重要影响。魏晋以后历代本草学著作，都是在该书的基础上发展而来。当然，该书也有一些错误记载。比如，将某些剧毒矿物药列为上品，一定程度上反映了《神农本草经》的历史局限性。

四、《伤寒杂病论》

东汉末年张仲景编撰的《伤寒杂病论》，首次提出辨证论治的范例，确立了后世中医临床辨证论治的原则。此外，该书被誉为“方书之祖”，其所载方剂大多疗效可靠，切合临床实际，基本概括了今日临床各科常用方剂，至今仍广为应用。

（一）作者与成书

张仲景，名机，字仲景，东汉南阳郡涅阳（今河南南阳）人。张仲景正史无传，少量事迹散见于史书及医书中。其人生前无名，死后800年传记方现于人间。故其生平本不可知。北宋中期，校正医书局准备校正出版张仲景的《伤寒论》《金匮要略》《金匮玉函经》（《金匮玉函经》乃《伤寒论》另一版本）三书。于是在书中简要介绍了作者本人。这也是关于张仲景本人生平的首次记载。按照校正医书局林亿等人的叙述，该段文字是采自唐代甘伯宗的《名医录》。虽此书早已亡佚，但是幸赖高保衡、孙奇、林亿所撰《伤寒论序》转述此文：“张仲景，《汉书》无传，见《名医录》云：南阳人，名机，仲景乃其字也。举孝廉，官至长沙太守。始受术于同郡张伯祖，时人言，识用精微过其师。所著论，其言精而奥，其法简而详，非浅闻寡见者所能及。”这一介绍注明源自《名医录》。此段文字言简意赅，让我们知道了张仲景的名、字、籍贯、师承、仕途。这就是关于张仲景最早的记载。后来有关张仲景生平之记载莫不是在此基础之上添油加醋。

甘伯宗此段文字给后人留下诸多疑团，如张仲景之大名是否叫张机。盖因唐以前文献只有“张仲景”而无“张机”之名。西晋皇甫谧在《〈黄帝三部针灸甲乙经〉序》中有“汉有华佗、张仲景”。《太平御览》引“何颙别传”云“同郡张仲景”、“王仲宣年十七，尝遇仲景”。《隋书经籍志》载“《张仲景方》十五卷”、“梁有《张仲景辨伤寒》十卷”、“《张仲景评病要方》一卷”、“《张仲景疗妇人方》二卷”。直至宋代林亿等人于校书序中始引唐甘伯宗《名医录》，后人乃知其人“名机，仲景乃其字也”。

又如张仲景是否做过长沙太守，至今大家也一直争论不休。后人主要依据两点证据来证明张仲景做过长沙太守。一是不少人从南宋张杲的《医说》、南宋周守忠的《历代名医蒙求》，以及明清方志里找出众多材料论证张仲景做过长沙太守。南宋《医说》《历代名医蒙求》之说源自北宋《名医录》，其说自然不能证明或证伪。最早是明代嘉靖年间纂修的《南阳府志》《邓州志》，接着是明代崇祯年间的《长沙府志》，均将张仲景列为长沙太守。其后清代的《南阳府志》《南阳县志》《邓州志》《襄阳府志》《长沙府志》均承袭其说。然而，细考其说，会发现这些方志中的张仲景传记，均抄袭了明代李濂的《医史》。李濂是在1546年完成的《医史》，在书中他第一次为张仲景作了一个较为完整的传记。该传记正文加按语大约600余字，然而其源也不出唐甘伯宗的《名医录》。如此则明清以来南阳长沙地区的地方志也不足为凭。

二是教材认为1981年在南阳医圣祠发现的张仲景的墓碑和碑座是其做过长沙太守的有力实证。1981年，南阳的医圣祠发现了张仲景的墓碑和碑座。墓碑正面刻着“汉长沙太守医圣张仲景墓”。碑座上刻着“咸和五年”的字样。咸和是东晋成帝司马衍的年号。咸和五年即公元330年，这距张仲景过世不过100多年。有人据此肯定，张仲景一定是做过东汉长沙太守的了。不过，这座墓碑和碑座拼接的痕迹太过明显。碑座是汉白玉的，碑体是青石的，显然二者并非一体，而是后人拼凑的。碑座上“咸和五年”这四个字也不是正正经经刻在碑座的中间，而是字歪歪扭扭刻在一边，好像刻工随意所为，极不严肃。所以，即便碑座是咸和五年的，也与碑身毫无干涉。再者，征之文献，张仲景宋代方称之为亚圣。明代后期方才出现医圣称号，但也冠之于多人。清代以后，医圣一词，仅限于张仲景一人而已。这种现象，一直持续至今。如此东晋之时何来医圣之称？事实上，这座墓碑，应是清代顺治年间人所制作。顺治十五年（1658）医圣祠建立，时人修复张仲景之墓，并建祠三楹于墓后。题曰：汉长沙太守医圣张仲景祠墓。这座墓碑便是当时留下来的。

《伤寒杂病论》的出现，有着深刻的历史背景。从社会背景来看，张仲景所处的年代，正值东汉末年，战乱频繁、瘟疫流行，人们生活在水深火热之中。加之中国历史上第二个寒冷期的到来，更是引发了伤寒疾病的大爆发。《伤寒杂病论·自序》云：“余宗族素多，向余二百。建安纪年以来，犹未十稔，其死亡者，三分有二，伤寒十居其七。感往昔之沦丧，伤横夭之莫救。”因此，张仲景立志发愤钻研医学，解除民间疾苦。从学术背景来看，《汉书·艺文志》里记载了东汉以前的医学著作，已有“医经”7家，“经方”11家。中医的理论和临床都已有一定的基础。然而二者却如两条平行线般各自发展，缺乏融汇。张仲景“勤求古训，博采众方”，并结合自己长期积累的医疗经验，熔“经方”和“医经”两家为一炉，创立了理法方药相结合的辨证论治体系，最终写出中医学经典著作《伤寒杂病论》，成为中医临床医学的奠基人。

（二）版本与流传

《伤寒杂病论》原书16卷，成书后不久，因战乱兵燹而散佚。后经曹魏太医令王叔和搜集整理其中有关伤寒的内容，编成《张仲景药方》15卷，这就是后世辗转流传至今的《伤寒论》的源头。宋人曾赞王叔和："仲景之书及今八百余年，不坠于地者，皆其力也。"王叔和撰次本与仲景原著最为接近，其书为流传诸版本《伤寒论》中的最原始本。

除此之外，历史上的《伤寒论》尚有多个版本。一是淳化本《伤寒论》。该版本收录于宋代太宗时期编成的《太平圣惠方》卷八中。淳化本的底本可能是来源于六朝江南医师秘本。二是《金匮玉函经》。此本是北宋校正医书局的校定本。此书亦为六朝古传本。由于该书与《伤寒论》同体异名，因此南宋以后，藏书家往往将其与《金匮要略》相混。三是唐本《伤寒论》。唐本《伤寒论》，指孙思邈《千金翼方》卷九、卷十中收录的《伤寒论》。孙思邈在收录《伤寒论》时，对《伤寒论》编排次序进行了大胆的修改。从今天的淳化本《伤寒论》《金匮玉函经》中，我们看到的编排都是前论后方，即条列于前，方汇于后，说明其在早期流传阶段是前论后方。但是从唐本《伤寒论》开始，《伤寒论》开始方证同条。孙思邈的这一思路，也影响到了后来宋代的校正医书局，他们编排的宋本《伤寒论》也是方证同条。另外，在唐代，还有两个流传海外的版本。一个是《康平本伤寒论》，一个是《康治本伤寒论》。最后是宋本《伤寒论》。《伤寒论》自张仲景之后，到北宋治平二年（1065），八百多年间，历经魏晋南北朝隋唐五代，流传虽然不断，然而一直衰微不兴。至北宋校正医书局成立，"以为百病之急，无急于伤寒"，张仲景著作得到空前重视。治平二年，刊行了10卷22篇112方《伤寒论》大字本。该书以荆南国国主高继冲进献本为底本，参照孙思邈"方证同类，比类相附"思想对原文进行了重新编排。元祐三年（1088）《伤寒论》小字本刊行。该书流传广泛。宋本《伤寒论》的出现，在中医史上是个重大历史事件。对于伤寒学来讲，它具有划时代的意义。它的出现，直接开启了伤寒学派，引发了伤寒学研究的热潮。宋本《伤寒论》版本价值极高。时至今日，中医院校学生学习的《伤寒论》，还是以宋本《伤寒论》为底本。

《伤寒杂病论》的杂病部分一度失传，直到北宋时，翰林学士王洙才从翰林院的"蠹简"中找到一部《金匮玉函要方》，这实际上是《伤寒杂病论》的节略本。此书分为三卷，上卷论伤寒，中卷论杂病，下卷记载方剂及妇科的理论和处方。林亿等人在校订此书时，考虑到《伤寒论》已有传本，于是删去上卷，而只保存中、下卷杂病和治疗妇人病的部分。又把下卷的方剂分别列在各科证候之下，编为上、中、下三卷。此外，还收集各家方书中转载仲景治杂病的医方及后世一些医家的良方，分类附在每篇之末。因为是节略本，所以书名叫《金匮要略方论》，简称《金匮要略》。目前，学界以明洪武年间吴迁抄本《金匮要略方》为最精善的版本。

（三）主要内容与成就

1. 创立了中医临床辨证论治原则

张仲景在继承《素问》《九卷》《黄帝八十一难经》等中医典籍的基础上，创建了以六经论伤寒，以脏腑论杂病，三因类病因，辨证寓八纲，治则创八法，病、脉、证、治相统一，理、法、方、药融于一体的中医临床辨证论治体系，促进了中医基础理论和临床处方用药的结合，奠定了中医临床医学的基础。张仲景对外感热病与杂病的认识和临证治疗方法，被后世概括为辨证论治体系。正如《伤寒论》第16条所说："观其脉证，知犯何逆，随证治之。"

（1）《伤寒论》以六经论伤寒 《伤寒论》10卷，22篇，397条，提出了伤寒六经辨证体系。六经辨证思想源自《黄帝内经》。《黄帝内经》对于外感发热病提出了六经传变的理论。《素问·热论》言："伤寒一日，巨阳受之，故头项痛，腰脊强。二日阳明受之，阳明主肉，其脉挟鼻络于目，故身热，目痛而鼻干，不得卧也。三日少阳受之，少阳主胆，其脉循胁络于耳，故胸胁痛而耳聋。三阳经络皆受其病，而未入于脏者，故可汗而已……四日太阴受之……五日少阴受之……六日厥阴受之。"《伤寒论》继承了《内经》中的六经辨证，把外感热病发展过程中各个阶段所呈现的各种综合症状分太阳、阳明、少阳、太阴、少阴、厥阴六个阶段，以阴阳表里为辨证大纲。该书还综合了邪正阴阳、表里虚实、经络脏腑、营卫气血等内容，形成一个综合性的辨证论治体系。除此之外，《伤寒论》还阐发了伤寒病治疗失当导致的变证、坏证及其补救方法等。

（2）《金匮要略》以脏腑论杂病 《金匮要略》6卷，25篇，以脏腑辨证论述内科杂病为主。它以疾病分篇，以整体观念为指导思想，以脏腑经络辨证为核心，从而确立了脏腑经络辨证的方法，作为杂病的辨证纲领。书中提出疾病产生的原因及证候表现，是人体脏腑功能失调，经络病理变化的反映。《金匮要略》强调以病为纲，论其脉因证治。除首篇总论及最后三篇杂疗方和食物禁忌外，其余篇首皆冠以"病脉证治"、"病脉证并治"。在病因方面，《金匮要略》提出了一个比较完整的病因学说："千般疢难，不越三条：一者，经络受邪入脏腑，为内所因也；二者，四肢九窍血脉相传，壅塞不通，为外皮肤所中也；三者，房室、金刃、虫兽所伤。以此详之，病由都尽。"这是最早把病因分为三类的论述，后来南宋陈言的三因学说，就是在此基础上进一步发展起来的。综上可知，张仲景论杂病注重脏腑经络的病机变化，其开创了以病为纲、病证结合的杂病诊疗体系，并据此指导临床辨证治疗。

2.对方剂学的贡献

《伤寒杂病论》不仅祖述《黄帝内经》，同时采撷了《神农本草经》与《汤液经法》等著作之精华，共同组成中医经方理论的重要学术渊源。长久以来，一些学者认为张仲景诸多经方是本有所依的。张仲景本人在《伤寒论自序》云："勤求古训，博采众方。"皇甫谧、林亿、钱超尘诸前贤认为，其勤求博采者当为东汉时期流行天下的经方著作《汤液经法》。故而《伤寒杂病论》对方剂学的贡献，非仲景一人之功。

《伤寒论》载方115（一说113）首，《金匮要略》载方184首，除去重复及异名方剂，两书实际收方260（一说269）首。书中组方法度严谨，剂型多样，煎服方法严格，基本上概括了临床各科的常用方剂，疗效显著。因其对方剂学的突出贡献，《伤寒杂病论》被后世尊为"方书之祖"。

（1）严密的组方原则 《伤寒杂病论》继承了汉代"君臣佐使""七方""四气五味""升降浮沉""反佐"等经旨，对方剂组成以及方中药物的加减化裁，提出了较高的要求，体现了严格的标准。书中根据病情变化和兼症的不同，处方可以随时加减化裁，反映出辨证论治的特点。如桂枝加葛根汤治疗太阳中风兼经气不利者，桂枝加厚朴杏子汤治疗太阳中风兼肺寒喘逆者，桂枝加附子汤治疗太阳中风兼阳虚漏汗者。

（2）剂型多样《伤寒杂病论》中还会根据病情需要，运用多种剂型提高临床疗效。如：酒剂、饮剂、煎膏剂、醋剂、洗剂、浴剂、熏烟剂、熏洗剂、滴耳剂、吹鼻散剂、外用散剂、舌下散剂、软膏剂、阴道栓剂、肛门栓剂等。像《金匮要略》中“温阴中坐药”的蛇床子散就属阴道栓剂；《金匮要略》“洗身”之百合洗方，苦参汤均属熏洗剂。又如蜜煎导、土瓜根导、猪胆汁导等外导通便法，为后世开创了坐药、灌肠之先例。

（3）煎服法严格　煎服法包括煎法和服法。煎法包括煎药用水、火候、时间、入煎顺序等内容。如：大承气汤为峻下剂，所以先煎枳、朴，后入大黄；小承气汤为轻下剂，所以大黄与枳、朴同煎。服法包括服药次数和服药时间。如：桂枝甘草汤治疗发汗过多心阳虚证，顿服。黄芩汤、桂枝人参汤，日再，夜一服等。严格的煎服法，有效地提高中药疗效与治疗效果，为中药服用提供了严谨的规范。

（4）记载了大量临床有效方剂　《伤寒杂病论》收载的方剂在临床应用非常广泛且疗效显著，被称为“经方”。如“三承气汤”“麻子仁丸”“大黄附子汤”治疗便秘，酸枣仁汤治疗虚劳和虚烦不眠，栝楼薤白半夏汤治疗胸痹心痛彻背，当归生姜羊肉汤治疗产后腹痛等。诸多的经方一直沿用至今。

3.《伤寒杂病论》的价值和影响

汉代张仲景所著《伤寒杂病论》是我国第一部理法方药完备、理论联系实际的中医临床巨著，自宋代整理校注后广泛流传，被后世医家奉为临床圭臬，指导着中医临床实践。历代医家对此书的整理和学术思想的研究形成了“伤寒学派”，为丰富和发展仲景学说作出了巨大的贡献。该书所确立的中医临床辨证论治原则和对方剂学的突出贡献，对中医学的发展产生了深远的影响。

复习思考题

1. 秦汉社会历史背景对中医学术体系建立的影响。
2. 诸汉墓出土医书对早期中医史的书写。
3.《黄帝内经》的成书背景、成书年代及基本精神分别是什么？
4.《神农本草经》的作者、成书年代、主要内容各是什么？
5. 简述《伤寒杂病论》成书的历史条件及主要成就？

·参考文献·

1. 程佩. 中国医学史导论［M］. 新北：花木兰文化出版社，2024.

2. 廖育群. 重构秦汉医学图像［M］. 上海：上海交通大学出版社，2012.
3. 马继兴. 马王堆古医书考释［M］. 长沙：湖南科技出版社，1992.
4. 梁繁荣，王毅. 揭秘敝昔遗书与漆人：老官山汉墓医学文物文献初识［M］. 成都：四川科学技术出版社，2016.
5. 王家葵，张瑞贤. 神农本草经研究［M］. 北京：北京科学技术出版社，2001.
6. 竺可桢. 中国近五千年来气候变迁的初步研究［J］. 考古学报，1972（1）：15–38.
7. 张逸雯，翁晓芳，顾漫. 四川成都天回镇（老官山）汉墓出土医简和髹漆经脉木人研究综述［J］. 中华中医药杂志，2020（1）：287–291.
8. 丁振国，张净秋.《神农本草经》成书考［J］. 中医药文化，2023（5）：434–452.
9. 王付.《伤寒杂病论》方剂数探源［J］. 中医药通报，2007（2）：26–27.
10. 何介钧，张维明. 马王堆汉墓［M］. 北京：文物出版社，1982.
11. 严健民. 中国医学起源新论［M］. 北京：北京科学技术出版社，1999.
12. 廖育群. 岐黄医道［M］. 海口：海南出版社，2008.
13. 魏启鹏、胡翔骅. 马王堆汉墓医书校释（壹）［M］. 成都：成都出版社，1992.

知识图谱

- 中医学学术体系的初步建立
  - 社会历史背景
    - 封建大一统的初步确立
    - 轴心时代的影响
    - 伤寒疫病的流行
  - 汉墓出土医药文物是如何反映我国秦汉时期中医药学发展水平的？
    - 长沙马王堆汉墓医药文献
      - 《足臂十一脉灸经》《阴阳十一脉灸经》
      - 《五十二病方》
      - 《导引图》《却谷食气》
    - 江陵张家山汉墓医书——《脉书》《引书》
    - 成都老官山汉墓医药文物
      - 天回医简
      - 人体经穴髹漆人像
    - 武威汉墓医书——《治百病方》
  - “四大经典”是如何初步建构中医学学术体系的？
    - 《黄帝内经》：中医理论体系的形成
      - 作者与成书——非一时一人之作，成书于战国至秦汉时期
      - 主要内容和成就
        - 强调整体观
        - 重视脏腑经络
        - 运用阴阳五行学说
      - 价值与影响
    - 《黄帝八十一难经》：对中医基础理论和诊断学的贡献
      - 作者与成书——传为扁鹊所著，成书于战国至秦汉时期
      - 主要内容与成就
        - 脉诊：最早提出“独取寸口”的脉诊法
        - 经络：系统论述奇经八脉理论
        - 脏腑：首次提出“命门”概念
    - 《神农本草经》：中药学理论体系的初步建立
      - 作者与成书——成书于秦汉时期，托名神农氏所著
      - 内容与成就
        - 创药物三品分类法
        - 概括记述中药学基本理论
        - 论述药物的主治和功效
        - 记载临床用药原则和服药方法
    - 《伤寒杂病论》：中医临床辨证论治原则的初步确立
      - 作者与成书——东汉张仲景著
      - 版本与流传
      - 主要内容与成就
        - 确立了中医临床辨证论治原则
        - 对方剂学的贡献：被后世尊为“方书之祖”
      - 价值与影响

第四章　医学分科与全面发展

西晋—五代（公元265~960年）

学习目标

知识目标

掌握晋唐时期对《黄帝内经》和《伤寒杂病论》的整理注释情况，以及有代表性的中医学理论著作、方药学著作、临证各科著作；熟悉晋唐时期炼丹术的发展以及中医教育和医政建设开展的情况；了解两晋—五代时期影响中医学发展的社会文化背景，以及中外医药交流情况。

能力目标

分析评价医家及其著作的影响。

素质目标

树立尊重经典的学习态度，了解中医医德规范，培养职业伦理观。

第一节　社会历史背景

从公元265年司马炎代魏自立，建立西晋，到公元960年赵匡胤陈桥兵变，取代后周，建立北宋，西晋至五代历时近700年。公元316年，匈奴贵族灭西晋，中国进入五胡十六国的混乱状态。公元317年司马睿在建康称帝建立偏安江南的政权，史称东晋，之后又历经宋、齐、梁、陈四朝更替。公元439年，鲜卑族北魏统一北方，534年分裂为东魏和西魏，继之北齐代北魏，北周代西魏。公元581年杨坚夺取北周政权，建立隋朝，定都长安。公元618年，关陇贵族李渊、李世民父子建立唐朝。两晋南北朝的三百多年，是中国历史上政权更迭最频繁的时期，其间经历了西晋25年的短暂统一后，便进入了东晋十六国、南北朝并立的混乱时期。北方战乱频繁，江南地区则相对稳定。隋唐时期，政权再度恢复了统一，出现了历史上著名的隋唐盛世。唐朝灭亡后，中国历史又进入了大分裂时期，其间中原地区接连出现五个朝代，史称五代。这一时期，战乱与迁徙频繁，人口流动加速了南北文化、医药知识的交融。佛教传入中原并广泛传播，道教丹鼎派兴起，玄学思辨与宗教实践深刻影响医学发展。政府主导医学教育、药典编纂，形成“儒医并重”的社会氛围。印刷术（雕版）普及促进医籍传播；海上丝绸之路与陆上商路并进，中外医药交流空前活跃。

一、社会文化的进步

（一）社会政治经济的发展

从西晋至五代的近700年间，是我国君主专制社会的上升时期。其间既有战事连绵、分裂动荡的南北朝和五代，也有全国统一、政权集中、社会相对稳定的隋唐两朝，尤其是唐朝，是我国古代社会高度繁荣的时期。

东晋在建康（今南京市）建立政权前后，许多北方人被迫南迁，将北方先进的生产工具和生产技术传播到南方，这不仅促进了南方农业经济的发展，也促进了中医学重心的南移。两晋南北朝时期，由于常年的战乱与割据，中原的政权动荡不安，最北方的匈奴、鲜卑、羌族等游牧民族不断发起对中原王朝的冲击。北方游牧民族从最北边的草原来到了中原地区，他们不断吸收汉民族的文化、礼仪、生产方式，从衣服到语言，再到行为都逐渐被汉化。前秦帝王苻坚吸收了儒家治国理念，一度统一了北方地区；北魏孝文帝推行均田制，迁都洛阳，提倡穿汉服、说汉语、用汉姓、与汉族通婚，推动了北方民族大融合，也为中医学术的交流与发展创造了有利条件。隋朝的“科举制”，唐代的“贞观之治”和“开元盛世”，都为人才发展和中医学术进步注入了活力。

隋朝开凿的大运河促进了南北文化的交流，带动了经济的发展，为唐朝的鼎盛打下了基础。唐代的农业发达，造纸及手工业已遍及全国，经济繁荣，促进了商品贸易的发展，长安成为全国政治、经济、文化的中心。盛唐时期，发达的造船技术促进了航海业的发展，通过大力发展交通运输及海外贸易，南通南洋、印度、波斯、大食等国，北通朝鲜、日本等国，广州港是当时世界上最大的商业港口之一。

（二）科学技术与文化多元发展

两晋南北朝时期的战乱割据，并未阻挡科技与文化的进步。政治动荡、经济发展、文化多元等社会变化促进了两晋文学的进步，诗歌中既有疏远规避政治的悠然，又有豪迈雄壮的英雄底色，大诗人陶渊明、谢安留下了很多千古名篇。东晋著名书法家王羲之的代表作《兰亭集序》被誉为“天下第一行书”。南北朝时期的数学家、天文学家祖冲之发现推算的圆周率，在当时世界上最为先进；他还创制了《大明历》，最早把岁差引进历法，提高了历法精确性。北魏郦道元撰有《水经注》四十卷，详细记载了一千多条大小河流及有关的历史遗迹、人物掌故、神话传说，是古代中国地理名著，也是最早的中国游记文学。唐代政局统一稳定，国力强盛、经济繁荣、思想兼容并蓄，是中国历史上最为辉煌的时代之一，文化方面也达到了空前的繁荣。唐诗、音乐、舞蹈、唐三彩等艺术，都达到了前所未有的高度。唐朝的《大衍历》成为中国历史上最重要的历法之一。唐代发明了雕版印刷术，到唐中后期时，使用已相当普遍。五代时期，不仅民间盛行刻书，政府也大规模刻印儒家书籍。造纸及印刷业的进步促进了中医学著作的传播与普及。

（三）三教并行

两晋南北朝的大战乱年代，人民生活难于安稳。西汉以来以儒学作为文化内核的模式在这一时期发生了变化，形成了儒学、玄学、道教、佛教相互颉颃、相互融合的局面。而唐代则发展为儒教、道教、佛教三教并行的多元文化并存形式。

魏晋政治的残酷促使士人们思考宇宙、社会与人生的本源，以何晏、王弼为代表的一批名士，倚重《老子》《庄子》《易经》，汇通儒、道两家，开创了玄学思想，他们追问本与末、有与无、体与用、性与情、形与神，名教与自然等天人之际的各种问题。其中，“名教”是儒家所推崇的礼教，包括社会的等级名分、伦理仪则、道德法规、制度典范等；“自然”是道家所崇尚的本真状态，指人的本初状态或自然本性，也指天地万物的自然状态。名士们借用清谈的形式讨论这些问题，阐发对合理社会存在的思考。王弼在“以无为本”的本体论思想基础之上，提出“名教出于自然”的学术观点；嵇康提出“越名教而任自然”的命题，主张摆脱名教礼法的束缚，恢复人的自然本性。

魏晋时期，佛教在西域流行，东晋十六国时期的高僧鸠摩罗什翻译了大量梵文佛教经典，促使佛教在中原落地生根，出现了佛教在中国发展的第一个高峰。南北朝时期，佛教普遍流行，进入鼎盛发展期，北魏开凿了云冈石窟、龙门石窟，佛教壁画也大量出现。唐代三教并行，但在唐高祖时期将道教定为国教，诏令三教的次序分别是：道教、儒教、佛教。因道家创始人老子姓李，与唐朝统治者同姓，故而受到推崇。唐代佛教也获得了发展，佛教高僧玄奘、慧能推动了佛教的广泛传播，唯识宗与南北禅宗在这一时期得以建立。晋唐时期，作为中华文化主体构成的道、释、儒三家全方位影响着社会文化生活。

二、炼丹与“服石”

炼丹术兴起于秦汉之际，起初作为方士炼制长生不老仙药的一种技术，之后被道家广为应用，在东汉时期基本成熟，历经三国、两晋、南北朝的发展，至唐代达到鼎盛。

（一）炼丹术

自魏晋南北朝以降，神仙方士完全沉溺于道教，笃信服食金丹、长生成仙之说。晋唐时期奉《周易参同契》为圭臬，用阴阳五行学说指导烧炼金丹，风行一时。晋代葛洪在《抱朴子·金丹》中说：“夫金丹之为物，烧之愈久，变化愈妙，黄金入火，百炼不消，埋之，毕天不朽。服此二物，炼人身体，故能令人不老不死。”开元年间的炼丹术士张隐居所作的《张真人金石灵砂论》中解释了凡人何以服药成仙：“一阴一阳曰道，圣人法阴阳，夺造化，故阳药有七：金二石五。黄金、白银、雄、雌、砒黄、曾青、石硫黄皆属阳药也。阴药有七：金三石四。水银、黑铅、硝石、朴硝皆属阴药也。阴阳之药各禀其性，而服之所以有度世之期、不死之理者也。”炼制丹药所用原料主要有雄黄、雌黄、曾青、胆矾、矾石、硝石、云母、磁石、铁、食盐、锡、砷等，有不少有毒之物，但炼丹家们认为，如果炼制得当即可除去药物之毒。

丹道大致可以分为三大派别：主张金砂服食的传统一派，相信服药可以治病，可以成仙不死，代表人物有葛洪、陶弘景、张隐居等人，这一派炼丹用药最重黄金、丹砂；还有主张铅汞为至宝大药的时兴一派和主张硫汞转炼合成的晚起一派。医学家们的炼丹是理智的，带着治病和养生的目的，并且取得了不少理论成果。晋代葛洪著有《抱朴子》，该书内篇20卷，包括“金丹”、“仙药”、“黄白”3卷，专述炼丹；卷中载有许多炼丹设备、丹方和有关炼丹炼汞的实验。南北朝时期的陶弘景著所撰的《辅行诀》收载了汉代《汤液经法》的石药方，唐代孙思邈《千金方》中也有很多炼丹内容，二人皆有炼丹专著。

（二）服石之风

晋唐时期，名士服石之风盛行一时。西晋名医皇甫谧，由于服食药石不当，要袒身吃冰来压制毒性发作。他记载了一些服石的中毒事件：“或爆发不常，夭害天命，是以族弟长互，舌缩入喉；东海王夫良，痈疮陷背；陇西辛长绪，脊内溃烂；蜀郡赵公烈，中表六散，悉寒食散之所为也”。《太平广记》引侯白《启颜录》云：“后魏孝文帝时，诸王及贵臣多服石药，皆称石发。乃有热者，非富贵者，亦云服石发热，时人多嫌其诈作富贵体。”当时所服的“五石散”是将石钟乳、石硫黄、白石英、紫石英、赤石脂五种矿物药研粉作散而成，因服用后身体烦热，必须“寒衣、寒饮、寒食、寒卧、极寒益善”，故又称“寒食散”。“寒食散”在当时被用于壮阳，也还用于治疗湿疮、溃疡等病症。

唐代经济发达，物资丰富，加上封建帝王的尊崇、支持，金丹服饵一时竟成为全国性风气。唐代皇帝多信道教服饵长生之说，服丹中毒而死者在历朝中为最多。文献描述唐宪宗“日加渴”、“暴怒”，亦系水银中毒。唐代文人学士也大多浸染于这种时代风尚，王勃、卢照邻、白居易、李白等人都对炼丹感兴趣。当时服石的目的一方面为求长生，另一方面是为壮阳。唐代孙思邈在他的《备急千金要方》中说：“有贪饵五石，以求房中之乐”，说明当时有纵欲享乐之风，妄图通过服用五石散来强壮身体。然而服石不仅不能延年益寿，反而造成了“石发”或“散发”等病证。由于服石的危害甚大，所以到了唐代中后期，服石之风渐衰，孙思邈也反对服石求长生的方法。

晋唐时期的炼丹术，仍有其发挥积极作用的一方面。这一时期炼制的轻粉、红升丹、白降丹等化学药物，至今仍为中医外科所应用。并且在炼丹过程中，也发现了一些化学变化，尽管在当时不能用化学知识作出解释，但从现代化学角度来看，这一时期的炼丹术涉及一些重要的化学原理，所以可以将炼丹术视为近代化学的先驱。

三、敦煌医药文物

敦煌位于甘肃、青海、新疆三省（区）的交汇点，在河西走廊最西端，是“丝绸之路”的重要门户。汉武帝时期，在河西设敦煌、武威、酒泉、张掖四郡进行管辖，并大规模移民屯田，敦煌逐渐繁荣起来。张骞两次通西域，开辟了中外交流的新纪元。东晋前凉时将敦煌、晋昌、高昌三郡和西域都护、戊巳校尉、玉门大护军三营合设沙州。北魏初敦煌隶属瓜州，隋初复置敦煌郡。唐初置沙州，此时的敦煌进入历史兴盛时期，成为连接东西方的重要贸易城市和佛教文化中心。

1900年，敦煌莫高窟中封藏的数万件文书文物被偶然发现，这就是震撼世界的“敦煌遗书”。敦煌的文献资料主要集中在安史之乱后吐蕃占领敦煌时期及归义军时期。十分可惜的是，洞窟中的文书文物大部分被英、法、俄、日等国掠夺或骗购而流向海外。敦煌出土的医药文献约有200多种，几乎都流向了海外，其中半数相对完整，主要保存在法国、英国、俄罗斯、日本等国。

敦煌医药文献保存的医方约有1100首以上，大多是东吴、东晋、南朝、隋唐时期的医方，而且还有不少单验方。如用硝石雄黄散着舌下治中恶、急心痛、手足逆。这些医药文献多抄成于隋唐五代时期，弥补了隋唐医疗的很多空白。唐五代时期，敦煌佛教寺院和僧人在医疗中扮演着重要的角色，寺院是当时医学发展的主要阵地。敦煌医学内容涉及药物、药方、药具、疗法，以及用于治病的法术、咒语。敦煌医学文献里有很多佛医方，如《佛家方第一种》记载了药物配合佛教咒语治疗眼病、耳病、腰脚疼的药方；《千手千眼观世音菩萨治病合药经》是有关观音疗疾的经典。除了佛医，敦煌文献中还有不少道教医疗文献，如道家辟谷、服饵摄神、养生导引、符咒等养生疗病方法。唐五代时期敦煌文献中还记载有祆教、景教、摩尼教等外来宗教治病方法。民族医药也是敦煌医药的特色，文献中对吐蕃药方的收录体现了独特的地方文化特色，为现代研究藏族医药文化提供了重要资料。

敦煌医药文献是我国西域汉文医药文献的重要组成部分。在我国西域还出土了吐鲁番医药文献、黑水城医药文书、河西走廊汉简医药文献等重要医学文献。这些文献资料丰富，几乎涵盖了中医理论、临床各科、本草学、针灸学的知识，具有丰富的文献价值、重要的学术价值和广博的文化价值，共同记载了晋唐时期中原医药的内容，同时也是对道医、佛医与中医的融合，以及西域地方诊疗特色和不同民族医药融合的真实记录。

四、医学教育

南朝刘宋元嘉二十年（443年），中医学教育被纳入政府官办教育中，这是我国政府创办医学教育之始。北朝时期，北魏设立太医博士、太医助教等医官。隋朝建立太医署，是国家最高医疗行政管理兼中医教育机构，内设太医令、丞、医监、医正、主药、医师、药园师、医博士、助教、按摩博士、咒禁博士等职，推动了医学教育与医政的发展。公元624年，唐朝亦设太医署，由行政、教学、医疗、药工四部分人员组成，是世界上最早的医学教育机构。唐朝政府重视医学教育，除在京都长安设有官办教育外，在各州、府也建有地方性医学校，将中医教育从中央扩展到地方，促进医学人才培养和学术发展。629年，唐政府在各州相继设立医学教育机构，根据政区大小，设定博士、助教及招收学生的人数。

唐代医学教育分为医学和药学两部。其中医学教育分为四科：医科、针科、按摩科和咒禁科。

医科又分为五个专科：体疗、少小、疮肿、耳目口齿和角法。各科共同学习《素问》《本经》《脉经》《针灸甲乙经》等中医经典著作，不同专业再另有其他学习内容，如按摩科兼习“熊经鸟伸，延年之术”等导引术。学制分别为体疗7年，少小5年，疮肿5年，耳目口齿4年，角法3年。药学教育有府2人，史4人，主药8人，药童24人，药园师2人，药园生8人，掌固4人，典药8人。京都长安设有药园，可用于指导药园生学习药物知识。

唐代太医署的考核制度非常严格，每月、季、年都要考试，分别由博士、太医令丞、太常丞主考，以评核成绩。规定了优升劣降的奖惩制度：“若业术过于见任官者，即听补替，其在学九年无成者，皆退从本色。”624年，政府规定按成绩高低及治愈率分类选拔人才，定为医师、医正、医工等。760年，根据右金吾长史王淑奏：“医术请同明法选人，自今以后，各试医经方术策十道，本草二道，脉经二道，素问十道，张仲景《伤寒论》二道，诸杂经方义二道，通七已上留，以下放。”根据这一原则，成绩好的选充御工，成绩不够好的派至各州任医学博士等职。医学博士设于京兆、河南、太原等府、州、县，既负责诊疗疾病，又教授学生。

五、医政制度

两晋南北朝时期，医政基本承袭汉魏，置太医令、丞等职。北周时期中央政府设置六官，包括天官、地官、春官、夏官、秋官、冬官，天官有权节制其他五官。太医下大夫、小医下大夫、疡医上士、疡医中士、疡医下士、医正上士、医正中士、医正下士、食医下士、主药下士，均属于天官，地位较高；兽医上士、兽医下士，则属夏官，地位相对偏低。

隋代除改北周六官体制外，制度多依前代之法。唐代则多承袭隋代。隋唐医事制度，主要建有3个系统，一是为帝王服务的尚药局，二是为太子服务的药藏局，三是为百官医疗兼教育机构的太医署和地方医疗机构。《唐六典》记载了各机构的人员配置数量，尚食局有奉御二人，直长五人，书令史二人，书史四人，食医八人，主食十六人，主膳七百人，掌固八人，其中食医掌膳食调配之宜。尚药局有奉御二人，直长四人，书令史二人，书史四人，侍御医四人，主药十二人，药童三十人，司医四人，医佐八人，按摩师四人，咒禁师四人，合口脂匠二人，掌固四人。其中尚药奉御的职责是掌管为帝王合和御药及诊候方脉事，直长为其助理；侍御医的职责为诊候调和；司医协助其分疗众疾；主药、药童掌加工药物。

隋唐时期设立的太医署属太常寺，为国家医疗机构，也是医学教学机构。隋朝由太医令掌医疗并该署之行政，丞为其助理。医师、医正、医工的主要职责为诊疗疾病，诸博士及助教除医疗外，还兼教授医学生。唐太医署继承隋制，设太医令、丞、医监、医正、府、史，并置医、针、按摩、咒禁四科，每科均有博士、助教教授学生，并有医工、医师辅助教学。

总之，两晋到隋唐五代期间，唐代政府重视中医药发展，编撰了第一部官修本草，并开始兴办国家中医教育，对后世中医学的发展起到了积极作用。中医学在经典理论的指导下，开展了医经整理、注解，出现了病源证候学专著，临床分科细化，针灸学、本草学有了划时代的进步，服石和炼丹术也备受医家关注。

第二节 医学理论的进步

一、古医籍的整理和注释

成书于汉代的《内经》《伤寒杂病论》等经典医籍，文义幽深难解，又经数百年流传，存在散佚和传抄错漏等现象。两晋—五代时期的医家对这些古医籍进行了重新整理，并予以注释，使经典医籍的学术思想得以传承和发展。

（一）《黄帝内经》的整理注释

南北朝时期，齐、梁间人全元起最早注释《素问》，撰有《素问训解》8卷，可惜于南宋佚失。在北宋校正医书局的校本中，仍可见到其编次和部分注解。现存最早的《内经》注本，是隋唐时杨上善（585~670）整理、注释的《黄帝内经太素》（简称《太素》）。该书首创分类统纂、注释法，将《内经》原文分为摄生、阴阳、人合、脏腑、经脉、输穴、营卫气、身度、九针、诊候、证候、设方、补泻、伤寒、寒热、邪论、风论、气论、杂病19大类。大类之下，又复合若干小类，并予以注释，展现出《内经》理论的条理性和系统性。《太素》之注解训诂较优，释义也较精当；对传本经文有错讹者，予注文说明，不妄加改动；对传本经文有疑难者，则存疑待考，不牵强附会。该书凡30卷，南宋时散佚，现存卷本是从日本影抄后再校勘的版本。

《素问》注本中影响较大的是中唐时王冰（约710~805）重新编次并注释的《注黄帝素问》，又称《次注黄帝素问》，凡24卷81篇。王氏历12年对该书内容与编次作了调整与注释。将原在第9卷的《上古天真论》《四气调神大论》等篇移至卷首，改以养生、阴阳、藏象、诊法、病能、经络、治法等类别为序，不仅条理清楚，内容系统，还突出了治未病的预防医学思想。王冰因见《素问》第7卷佚失，又取“师氏”秘藏本补之，补入《天元纪大论》等运气七篇，使“运气”学说得以流传。工氏对《素问》的注释不乏精辟的发挥，如其注《至真要大论》“诸寒之而热者取之阴，热之而寒者取之阳”时提出了“益火之源，以消阴翳，壮水之主，以制阳光”的治病大法，是后世治疗真阳、真阴不足证的依据。

（二）《伤寒杂病论》的整理注释

1.王叔和整理《伤寒论》

《伤寒杂病论》成书之后，不久便在战乱中散佚。幸得魏晋时期名医王叔和整理，才得以重现。成无己在《注解伤寒论》中盛赞王叔和的贡献：“至晋太医令王叔和以仲景之书，撰次成叙，得为完帙，昔人以仲景方一部为众方之祖，盖能继述先圣之所作，迄今千有余年不坠于地者，又得王氏阐明之力也。”

王叔和搜集、整理、补充和编次的《伤寒论》一书，计10卷22篇。第1卷有辨脉法、平脉法两篇。第2卷分伤寒例、辨痉湿暍病脉证并治、太阳病脉证并治上3篇。第3~6卷共7篇，论述六经病脉证及治疗。7~10卷共10篇，除霍乱、阴阳易差后劳复外，还从正反两方面论述伤寒病的可汗不可汗、可吐不可吐、可下不可下及温、刺、灸、水、火等治法。后世医家认为，王叔和整理的伤寒治法中“可”与“不可”的内容，较切合临床实用。这8篇文章加上卷1的辨脉法、平脉法和卷2的伤寒例，共11篇文章，均非仲景原著，疑为叔和所增。因此，明清时期就《伤寒论》整理编次问题出现了学术争鸣，赞成王叔和整理次序的一派称为“维护旧论派”，反对的一派则倡“错简重订”论。

王叔和对仲景学术的整理，注重阐发经典奥义，他在《伤寒例》中引用《内经》《难经》原文颇多，旨在继承经旨，阐发仲景思想，启迪后世之学。《伤寒例》揭示了仲景学说以寒邪为主的发病学思想真谛：“凡伤寒之病多从风寒得之”，并强调“其伤于四时之气皆能为病，以伤寒为毒者，以其最成杀厉之气也”。对于寒毒致病，他引《内经》诠释伤寒三阴三阳，重申风伤卫、寒伤营的发病说，皆为首倡，而对后世“三纲鼎立”学说起到了导向作用。王叔和擅长脉学，著有《脉经》，在对《伤寒论》的整理中，他将《辨脉法》《平脉法》两篇置于卷首，体现了他对脉象的重视，也是对《伤寒论》脉诊的有益补充。王叔和所提出的浮、沉、紧、弦、数等脉与表里、三焦、脏腑的关系，实为《伤寒论》脉法之基础。王叔和对于后世温病学也作出了贡献，他以时气病总括外感热病，认为“冬伤于寒，即时而发为伤寒，未即时而发，寒毒潜藏于体内，至春发为温病”，这一认识成为后世“伏邪温病”之先导。

2.孙思邈整理《伤寒论》

孙思邈（约581~682），生活在南北朝至初唐年间，京兆华原（今陕西省铜川市耀州区）人，著作有《千金要方》和《千金翼方》，书名之意为“人命至重，有贵千金，一方济之，德逾于此”。

孙思邈十分推崇张仲景的学术思想，在《千金翼方》中说：“伤寒热病自古有之，名贤浚哲，多所防御。至于仲景，特有神功，寻思旨趣，莫测其致，所以医人未能钻仰。”他认为“其方行之以来，未有不验。”孙思邈将《伤寒论》尽收于《千金翼方》中，例证393条，举方114首。《千金要方》提出了广义伤寒病的内容，包括伤寒、温病、天行瘟疫、瘴气、阴阳毒、热毒、毒肿、出斑、豌豆疮、劳复、百合、狐惑、发黄、温疟、温毒等病证；总结了广义伤寒的治疗方法，立汗、吐、下为祛邪的基本治则；书中还收集了诸家对伤寒的论述，录入“伤寒例第一”中。

孙思邈晚年对《伤寒论》全本进行整理归纳，重新汇编成16篇，并首创以方类证的研究方法，如太阳病之下列桂枝汤法57证，方5首；用麻黄汤法16证，方4首；用青龙汤法4证，方2首。这种归类方法条理清晰，提纲挈领，对后世伤寒学派、经方学派的发展产生了极其深远的影响。此外，孙思邈还补充了妇儿伤寒，并在经方的基础上化裁了不少新方。他提出的《伤寒论》之大意“不过三种，一则桂枝，二则麻黄，三则青龙，此之三方，凡疗伤寒不出之也。其柴胡等诸方，皆是吐、下、发汗后不解之事，非是正对之法”，准确把握了《伤寒论》的精髓，为后世“三纲鼎立”学说的成熟奠定了基础。

二、医学理论著作

魏晋时期，脉学取得较大成就，出现了第一部脉学专著《脉经》，为后世脉学发展奠定了坚实基础，使脉学理论与诊脉方法系统化和规范化。

（一）脉学的进步

1.《脉经》

两汉时期，脉诊法已广泛应用于临床，成为中医诊病的重要方法。《黄帝内经》中论述40多种脉象，又提出了三部九候诊法和气口人迎脉诊法；《难经》论述脉学的基本理论和各种脉象的鉴别，最早提出寸口诊脉法。至魏晋时期，王叔和对脉学进行了第一次全面总结，撰成第一部脉学专著《脉经》，奠定了我国脉学发展的基础。

王叔和，名熙，高平（今山东微山县）人，生存年代约在汉末晋初（约180~270）。唐代甘伯宗《名医传》赞其“性度沉静，通经史，穷研方脉，精意诊切，洞识修养之道”。王叔和在临床实践中体会到脉诊的重要性和复杂性，但脉象又缺乏规范和统一，给临床诊病带来诸多的不便。如他在《脉经·序》中指出：“脉理精微，其体难辨，弦紧浮芤，展转相类，在心易了，指下难明。”于是他选取《内经》《难经》及扁鹊、华佗、张仲景等医家的有关论述，并结合自己的临床经验，著成《脉经》10卷98篇。内容包括脉形、诊脉方法、脉象与脏腑关系、脉象阴阳分辨以及妇人、小儿脉的辨识等。该书的主要成就有：

（1）确立“寸口脉诊法”　王叔和在《内经》《难经》的基础上进一步确立了“寸口诊脉法”，指出“寸口者，脉之大会，……五脏六腑之所终始，故法取于寸口”，首次提出腕后高骨为关、关前为寸、关后为尺的三部定位法，提出左手寸脉主心与小肠，关脉主肝胆；右手寸脉主肺与大肠，关脉主脾胃；两手尺脉均主肾与膀胱。三部定位法明确了脉诊与脏腑相应的定位关系，如指出：“寸口脉迟，上焦有寒……关脉迟，胃中寒……尺脉迟，下焦有寒”。

（2）归纳二十四种脉象　魏晋以前的医书中，记载的脉象名称有80种之多，不利于临床应用。王叔和将其中表述不当和类似的脉象或删或合并，规范了24种常见脉象，即浮、芤、洪、滑、数、促、弦、紧、沉、伏、革、实、微、涩、细、软、弱、虚、散、缓、迟、结、代、动等。还描述了这些脉象的指感特点，如描述“浮脉，举之有余，按之不足”，“弱脉，极软而沉细，按之欲绝指下”，“虚脉，迟大而软，按之不足，隐指，豁豁然空”等，便于记忆和掌握。《脉经》还对相似的脉象进行了鉴别，如“浮与芤相类，弦与紧相类，滑与数相类，革与实相类，沉与伏相类，微与涩相类，软与弱相类，缓与迟相类”。

（3）强调脉证结合　《脉经》将脉象与临床病证紧密联系起来，将脉象、病症、治疗结合起来进行论述。如“寸口脉迟，上焦有寒，心痛，咽酸，吐酸水。宜服附子汤、生姜汤、茱萸丸，调和饮食以暖之”，“关脉缓，其人不欲食，此胃气不调，脾气不足。宜服平胃丸、补脾汤，针章门，补之”（《脉经卷第二·平三关病候并治宜第三》）等等。还对危重病证出现的“怪脉”或“败脉”作了形象描述，如“平杂病脉”篇中有“脉来乍大乍小，乍长乍短者为祟”；“三部脉如屋漏，长病十日死。三部脉如雀啄，长病七日死。三部脉如釜中汤沸，朝得暮死，夜半得日中死，日中得夜半死”等。后世医家对危重脉象的描述，多沿用《脉经》。

魏晋时期，以王叔和为代表的脉学成就，是中医脉学发展史上的里程碑，它标志着我国脉学进入了一个全新的发展时期。《脉经》全面总结了公元3世纪以前的脉学成就，进一步完善和发展了“独取寸口”的诊脉方法，在规范脉名、确定脉象指标以及寸、关、尺分部所属脏腑等方面都进行全面系统的阐述，使脉诊法成为中医学的专门诊法，从而促进了中医临证医学的发展。《脉经》对世界医学也产生了一定的影响。在隋唐时期传到朝鲜、日本后，被作为医者必读之书。公元10世纪，《脉经》传入阿拉伯，著名阿拉伯医学之父阿维森纳（Avicenna，980~1037），在其所著的《医典》中就选载《脉经》的部分内容。到了公元17世纪，《脉经》已被译成多种文字在欧洲广泛流传。

2.《脉诀》

《脉经》问世后，又出现了一部托名王叔和的通俗本脉学专著《王叔和脉诀》（简称《脉诀》）。这部书的著者存疑，一般认为是六朝高阳生所作，也有认为是五代或北宋人的托名之作。《王叔和脉诀》是选用《脉经》中的内容，以通俗的歌诀形式阐述脉理并联系临床实际，文句较之于《脉经》简明易懂，成为习医者的入门读物，但其准确性和学术价值不及《脉经》。

《王叔和脉诀》5卷（或作6卷，或作3卷），其内容包括脉赋、诊脉候入式歌、五脏六腑脉歌、脉类、左右手诊脉歌、诊生死顺逆歌、察色观病候歌、妇人脉歌、小儿脉歌、诸杂病脉歌等10部分，编写长短歌诀凡二百余首。其中“脉类”部分，将二十四种脉象分为七表、八里、九道三大类，使脉象更具条理，易于学习和理解。不过，《脉诀》的24脉，减掉了《脉经》的散、数、革3脉，而增加了牢、长、短3脉。后人认为《脉诀》删去数、散脉实为一大过失。该书重视脉象与病证的关系，指出疾病和脉象反映有一致和不一致的复杂情况，不能一概以脉象作为诊断疾病的依据，又强调脉象对判断疾病预后具有重要意义。

《王叔和脉诀》以歌诀形式编写，文字通俗易晓，便于习诵，流传很广，历经宋、元、明三代约600年，对脉学的普及起到一定的推动作用，然其学术价值终不及《脉经》，讹误之处也屡受宋以后医家的抨击。

（二）病因证候学的探索

人类对疾病原因的探索从未停息，从早期的鬼神致病观，到马王堆汉墓医书、张家山汉简等出土医书对部分疾病病因的记载，再到《内经》中宏观而系统的病因病机体系，中医学对病因的认识在不断进步。公元610年，由隋政府组织太医博士巢元方等人编写的《诸病源候论》一书，是我国最早的系统论述临床各科疾病的病因病机和症状体征的理论性专著。

《诸病源候论》又称《巢氏病源》，是巢元方等人奉诏所作。巢元方，隋代医家，生卒里贯不详，曾任太医博士，后来擢升太医令，临证用药疗效显著。《诸病源候论》全书50卷，凡67门，分述病源证候1739论。卷1~27为风、虚劳、伤寒、温病、时行以及杂病等内科疾病；卷28~36为外科、五官、口腔等疾病；卷37~44为妇产科杂病和胎产等疾病；卷45~50着重讨论小儿科杂病及传染病等。各类疾病之下又细分若干类别，如风病分为59候，虚劳病分为75候，咳嗽分为15候，外科金创项下记载了23候，儿科杂病有255候。本书对秦汉以来临床证候进行了全面整理和总结，而且对各种病证的病因进行了细致分析，提出许多新的创见，对后世医学发展有很大影响。《诸病源候论》的主要成就有：

1.广泛记载临床各种疾病

《诸病源候论》收载的疾病种类包括内科、外科、儿科、妇科、五官科等，其中以内科疾病占绝大多数。内科方面，对临床常见的风病、虚劳、伤寒、温病、热病、咳嗽等疾病详加记载，其中记载风病59种，记载虚劳75种，记载咳嗽15种，其他如消渴、脚气、黄疸、水肿、虫证等也设专章论述。此外，外科仅金创一类就记载23种病候，又详论丹毒、破伤风、结核性疾患、痈疽、痔瘘、火伤等疾病。妇产科病候收载有140多种，详分为妇人杂病、妊娠病、将产病、难产病、产后病五类，包括月经不调、白带、阴挺、乳痈、妊娠恶阻、难产、产后恶露等多种病证。眼科病记载38种，包括翼状赘片、青光眼、夜盲症等。此外对鼻息肉、兔唇、湿疹、疥疮等也都有详细记载。书中还区分了冷痢和热痢、中风与头风，最早对天花和麻疹做出鉴别。

2.提出很多病因理论方面的新见解

（1）对瘟疫病因的认识　在《诸病源候论》"温病候"中，提出"疫疠""时气"传染病，是由于感受"乖戾之气"所致，而且"病气转相染易，乃至灭门，延及外人，故须预服药及为法术以防之"，这在传染病学史上具有重要意义。明末吴有性在《温疫论》中发扬该理论，将温疫邪气称为"戾气"。书中还指出岭南"瘴气"由"杂毒因暖而生"，明言"其状发寒热，休作有时，皆由山溪源岭嶂湿毒气故也"。这些病因认识对后世温病学有很高的借鉴价值。

（2）对虫证病因的认识 《诸病源候论》中对寄生虫的形态和病状描写很详细，如在"蛔虫候"中说："蛔虫者……长一尺，亦有长五六寸，或因脏腑虚弱而动，或因食甘肥而动，其发动则腹中痛，发作肿聚，去来上下……，口喜吐涎及吐清水"；"蛲虫候"论曰："形甚细小，如今之蜗虫状，亦因脏腑虚弱而致发动"；在"寸白虫候"中明确指出，该病系食入生牛肉、鱼肉所致；"水毒候"中指出今之血吸虫病流行地区和时间："自三吴已东及南，诸山郡山县，有山谷溪源处，有水毒病，春秋辄得"；提出疥疮病是因疥虫所致："疥者，……并皆有虫，人往往以针头挑得"。

（3）对漆过敏的病因认识　巢元方认识到某些过敏性疾病与人的体质禀赋有关，如在"漆疮候"中对漆过敏的描述："人有禀性畏漆，但见漆，便中其毒，……亦也有性自耐者，终日烧煮，竟不为害也"。这些论述，已超出传统的六淫致病的理论范围。

3.详细且准确地描述疾病症状

《诸病源候论》中对多种疾病的症状作了详细而准确的描述，为辨识和鉴别各类疾病提供了可靠依据。如对麻风病的描述，早期症状为"初觉皮肤不仁，或淫淫苦痒如虫行，或眼前见物如垂丝"；潜伏期则"入皮肤里，不能自觉，或流通四肢，滞于经脉"，其表现"或在面目，习习奕奕，或在胸颈，状如虫行，身体遍痒，搔之生疮，或身面肿，痛彻骨髓"，甚者"眉睫堕落"，"鼻柱崩倒"，"肢节堕落"，"彻外从头面即起为疱肉，如桃核、小枣"等。在"消渴候"中描述了消渴的临床特点："夫消渴者，渴不止，小便多是也"，"其病变多发痈疽"，"有病口甘者，……此肥美之所发，此人必数食甘美而多肥”，所述与现代医学的糖尿病甚为吻合。对于脚气病的记载，有“其状自膝至脚有不仁，或若痹，或淫淫如虫所缘，或脚指及膝胫洒洒尔，或脚屈弱不能行，或微肿，或酷冷，或痛疼，或缓纵不随，或挛急”，“或有物如指，发于腨肠，径上冲心”等。书中还对赤白痢、中风、黄疸、淋病等的临床表现进行了详细记载，说明隋代医家对这些疾病已有一定认识。

4.对医疗技术的记载

《诸病源候论》中还记载了不少有关治疗创伤的外科手术方法和缝合理论，包括肠吻合术、创面缝合术、血管结扎止血术、清创术、拔牙术等内容，反映当时的外科手术已达到一定水平。如“金疮肠断候”记述：“夫金疮肠断者，视病深浅，……肠两头见者，可速续之，先以针缕如法，连续断肠，便以鸡血涂其际，勿令气泄，即推内之”。书中还有“妊娠欲去胎候”“拔齿损候”“阴中生息肉候”的内容，说明当时已有药物流产、拔齿及妇科检查等操作，反映了公元7世纪临证医学的新成就。

总之，《诸病源候论》是我国现存第一部论述病源证候学的专著，对内、外、妇、儿等临床各科67类疾病的病因病机与证候特点进行了细致的阐述，并提出了许多新见解，对后世医学产生了深远的影响。此后的医著，如唐代《备急千金要方》《外台秘要》及宋代《太平圣惠方》等都引用了该书大量内容。《太平圣惠方》于每门之首，必先冠以该书病因学之论，宋代太医局还将《诸病源候论》作为医学生必修教材。元代将《诸病源候论》列入“医学七经”。其学术价值，正如《四库全书总目提要》所云：“《内经》以下，自张机、王叔和、葛洪数家书外，此为最古。究其旨要，亦可云证治之津梁矣。”

三、综合性医著的编纂

1.《肘后救卒方》

《肘后救卒方》简称《肘后方》，约成书于3世纪，晋代葛洪所著。葛洪（约283~343），字稚川，别号抱朴子，丹阳句容（今江苏句容县）人。葛洪深受道教影响，又以儒学知名，是我国著名的医药学家、炼丹家和博物学家，在中国医药学史、哲学史以及科学史上都有很高地位。

葛洪读了大量医书，并注重分析与研究，在行医实践中，总结治疗心得和搜集民间医疗经验，完成了百卷巨著《玉函方》。由于卷帙浩繁，难于携带检索，他便将书中有关临床常见急病及其治疗等摘要简编成《肘后救卒方》3卷，使医者能随身携带，以应临床急救检索之需，故此书堪称中医第一部临床急救手册，后经陶弘景增补，改名为《肘后百一方》，金代杨用道又增补一次，名为《附广肘后备急方》。

《肘后救卒方》现存版本为8卷本。第1~4卷，即原书上卷，是“内疾”，包括中恶、心腹痛、伤寒、时气、中风、咳嗽、水病、发黄等急性病；第5~6卷，即原书中卷，是“外发”，包括痈疽、疮疥、耳目咽喉头面病等；第7~8卷，即原书下卷，是“他犯”，包括虫兽伤、中毒、百病备急丸和牲畜病等。其主要成就和特点有如下几方面：

（1）最早记载天花 《肘后救卒方》中详细描述了天花病的症状：“比岁有病时行，仍发疮，头面及身，须臾周匝。状如火疮，皆戴白浆，随决随生，不即治，剧者多死。治得瘥后，疮瘢紫黑，弥岁方灭。”这是世界医学史上关于天花的最早认识，尽管早在4000年前的埃及木乃伊上就有天花病后留下的瘢痕，但国外直到十世纪时，阿拉伯医家累塞斯（Phazes，850~923）才描述天花病。

（2）对病因“虫”的认识 《肘后救卒方》对沙虱病的认识，也是世界上最早的。葛洪不仅准确地描述了沙虱病的症状、发病地域、感染途径、预后等，还介绍了沙虱病的预防方法。他观察到沙虱病是由红恙螨的幼虫（直径只有0.3~0.4mm）所致，并指出恙虫病的传染途径。而国外直至20世纪初，才发现沙虱病是寄生于红恙螨幼虫的身体上面传播传染病。另外如对急性传染性肝炎、脑血管意外、心绞痛、外科急症的描写非常具体形象。书中还较早地记载了恶脉（淋巴结炎）、熛疽（干湿性坏疽）、卒心腹痛（急腹症）等急症。

（3）“以毒攻毒”预防狂犬病　狂犬病是一种危害剧烈的传染病，发病后死亡率很高，其传染性很早就被注意到，所以春秋时在《左传》中已有“国人逐瘈狗”以防狂犬病的记载。葛洪在《肘后方》中首创用狂犬脑组织敷贴在咬伤的创口上，以预防狂犬病的方法。狂犬病毒大多聚集于动物的脑髓中，葛洪所创的方法可以称之为“以毒攻毒”，具有免疫思想的见解。德国发现白喉抗毒素的细菌学家贝林（EmilAdolphvon　Behrine，1854~1917）对此赞曰：“中国人远在两千年前，即知以毒攻毒之医理，这是合乎现代科学的一句古训。”

（4）所载治法“简、便、廉、验” 为适应偏僻之地治疗急症的需要，葛洪在书中大力提倡简易有效的治疗办法，所用药物多为山野间易得之物。其治疟疾，取用随处可生的青蒿绞汁饮服，简单易行且疗效显著，这一记载还为我国现代药理研究提供了宝贵线索，从青蒿中提出的高效、低毒的抗疟新药——青蒿素，成为中医药学对世界的一项新贡献。《肘后方》中还大量采用民间行之有验的针、灸、熨、熏、贴等简易疗法。书中还记载了人工呼吸、止血、腹腔穿刺、导尿、灌肠、清创、引流、骨折外固定、关节脱位整复等急症治疗技术，其操作都较为简单。

（5）对药剂学的贡献①《肘后救卒方》发展前人创造的酒剂，书中卷三载有用拔葜、松节、松叶或商陆酿药酒的方法。②发展软膏制作方法，该书卷五中记载了制备水银软膏：“水银、矾石、蛇床子、黄连各二两，四物捣筛，以腊月猪膏七合，并下水银搅万度，不见水银，膏成。”书中还记载有一种加松脂于软膏中的制法，如“雄黄一两，黄连二两，松脂二两，发灰如弹丸，四物熔猪膏与松脂，合热捣，以敷疮上则大良。”③创用多种新剂型，如黑膏药、蜜蜡丸、醋丸、浓缩丸、尿道栓、乳剂等，还最早记载了成药配制，该书卷八有“成剂药”三字，之下列举三物备急丸、紫雪丹等多种成药名称。

2.《千金方》

唐代医家孙思邈撰有《备急千金要方》和《千金翼方》各30卷，合称《千金方》。孙思邈（公元581~682），京兆华原人，年轻时善谈庄老及百家之说，兼好释典。唐太宗曾将其召诣京师授以职位，他固辞不受。唐高宗欲拜其为谏议大夫，孙思邈又固辞不受，坚持在民间行医。

《备急千金要方》是孙思邈70岁之前著成，《千金翼方》是其晚年所作。他还参与了唐代官修本草《新修本草》的修撰，据传还撰有《枕中素书》1卷、《摄生真录》1卷、《福禄论》3卷、《会三教论》1卷、《庄子注》《老子注》《龟经》《明堂图注》《孙真人丹经》《千金食治》《玄中房中经》《禁经》各1卷。

《备急千金要方》成书于公元652年（唐高宗永徽三年），全书共30卷。卷1为总论性质，包括习业、精诚、理病、诊候、处方、用药等一般性论述；卷2~4为妇科病；卷5为儿科病；卷6为五官科病；卷7~26为内科病；卷27为养生、导引、按摩等；卷28为脉诊；卷29~30为明堂、孔穴等针灸疗法。全书共232门，合方论5300首。《千金翼方》约在《千金要方》成书后30年问世，是前者的续编和补充。全书亦30卷，卷1为药录纂要；卷2~4为本草；卷5~8为妇产科病；卷9~10为伤寒病；卷11为小儿病；卷12~15为养生、辟谷、退居、补益；卷16~17为中风；卷18~20为杂病；卷21~22为万病、飞炼；卷23~24为疮痈；卷25为色脉；卷26~28为针灸；卷29~30为禁经（祝由）。《千金方》详尽记载了唐以前主要医学著作的医论、医方、诊法、治法、食养、导引等多方面的内容，堪称我国第一部医学百科全书。该书主要的医学成就有：

（1）重视医家的职业道德　孙思邈为自己的著作取名《备急千金要方》，是出自“人命至重，有贵千金”这一思想，可见他对生命的高度重视。《备急千金要方》中的“大医习业”和“大医精诚”两篇系统地论述了医德，他将大医的品质概括为两个方面：一是技术要精湛，二是品德要高尚。在治病时，他要求对待患者要像对待自己的亲人，“若有疾厄来求救者，不得问其贵贱贫富，长幼妍媸，怨亲善友，华夷愚智，普同一等，皆如至亲之想”，要有“大慈恻隐之心”和“誓愿普救含灵之苦”的态度。

（2）集唐以前医方之大成　《备急千金要方》和《千金翼方》中汇集的医方计6500余首，既有前代著名医家用方，又有各地民间百姓之验方。有些名方至今仍被广泛应用，如犀角地黄汤，大、小续命汤，紫雪丹等。书中还吸收了少数民族医方和国外医方，如西域的“蛮夷酒”“匈奴露宿丸”和波斯的“悖散汤”、印度的“耆婆方”等。

（3）重视妇女、儿童疾病　孙思邈强调“先妇人小儿，……则是崇本之义也”，故其在《千金要方》中将妇儿病辟为专卷，列于首位，详述妇、儿疾患诊治的特殊性和必要性，讨论了小儿护养的原则和方法，对古代妇、儿科的确立和发展产生了重要影响。

（4）强调综合治疗　孙思邈主张针药并用，他创制了彩色经络图，还常配合按摩、灸治。他还是食治法的积极倡导者，在书中专列“食治”一门，如应用羊、鹿的甲状腺来治疗甲状腺肿，用动物肝脏治青光眼和夜盲，在防治营养缺乏性疾病方面取得了突出的成就。

（5）对药物的深入研究　孙思邈周游各大名山，实地采集和考察药物，甚至自种和炮炙药物，积累了丰富的药物学知识。《千金翼方》中载录药物800余种，详述了药物的采集时节、加工炮制等，并对一些药物的药性进行了修正，如地黄有生、熟之分的记载，始于此书。孙思邈很注重道地药材，认识到药物的功效与产地有密切的关系，记载了当时133个州所产的道地药材519种。由于孙思邈对药物学发展作出了突出贡献，被后人尊为“药王”。

（6）倡导养生　孙思邈倡导采用积极的养生方法，他有很多养生思想流传至今，如“养性之道，常欲小劳，但莫大疲及强所不能堪耳”；“安身之本必须于食”，“不知食宜者，不足以全生”，必须“非其食勿食”；以及“食勿过饱，睡勿尸卧”，“独卧守真”，“少欲终无累”等等，对合理劳作、饮食、睡眠等都作出了指导。

医史小故事

药王孙思邈：针龙砭虎千秋在，济世活人万古存

在中国各地供奉孙思邈的药王庙里，往往可以看到这样的造像：孙思邈斜跨猛虎，手持银针，肩缠蛟龙。“坐虎针龙”像背后，藏着两段千年传奇。

贞观年间某日，孙思邈采药终南山，忽见吊睛白额虎伏道哀鸣，咽喉肿胀如球。旁人皆避，他却窥见虎目含泪，竟用铜圈撑开血盆大口，取出卡在老虎喉间的兽骨，敷药三日而痊愈。为报答救治之恩，猛虎化作温顺的坐骑，驮着孙思邈翻山越岭行医济世。而那撑开虎口的铜圈，被游方郎中代代相传，称作“虎撑”或“串铃”，成为走方行医的身份标志。

某夜长安暴雨如注，有白发老翁叩门求医。孙思邈三指搭脉，识破真身：“尊驾鳞甲生疮，请现本相。”龙王盘踞云中，咽喉毒疮溃烂，孙思邈针入天突穴，脓血立消。龙王感念，赠龙宫秘方三十首，孙思邈悉数录入《千金翼方》。

这组充满神话色彩的传说自唐《酉阳杂俎》始录，宋元话本添彩，明清塑像定型，暗含多层深意：针龙救虎体现“大医精诚，普同一等”的医德；虎吼龙吟象征医者在疾患面前不避险巇，一心赴救，勇探生死玄关的大无畏精神；而虎撑、龙宫方则将悬壶济世的精神具象化为文化符号。正如药王庙楹联所书：“针龙砭虎千秋在，济世活人万古存”。药王精神代代相传，“坐虎针龙”也成为中医人心中永恒的图腾。

孙思邈的《千金方》代表了盛唐医学的先进水平，展现了中医实践经验积累的成果，也展现了吸收外来文化、少数民族文化的成果。这部书不仅在国内影响极大，而且在亚洲国家广为传播，日本医学界将其誉为“人类之至宝”，并建有“《千金方》研究所”予以研究。公元984年，日人丹波康濑编撰的《医心方》深受该书的影响。

3.《外台秘要》

《外台秘要》是唐代另一部总结性的医学著作，被《新唐书》赞为“世宝”。历代医家也有“不观《外台》方，不读《千金》论，则医所见不广，用药不神”的说法，足见该书对后世影响之大。

《外台秘要》的著者王焘（约公元670~755），唐代陕西省郿县人，出身官宦世家，其母亲是南平公主，祖父王珪是唐初杰出的宰相之一。王焘在从政做官之余，对医学有浓厚的兴趣，阅读了大量医书。在地方做官时，常为百姓医治。天宝十一年（752），他著成《外台秘要》四十卷传世。

《外台秘要》共分1104门，包括风、外、骨、妇、产、少儿、精神病、皮肤、眼、齿等科。每篇首列理论，以巢元方《诸病源候论》为主，次列各家方药，选《千金方》中方剂最多。其中1~20卷记载内科病，21~22卷记载五官病，23~24卷记载瘿瘤、瘰疬、痈疽等病，25~27卷记载二阴病，28~30卷记载中恶、金疮、恶疾、大风等，31~32卷记载丸散等成方，33~34卷记载妇人病，35~36卷记载小儿病，37~38卷记载服食乳石及石发诸病，39卷记载明堂灸法，40卷记载兽伤及畜疾。《外台秘要》具有很高的学术价值，具体成就如下：

（1）整理和保存了大量的古代医学文献　他引用以前的医家医籍达69部，所选各书，均注明书名卷第，引用条文达2802条。该书“上自炎昊，迄于圣唐，括囊遗阙，稽考隐秘，不愧尽心焉”，保存了不少今已亡佚方书的内容。许多散佚已久的医书，如《小品方》《深师方》《崔氏方》等，都是在这部著作中辑录出来的。故《四库全书提要》评：“古书益多散佚，惟赖王焘此编以存。”

（2）搜集、整理并推广大量的民间单、验方　《外台秘要》中，每一门都以《诸病源候论》的条目为引，再广引方剂，书中共收载6900多首方剂，每一首方都注明出处和来源，便于查核，为医学文献的整理创立了范例。如“许明疗人久咳欲死方”“苍梧道士陈元膏”等，详述其疗效、治疗病证和来源。

（3）对疾病认识和治疗有新发展　《外台秘要》记载的“消渴者……每发即小便至甜”，是世界上最早见于文献的关于糖尿病尿甜的记载，比西方威尔斯1670年的同样认识早900多年。在眼科方面，记述了治疗白内障的“金针拨障术”，有“一针之后，豁若开云而见白日”之功效。首次记载了用观察小便法鉴别诊断黄疸病之轻重、进退。汇集了唐以前的多种疗法，如灸、薰吸、吹、蒸等，以及多种切实可行的急救法。

（4）对药学的贡献　《外台秘要》所引隋唐医书共记载药品694种，其中未见于唐代官修《新修本草》的药物有197种，说明唐代用药的品种较前代有了长足的发展。

《外台秘要》成书后不久便传到朝鲜、日本等国，后世日本的《医心方》、朝鲜的《医方类聚》，皆大量引用该书资料。唐以后，政府还将《外台秘要》选为教科书，足可见此书的重要性。

第三节　方药学的进步

两晋至五代时期的药物学逐渐趋于成熟。在民族大融合和中外交流日益扩大的背景下，药物品种大量增加，药物知识和用药经验也不断丰富。唐代出现了世界上第一部由国家编纂的药典。《隋书·经籍志》著录药物学著作有31部，93卷，《新唐书·艺文志》收载药物学著作36部，283卷。炼丹术的盛行为制药化学的产生创造了条件。药物炮制的理论和方法也日趋完善，出现了我国现存第一部中药炮制专著《雷公炮炙论》，为后世中药材的加工处理确立了操作规范。

一、药物分类方法的进步

分类方法是药物学的重要组成部分。自《神农本草经》问世至南齐，药物的品类、医家的用药经验都有了进一步发展，药物学著作也不断增加。但各家本草多依照个人经验，地域不同，水平参差，甚至互相矛盾。有感于此，陶弘景编撰《本草经集注》一书，使药物学的发展进入新阶段。

陶弘景（约456~536），字通明，晚号华阳隐居，丹阳秣陵（今江苏南京市）人，一生经历南朝宋、齐、梁三朝。陶弘景自幼聪慧，10岁读葛洪《神仙传》，深受影响。19岁被朝廷任命为诸王侍读，40岁辞官隐居，致力于修道炼丹和医籍整理。陶弘景才华出众，学识渊博，又与梁武帝萧衍私交甚笃，因此萧衍“每有吉凶征讨大事，无不前以咨询”，时称“山中宰相”。其一生著作丰富，除《本草经集注》外，还有《补阙肘后百一方》《效验方》《养生延命录》《药总诀》等。

《本草经集注》是陶弘景在《神农本草经》的基础上加入《名医别录》中所记载的365种药物整理而成，全书载药730种。在编写体例上采用《本经》原有内容朱书，新增内容墨书，以示分别。鉴于《本经》“三品混糅，冷热舛错，草石不分，虫兽无辨”的弊端，在药物分类方法上，陶弘景创立按药物的自然属性分类法，分为玉石、草木、果、菜、虫兽、米食及有名未用七类。这是本草学史上的一大进步，后广为沿用。陶弘景还根据临床需要，首创“诸病通用药”，详细列举了80多种疾病的通用药物，如治风通用药有防风、秦艽、独活等，治腰痛通用药有杜仲、狗脊等。这种按药物功用分类的方法，亦为后世本草学著作所效仿。此外，《本草经集注》在药物的性味、产地、采收、加工、炮制及鉴别等方面也有较多的补充。

《本草经集注》总结了南北朝以前的本草学成就，规范了前代本草学的编写体例和分类方法，在本草学发展史上具有承上启下的意义，是继《神农本草经》之后的又一里程碑。由于当时南北分治，陶弘景又是道教徒，该书对北方药物的记载不够，并较多采用道教的思想方法和理论，是该书的局限所在。

二、国家药典的出现

唐代初年国家统一，经济发达，交通和贸易空前繁荣，外来药物、少数民族药物的输入，使药物品种不断增加。陶弘景《本草经集注》行世百余年后，其本身不足逐渐显露，加之传抄讹误，有必要对药物知识进行一次全面而系统的整理。唐高宗显庆二年（657年），苏敬上书朝廷请求修订本草，经唐高宗批准，令长孙无忌、李勣领衔，苏敬等23人负责实际编写。在编写过程中，以“《本经》虽阙，有验必录，《别录》虽存，无稽必正”为指导思想，依据前世本草文献，并诏令全国各地征集道地药材，绘制药图。历时近两年，于公元659年完成《新修本草》的编撰，颁行全国。

《新修本草》卷帙浩博，共54卷，由正经、药图、图经三部分组成。其中正经20卷，目录1卷，论述了药名、分类、性味、产地、采集、功用、主治等。药图25卷，目录1卷，根据各地所产药材绘制成图。图经7卷，是对所绘药图的文字说明。《新修本草》在《本草经集注》的基础上进行了全面的修订，全书载药844种，其中新增药物114种，包括部分外来药物，如安息香、阿魏、龙脑香、茴香、郁金、底野迦。新增药物均标以“新附”二字，以示区别。出自陶弘景《本草经集注》的药物则在小注开头冠以“谨按”二字。在药物的分类方法上，《新修本草》在继承《本草经集注》分类方法的基础上，将药物由7类扩展为9类，包括玉石、草、木、兽禽、虫鱼、果、菜、米谷及有名未用等。该书通过绘图描记药物形态和颜色的标准，对药物形态鉴别、药物真伪辨识均产生积极影响，是我国本草学史上的创举。

该书药图、图经部分北宋开宝年间已亡佚。正文部分大多被收录于《经史证类备急本草》等书中。清光绪年间，傅云龙发现731年影抄的《唐本草》10卷传抄本，并将小岛质所辑1卷，一并摹刻刊行，编入《纂喜庐丛书》。20世纪初敦煌发现的唐代残卷三种，均流散国外，现分别藏于英国大不列颠博物馆和法国巴黎博物馆。现存辑佚本有四种：日本小岛质辑本、日本冈西为人辑本、清末李梦莹补辑本、现代尚志钧辑本。

《新修本草》是我国医学史上第一部由国家颁行的药典，也是世界上最早的国家药典，它比《纽伦堡药典》要早八百多年。《新修本草》颁行后广为流传，沿用四百余年，至宋初《开宝本草》问世才逐渐被取代。该书不仅在国内影响很大，也受到日本医学界的重视，在公元10世纪日本律令《延喜式》中记载：“凡医生皆读苏敬《新修本草》”，将其作为医学生的必修课本。

三、其他药物学著作

（一）《本草拾遗》

《本草拾遗》，是继《新修本草》之后唐代又一部重要的本草著作。作者陈藏器，约生活于公元8世纪，生卒年代不详，四明（今浙江宁波市）人。陈氏平素对本草学颇有研究，有感于历代本草著作仍有遗漏和不足，决意在《新修本草》的基础上拾遗补阙，于唐开元二十七年（739年）撰成《本草拾遗》。全书10卷，新增药物692种。仅矿物药，即新增110种之多。提出将药物按功效分为“十剂”，即宣、通、补、泄、轻、重、涩、滑、燥、湿十剂，对后世方剂学按功效分类有较大的影响。《本草拾遗》现已亡佚，但在当时流传甚广，曾被多部医籍引用，如日本《医心方》、宋代《开宝本草》《嘉佑本草》《证类本草》及明代《本草纲目》等。李时珍曾对其高度赞誉，“其所著述，博极群书，精核物类，订绳谬误，搜罗幽隐，自本草以来，一人而已”。

（二）《食疗本草》

《食疗本草》是我国唐代较为全面的食疗专著，作者孟诜（621~713年），唐代汝州梁（今河南汝州市）人。自幼好学，曾师事孙思邈，深受影响，尤精于食疗和养生。孟诜于唐长安年间（701~704年）撰成《补养方》3卷，后经张鼎于唐开元年间（713~741）增补为《食疗本草》。原书3卷，138条，张氏补入89条，共合为227条。书中收载了大量的食治药物，详细分析食性，论述功用和禁忌，并附单方，提出“以食养脏”的主张。原书虽佚，其佚文散见于《证类本草》和《医心方》，对后世食疗学的发展产生了重要影响。

（三）《海药本草》

《海药本草》是我国现存最早的以记载外来药物为主的本草著作。作者为唐末五代时期的李珣，字德润，前蜀梓州（今四川三台县）人，约生活于公元10世纪，生卒年代不详。李珣祖籍波斯，家中世代以售香药为业，又曾游历岭南，对药学颇有研究，故撰《海药本草》。全书6卷，载药128种，详述药物的来源、性味、主治等内容。书中所载药物以芳香类药物居多，标注外国产地的药物达96种，如安息香、金钱矾等。《海药本草》为我国药物学增添了许多新品种，扩展了药用范围，促进了大批香药的传入。该书补充了唐代本草的不足，纠正了前人的一些错误，汇集了五代以前外来药物的精华，是我国唐代与中亚、南亚以及西亚各国之间的医药文化交流的产物。原书至南宋末亡佚，其内容散见于《证类本草》和《本草纲目》等著作中。

四、炼丹术与中药剂型的丰富

炼丹术，又称“金丹术”“黄白术”，大约起源于战国时期，先秦时期方士为了迎合统治者追求“长生不老”和金银财富的欲望，认为“金性不败朽，故为万物宝，术士服食之，寿命得长久”，在冶炼技术的基础上炼制旨在长生不老的灵丹仙药，由矿石中提炼高纯度贵金属，由此形成炼丹术或炼金术。

现存最早的炼丹理论著作是东汉魏伯阳所著的《周易参同契》，也被称为“万古丹经王”，炼丹术开始与道教结合。

晋唐时期炼丹术尤为盛行，著名的炼丹家有葛洪、陶弘景、孙思邈等。葛洪著《抱朴子·内篇》专论炼丹，介绍历代方士的炼丹方法，涉及的原料有水银、丹砂、雄黄、矾石、戎盐、赤石脂、铅丹、云母、雌黄、雄黄等，介绍了30多种炼丹法，还记载了许多炼丹设备、丹方和有关炼丹、炼汞的方法，为研究炼丹术提供了可靠的史料。陶弘景晚年潜心研究炼丹，著有《合丹法式》4卷、《集金丹黄白方》1卷、《服云母诸石药消化三十六水法》。他认识到“水银有生熟”，其生者，系指天然产的水银；熟者，乃冶炼朱砂而得。还通晓水银与金、银形成合金，可在物品上镀金、银。孙思邈曾著《丹房要诀》讨论炼丹术。此外，梅彪的《石药尔雅》，唐楚泽改编的《太清石壁记》也对炼丹方法及原料进行了重点说明。

炼丹术丰富了中药剂型，一些丹药在外科疮疡的治疗方面取得独特的疗效，如葛洪炼制的红升丹可用于拔毒封口；《崔氏方》中白降丹治疗疮疽、发背、疔毒等。至迟在隋代，中国炼丹家已经通过焙烧雄黄制取了砒霜，《备急千金要方》中记载用雄黄、雌黄、曾青、磁石煅烧，经升华而得到“光明皎洁如雪”的结晶，其主要成分为三氧化二砷，还有微量的氧化汞、硫酸铜、硫酸铁等。孙思邈曾使用砒霜逐渐增量以治疗疟疾。

医药学家在炼丹的过程中，也发现了重要的化学原理，如葛洪在《抱朴子》中记述了“丹砂烧之成水银，积变又还成丹砂”“铅性白也，而赤之以为丹；丹性赤也，而白之以为铅”等氧化还原反应，以及升华、结晶、熔融、蒸馏等方法，客观上促成了制药化学的肇始。《本草经集注》中记载了硝石的真伪鉴别法："以火烧之，紫青烟起，云是真硝石也。"与现今分析化学中用以鉴别钾盐和钠盐的火焰分析同出一辙。陶弘景在炼丹过程中，发现了"灌钢冶炼方法"，即把生铁、熟铁混炼可以降低含碳量，这是炼丹术对我国古代科技事业的一个贡献。

炼丹术不仅在我国盛行，后经阿拉伯传入欧洲成为化学和制药化学的源头。英国著名科技史专家李约瑟（Joseph Terence Montgomery Needham，1900~1995年）说："整个化学最重要的根源之一，是地地道道从中国传出去的。"

第四节　临证各科的发展

晋唐时期中医学发展迅速，临证经验显著增多，出现了大量综合性临证方书和专科著作。我国第一部针灸学专著《针灸甲乙经》、第一部骨伤科专著《仙授理伤续断秘方》，以及最早的外科专书《刘涓子鬼遗方》、最早的妇产科专书《经效产宝》、最早的儿科专书《颅囟经》等都出现于这一时期，还出现了多部五官科专书，遗憾未得保存和流传。内科学内容丰富，对传染性疾病、脚气病、消渴等疾病又有了新认识。

一、内科

晋唐时期虽未见内科专著，但大量医籍中包含有内科疾患的内容，对内科病的记载非常丰富。晋代葛洪所著的《肘后备急方》共计8卷，其中1~4卷是内伤病，包括中恶、心腹痛、水病、发黄等多种疾病。隋代《诸病源候论》共50卷，其中涉及内科病的有27卷，病候多达784条。唐代孙思邈《备急千金要方》共30卷，其中一半左右为内科病；《外台秘要》共40卷，半数内容论述内科病。

晋唐医家对传染性疾病有了新认识。葛洪在《肘后备急方》明确将"疠气"作为温病的病因提出来，将时行之气与邪毒作为疫病病因。葛洪擅长使用灸法预防疾病，该书提出"断温病，令不相染"的燃艾方法，以及用"黑膏"治疗温毒发斑，在世界医学史上最早记载了天花的症状和治疗方法。《诸病源候论》提出"乖戾之气"是传染性疾病的病因，体现出对疫病病因暴恶乖张的认识，至明代吴有性时将瘟疫病因称为"戾气"。《外台秘要》中记载了多种传染病，如描述肺痨可出现午后潮热、面部潮红、盗汗、消瘦等症状，若伴有赤黑色大便或腹水等并发症，则是病情严重的征象。该书在"天行瘟病"中，对天花（斑疮、豌豆疮）有详细记载，涉及发疹、起浆、化脓、结痂的全过程，并能根据痘疹的色泽、分布来推断预后情况。

晋唐时期流行脚气病，葛洪在《肘后备急方》中对其发病地点和临床特征进行了描述："脚气之病，先起岭南，稍来江东，得之无渐。或微觉疼痹，或两胫小满，或行起忽弱，或小腹不仁，或时冷时热，皆其候也。不即治，转上入腹，便发气上，则杀人。"晋代在岭南与江南地区，出现的这种脚气被当时医家称之为"脚弱"，唐代蔓延北方后，定名为"脚气"。孙思邈在《千金翼方》中将脚气病分为"肿"、"脚气攻心"等类型，指出用白皮煮汤粥可预防此病。上世纪的医学史论著中，多将这种脚气病等同于“维生素B_1缺乏症”，但近年来有研究者质疑古今脚气概念混淆的问题，认为不是维生素B_1缺乏的脚气病。并发现在古代医学著作记载的“脚气”项下，混杂有种种其他疾病，历史上“脚气”概念混淆和本义迷失，而真正的“脚气病”基本不存在。所以对晋唐时期广为流行的脚气病考证还需要更多资料来确认其现代病名归属。晋唐时期“脚气”病的基本病理改变是“多发性神经炎”，而导致这一病患的原因实有多种。研究人员发现，历史上脚气流行的曲线与国人种稻、食米之生产生活史的发展曲线并不相符，但却与饵食含汞、铅、砷等矿物药之“外丹”的历史曲线基本一致，由此推测这种脚气病可能是服用丹药后的并发症。

在内科病的治疗上，晋唐医家积累了大量宝贵经验，《千金方》《外台秘要》均收载方剂六千余首，其中一半以上可以用于内科疾病的治疗。这一时期，还出现了很多治疗内科疾病的经验用药，如以常山、蜀漆治疟，白头翁、苦参治痢，鹿靥、羊靥治气瘿，槟榔、雷丸、榧实治肠寄生虫病等。除内服药外，还有针药并用、针灸并用等综合疗法，以及药物灌肠、药粉吹入直肠治疗痢疾等内病外治法。在诊断学上，《外台秘要》记载了消渴病人尿甜，并引《必效方》关于“每夜小便中浸白帛片，取色退为验”的黄疸病病程转归观察法，及设置“疠人坊”对麻风病人实行隔离治疗等，在当时世界上都是领先的医学技术，反映了当时内科学的发展水平。

二、外科

周代独立成科的“疡医”是中医外科最早的称谓，马王堆出土的《五十二病方》体现了秦汉时期外科方药和手术疗法的发展，三国时的华佗已经能在麻沸散的麻醉作用下进行内脏手术。中医学发展至晋唐时期，出现了目前所见最早的外科专书《刘涓子鬼遗方》，外科学理论和方药、技术得到进一步提升。

（一）《刘涓子鬼遗方》

《刘涓子鬼遗方》又称《神仙遗论》《痈疽方》，晋代刘涓子撰，由南齐时龚庆宣（刘涓子姐姐的重孙）整理并流传下来，是我国现存最早的中医外科学专著。该书收录和总结了两晋南北朝时期外科学的主要成就，其中对痈疽的辨证论治记载尤为详尽，还记载了一些战伤的救治情况。

刘涓子是一名军医，曾跟随宋武帝刘裕北征，积累了较多治疗外伤的经验，在其书中对金疮、瘀血、外伤、止痛、止血及取出箭镞等均有所记载，因此也是一本军事外科著作。魏晋以后，服石之风渐盛，痈疽的发病率大增，该书详细论述了痈疽的辨证论治，全书载方140余首，其中治疗痈疽的方剂就有100余首，还引用《灵枢·痈疽篇》原文分析痈疽的病机，如“营卫稽留于经脉之中，久则血涩不行，血涩不行则卫气从之不通，壅遏不得行，火不止，热盛，热盛则肉腐为脓，故曰痈。疽上皮肉以坚，上如牛领之皮，痈者薄以泽，此其候也。”在诊断方面，书中介绍了痈疽的辨脓法，如说：“痈大坚者，未有脓；半坚薄，半有脓；当上薄者，都有脓”，“若外不别有脓，可当其上数处按之，肉便隐痛者……未有脓也；按更痛于前者，内脓熟也”。在治疗上，该书首次建立外科消、托、补三大治则：对于体气壮实的痈疽患者，早期多应用清热、解毒、消肿等清热消散法治疗；对体气虚弱的痈疽患者，重视补法、托法的应用；痈疽后期，溃脓颇多，气血不足，出现

"少气""虚惯"等症状，则多用补托方药。对痈疽积脓采用引流法，即用火针穿刺排脓，既注意了消毒，又达到了排脓的目的。书中首次记载围法，即以水调药散成糊状，箍围疮肿四周，有箍集围聚、收束疮毒作用。

《刘涓子鬼遗方》在当时国内外医学领域中有重要影响和较高声誉，促进了中医外科学专科化发展，在中医外科发展史上有重要价值和研究意义。

（二）其他著作中的外科成就

在隋唐时期的《诸病源候论》和《千金要方》等书中，对外科病的认识和处理，也都作了进一步的研究和探索，并取得了一些新成就。《诸病源候论》中记载的肠吻合术、血管结扎术和创伤异物清除等，从另一个方面展示了外科的新成就。《千金要方》对丹毒、瘰疬、带状疱疹、阴疮等许多外科病，作了详细观察与描述，如"丹毒者，肉中忽有赤如丹涂之色，大者如手掌，甚者遍身又痒又肿，无定色"，"凡项边腋下先作瘰疬（淋巴结核）者，欲作漏也，累累然作疬子有核，在两颈及腋下，不痛不热。"另外载有疗三十六瘘方、葱管导尿法和"骑竹马灸"治疗痈疽等。唐太医署设置"疮肿"专业，培养专业外科医生，这对中医外科学的发展有重要推动作用。

三、骨伤科

中医骨伤科是对人体筋、骨疾患进行防治的一门学科，作为正式独立分科是在元代，而晋唐时期骨伤科有了一定发展，唐代成书的《仙授理伤续断秘方》是我国现存的第一部骨伤科专著。

（一）《仙授理伤续断秘方》

《仙授理伤续断秘方》成书于公元841~846年，作者蔺道人，其真实姓名及生卒年暂无记载。相传蔺道人曾隐居江西农村，少与他人来往，只与帮他耕耘的彭叟交流，隐没医术而不露，后因彭叟儿子意外出现颈部及肱骨骨折，蔺道人帮其救治之后，其精湛医术才为人所知。因蔺道人一心远离世俗纷扰，遂将其经验集《理伤续断方》赠与彭叟。彭氏得蔺道人《理伤续断方》之传，成为远近知名的正骨医家。乡人将蔺道人奉若神明，认为他是神仙下凡，《理伤续断方》也被改为《仙授理伤续断秘方》。

《仙授理伤续断秘方》共一卷，分为两大章节，第一章节为"医治整理补接次第口诀"，主要论述治伤14个步骤及各种整骨方法，方药应用等；第二章节为"又治伤损方论"，叙述了扑打伤损的用药次序。该书学术思想源于《内经》《难经》的气血学说，并继承了《肘后救卒方》、《备急千金要方》《外台秘要》有关骨伤科的经验成就，进而形成了以整复、固定、活动及内外用药为主体的治疗大法，初步奠定了骨伤科辨证、立法、处方与用药的基础，使辨证论治医疗原则得以具体运用于骨伤科领域。其具体成就有：

1.系统地记述了骨折的治疗常规

包括局部冲洗、诊断、牵引、复位、敷药、夹板固定等14个步骤。开篇就对开放性伤口清创的处理作了详细描述："一煎水洗，二相度损处，三拔伸……十四仍前用药治之。"建立了骨折基本的诊断方法，云："凡认损处，只须揣摸骨头平正，不平正便可见""凡左右损处，只相度骨缝，仔细撙捺、忖度，使见大概"等，是后世"手摸心会"的骨伤疾病诊疗方法前身。还介绍了关节复位方法，如"相度"、"忖度"、"拔伸"、"撙捺"、"捺正"等，重视手术切开复位疗法。发明了杉树皮、苎麻绳、绢片作为"夹缚"材料对断端进行固定的方法："凡平处，骨碎皮不破，用药贴，用密夹缚，大概看曲转处、脚凹……止用黑龙散贴，帛片包缚。"

2.对骨折复位固定，提出了"动静结合"的治则

在保证骨折复位后有效固定的前提下，提倡患肢的适当活动，减少骨折痊愈后后遗症的发生。其小夹板局部固定法，以及提出固定与活动相结合的治疗原则，如"凡夹缚，用杉木皮数片，周回紧夹缚，留开皆一缝，夹缚必三度"，即将杉树皮作为固定材料放置于伤肢周围，每两块之间留一横指空隙，以便查看康复情况，再用苎麻绳三根分别捆扎夹板的三个不同位置。还要求在固定后，肢体或关节要进行功能锻炼，避免关节出现僵硬、不能屈伸及功能减退的后遗症。

3.对肩关节脱位，首次采用了"椅背复位法"

此法简便易行，效果确切。后来的"架梯复位法"和今天仍在应用的"改良危氏法"，都是在这一原理基础上产生的。该书还发明了拔伸、牵引骨折整复手法。

4.书中收载40余方

记载了46首用于治疗骨折损伤方药，其中外用方10首，有洗药方、贴药方之分。其一汤、二药、三丸、四丹的用药法，是中医骨伤科用药的典范，具有很高的价值。

（二）其他医著中的伤科成就

晋代葛洪的《肘后救卒方》《抱朴子》最早记载了小夹板局部固定法和下颌关节脱位的复位方法，为中医骨伤科的形成奠定了基础。其后，《小品方》《深师方》《刘涓子鬼遗方》《备急千金要方》等，都有关于骨伤科经验方药的记载。如《千金要方》首次记载了大麻根的止痛方法，是有关正骨止痛的较早记载。该书还明确指出：骨关节结核（附骨疽）易侵蚀大关节，成人以髋膝为多，小儿则以脊柱为多见，这一认识与现代认识基本一致。

四、妇产科

晋唐以前，有关妇产医学的内容在早期的《马王堆医书》及《内经》中有少量记载，主要散见于自《金匮要略》以降的医学文献中，对于妇产科医学尚未形成系统论述。至唐代《经效产宝》的问世，总结了晋唐时期中医妇产医学的成就。

（一）昝殷与《经效产宝》

《经效产宝》是我国最早的妇产科专书，约成书于唐代大中六年至十一年间（852~857年）。其作者昝殷，四川成都人，官至成都医学博士。昝殷最初编撰的《产宝》含378首验方，成书后不久便散佚，后世多部书对该书记载不一。直至清光绪三年（1877年），江西婺源人张金城从日本购回此书之抄本并予以刊刻，才以《经效产宝》之名问世。

《经效产宝》全书共3卷，含41论、266方，详述妊娠安胎养胎、妊娠诸病证治、产难救治以及产后杂病救急调理等内容。上卷为经闭、带下及妊娠各方，中卷言坐月、难产，下卷论产后各证。对每一种证候先述病因病机、次述临证表现、后列治法方药。如书中论妊娠反应："心中愦愦，头旋目眩，四肢沉重，懈怠，恶闻食气，好吃酸咸果实，多卧、少起，三月、四月多呕逆，肢节不得自举者"，很是详尽。再如对胎动不安，提出"安胎有二，因母病而动胎，但疗母疾，其胎自安；又缘胎不坚，故致（胎）动以病母，但疗胎则母瘥"，此说与现代认识较为接近。又如对胞衣不出的论述与分析，该书以为多由"产时用力过度"，或"产时看生人"，"不用意谨护"及"牵挽胞系断其胞"所致，亦较科学。而对难产，则强调在服用滋养强壮剂以增强产妇体力的同时，还应借助外治手术助产。血晕（休克）为产科急症，该书记载了相应的急救方法："烧秤锤、江石令赤，置器中，向产母床前帐里，投醋淬之，得醋气可除血晕"，此法为后世所推崇。此外，该书并论述了"妊娠下痢"、"产后淋病"、"产后烦渴"、"产后乳结成痈"及产后热结便秘等病证的病因和方药。

（二）其他医著中的妇产科成就

西晋王叔和的《脉经》已注意到妇女月经周期的异常，他称三月一行的为"居经"，将一年一行的称为"避年"，并详述了"离经"与"五崩"的某些特征。南齐褚澄的《褚氏遗书》力倡节欲和晚婚，如"精未通而御女以通其精，则五体有不满之处，异日有难状之疾"（《精血篇》），又如"合男子多则沥枯虚人，产乳众则血枯杀人"（《本气篇》），并主张"合男女正当其年。男虽十六而精通，必三十而娶；女虽十四而天癸至，必二十而嫁。皆欲阴阳充实，然后交而孕，孕而育，育而有子，坚壮长寿。"隋代巢元方的《诸病源候论》载有妇人病8卷，总计283论，探讨妇产科多种疾病的病因病机。对月经病（月水不通）、漏下、崩中、带下、阴痒、阴肿、阴痛、阴疮、阴挺等的病因、症状，阐述尤详。唐代孙思邈《备急千金要方》将妇科病分成十二经、九痛、七害、五伤、三痼等三十六病，在编排次序上将"妇人方"3卷置于各科病证之首，可见对妇人病的重视。《千金翼方》将妇产一门列于卷首，广泛论述了赤白带下，崩中漏下，求子种子等多方面内容，尤其重视孕妇卫生；书中还收载有关药方557个，灸法30余条。北齐徐之才的《逐月养胎法》较系统地叙述了胚胎生长发育过程、孕妇卫生保健和孕期疾病的防治，按妊娠各月由不同脏腑经脉所养的理论，对各月常见疾病，确立了逐月养胎、安胎的18首方剂。王焘的《外台秘要》，除分别论述了妊娠、产难、产后、崩中、带下、前阴诸疾外，还提出了若干堕胎、断产法，表明早在唐代已开始注意节制生育。

五、儿科

汉代以后，儿科方书不断涌现，有记载的如《疗小儿方》《疗少小百病方》《疗少小杂方》《疗小儿药方》《小儿经》《疗小儿丹法》等10余种。到晋唐时期，对小儿病的研究日益深入，唐太医署还专设"少小"科（学制五年），有力推进了中医儿科的专科化发展。

（一）《颅囟经》

《颅囟经》被认为是我国现存最早的儿科专著，作者及成书年代难以考据，据史料推测，该书的成书年代大约在两汉至唐宋之间。原书早已亡佚，自《宋史·艺文志》始有著录。现代所见的《颅囟经》为辑复本，由四库馆臣从《永乐大典》中辑录编成。现存各版本之间存在一定差异，其中以陈鳣家抄本文献价值最大，《函海》系列版本和当归草堂本流传最广，《中西医学群书》本和《古今医学会通》本未见书目记载，民国时期也有多个版本出版刊行。

现存四库辑佚本分上、下两卷，内容包括脉法、病症、惊痫癫证治、疳痢证治、火丹证治、杂症等，载有治疗方剂42首，全文共计6800余字，无图示。首论小儿脉法，次列病证，有小儿夜啼、下利、目赤、湿热、惊痫、客忤、诸疳、疟疾、腹痛、火丹（丹毒）等15种名目，不仅叙症说明，且附方药（载方42首）以便随症运用。方论中尤以对惊痫、火丹的论述最为详尽。该书结合小儿生理特点称“三岁以下，呼为纯阳”，最早提出小儿体质属“纯阳”的学说。还确认小儿骨蒸乃营养不良所致，治用鳖甲，则更属创见，对后世儿科医家，影响颇深。

（二）相关医著中的儿科成就

在《诸病源候论》“小儿杂病”标目下，有6卷（卷45~50）255论，专述小儿诸病的病因与证候。诸如“寒热结实候”“赤利候”“咳逆候”“嗽候”“丹候”“三虫候”等，是隋代对小儿病所作的一次总结。《千金要方》则强调“生民之道莫不以养小为大，若无于小，卒不成其大”，将小儿病与妇人病一样置于重要地位。该书把儿科病分作序例、初生、惊痫、客忤（因惊吓所致，状如惊痫）、伤寒、咳嗽、杂病等9门，所收儿科用方322首，为儿科学趋向专科发展提供了良好基础。并就小儿日常生活卫生和护理，如衣着保暖、接触风日、乳母的选择、哺乳的时间、次数、数量等，也作了细致的指导。还具体描述了鹅口疮、腹泻、顿咳（类似百日咳）、小儿急惊及惊厥等小儿病的症状。尤其对鉴别惊厥之轻重和掌握小儿急惊的先兆症状，分别列出8条和20条观察要点，可见其观察之细致，诊疗之用心。

六、五官科

关于五官疾病的记载，可追溯到殷商时代，甲骨文中已有“疾目”、“疾耳”、“疾齿”、“疾目（鼻）”的记载。《内经》所载眼病有目赤、目痛、目眦疡、目下肿、目不明、目盲、视歧等多种，《灵枢·大惑论》中说：“五脏六腑之精气，皆上注于目而为之精”。晋以来，五官科专书逐渐增多，如《陶氏疗目方》《甘氏疗眼方》《邵氏口齿论》及《排玉集》等，所憾未得流传。据《晋书·景帝纪》载：司马师“目有瘤疾，使医割之”，说明公元3世纪时已能割除目瘤。又《晋书·魏泳之传》载：魏泳之缺唇，经吏部尚书殷仲堪门下医生以手术修补，证明公元4~5世纪就已掌握了手术修补兔唇的技术。唐代孙思邈所著的《千金要方》中有“七窍病”一卷，涉及目病、耳病、鼻病等多种五官科疾病。

晋唐时期眼科进步很快，《针灸甲乙经》在《内经》病名基础上又增加了青盲、泪出、目中白翳、白膜覆珠、睊目（斜视）、目瞑、夜盲、目瞤动、远视不明等 10 余种病症的针灸治疗。《千金要方》中指出了容易引起眼病的19种因素，以及预防眼病的若干注意事项，还首次记述了老人目昏。《外台秘要》载有金针拨内障术，在该书21卷中记载：“眼无所因起，忽然膜膜，不痛不痒，渐渐不明……眼形不异，唯正当眼中央小珠子里乃有其障，作青白色……名作脑流青盲眼”，“宜用金篦决，一针之后，豁若开云而见白日”。唐代眼科学发达，已采用了割除赘疣、胬肉术和拔治倒睫法，是我国最早制作珠制义眼的时代。

《诸病源候论》中有专门的篇章论五官病证，如第二十九卷“牙齿病诸候”和三十卷“唇口病诸候”中，详论口齿疾患36种。在第70卷“小儿杂病诸候”中，包含了小儿耳鸣、耳聋、重舌、目赤痛、眼障翳、齿痛等多种五官科疾病，认为小儿重舌的原因是心脾热，喉痹的病因是风毒之气客于咽喉之间，与血气相搏，对五官科疾病病因的认识很多被后世吸收和应用。隋唐时期，镶牙、补牙术也有了一定发展。《新修本草》中记载了将白锡、银箔和水银作成的银膏，用作修复牙齿的充填剂。总的看来，对这一时期五官科虽无专著流传下来，难窥全貌，但仅就零散资料而论，其理论与实践水平的提高还是显而易见的。唐太医署设立的“耳目口齿”专业，专门培养五官科医生，也促进了五官科的进步。

七、针灸学

晋唐时期针灸学迅速发展，呈现一派繁荣景象，起到了承前启后的作用。针灸学专著《针灸甲乙经》的问世，确立了针灸学成为一门独立学科，对后世针灸学的发展产生了深远影响。明堂图日趋规范与完善，并首次绘制了彩色人体经脉腧穴图。针灸教学独立成科，推动这一时期针灸学的显著发展。唐太医署的医学教育中，医学设医、针、按摩和咒禁4个科目，至此在古代官方学校教育中，针灸作为独立的医学科目首次被提出，为针灸学的学校教育开创了先河。

（一）皇甫谧与《针灸甲乙经》

皇甫谧（215~282年），名静，字士安，晚号“玄晏先生”。西晋安定朝那（今甘肃灵台县）人。他幼时过继给叔父母，移居至河南新安（今河南渑池县附近），20岁前不学无术，被叔母一席话唤醒，从此发愤读书，终成“博综百家之言”的大学者，著有《帝王世纪》《高士传》《列女传》《玄晏春秋》等文史学著作，颇有名望。40岁前还阅览了大量医学书籍，对《素问》《九卷》《明堂》《仓公传》以及张仲景、王叔和等名家著作有深入了解。42岁时因患风痹而潜心研究医学，尤致力于针灸学研究。通过对《素问》《针经》《明堂孔穴针灸治要》三部医书的综合比较，并结合自己的临证经验，将有关内容分类编撰，“删其浮辞，除其重复，论其精要”，大约在256~259年间著成《黄帝三部针灸甲乙经》，简称《针灸甲乙经》和《甲乙经》。《针灸甲乙经》共12卷，128篇，包括脏腑、经络、腧穴、病机、诊断、治疗、禁忌等多方面内容。其主要成就有：

1. 系统整理了人体腧穴

该书参考古医书进行归纳、整理后，共厘定腧穴349个，其中双穴300个，单穴49个，比《内经》增加189个穴位。确定了这些穴位的名称、部位及取穴方法等。首次统一穴名和区分正名、别名。

2. 提出了分部划线布穴的排列穴位方法

将人体的腧穴，按头、背、面、耳、颈、肩、胸、腹、四肢等体表部位，划分为排列穴位的35条线路，方便临床应用。采用按经分部排列方法，既方便记忆，又易于相同部位穴位进行对比，为后世学按经分布排穴的体例奠定了基础。

3. 阐明针灸操作方法和针灸禁忌

详述了九针的形状、长度和作用、针刺手法及补泻的方法、针刺深度与灸的壮数。强调取穴要准确，因人、因病制定具体的治疗方案。掌握针刺的时机，即“用针之理，必知形气之所在，左右上下，阴阳表里，血气多少，行之逆顺，出入之合”，对后世子午流注针法产生了一定的影响。并提出了禁针穴8个，不宜深刺穴4个，禁灸穴31个等。

4. 总结了临床针灸的治疗经验，按病论穴

《甲乙经》的7~12卷讨论了内、外、妇、儿等科的多种疾病的病因、病机，证候及腧穴、主治，总结了晋以前的针灸治疗经验。书中依病论穴，针对临床的200余种疾病证候，提出腧穴、治疗500余条。如“顶上痛，风头重，目如脱，不可左右顾，百会主之”。

《针灸甲乙经》对后世影响很大，不仅保存了《黄帝明堂经》部分内容，还丰富了《内经》《难经》的针灸理论，为针灸学的发展作出了巨大贡献。孙思邈在《千金要方》中开卷即曰：“凡欲为大医，必须谙《素问》《甲乙》……”；《外台秘要》卷三十九“明堂孔穴针灸治要序”曰：“《明堂》《甲乙》，是医人秘宝”。唐太医署亦取此书为教习课本，宋、明、清的重要针灸著作，无不参考遵循《甲乙经》而编成。公元五至七世纪，《针灸甲乙经》传至日本和朝鲜，后传入法国及欧洲诸国，在日本、朝鲜，均被列为学习中医学的必修教材。因此，《甲乙经》不仅成为中医学宝库中的珍藏，而且由此建立了较完整的针灸理论体系，是我国第一部系统性较强，理论、经验兼备的针灸学专书。

（二）针灸明堂图

针灸明堂图，即指古代的经络腧穴图，将腧穴部位和经络循行路线以图表示。两晋时期，医家们已经重视经络腧穴图的绘制。据葛洪《抱朴子》云：“自非旧医备览《明堂流注》、《偃侧图》者，安能晓之哉？”，南朝秦承祖也有《明堂图》3卷。及至隋代，在针灸学上的贡献虽不突出，但却产生了一部《黄帝内经明堂》（或称《黄帝内经明堂类成》，杨上善著）。该书是以十二经和奇经分卷，从脏腑内景、经络循行到主治证候，颇为系统，是今日仅存的古代明堂书。所惜只见1卷，余皆散佚。初唐时期，出现了对后世影响深远的两部腧穴图谱，一部是由针灸医家甄权所修订完成的《明堂人形图》，一部是在此基础上由唐代官方主持修订的《明堂针灸图》。随后出现了彩色绘制的人体经脉腧穴图，即孙思邈绘制的《明堂三人图》，其依据为甄权等所绘明堂图，并用五种颜色与十二经脉匹配对应，奇经八脉则用绿色来标记，这是针灸发展历史上有记载的第一套彩色经脉腧穴图谱。王焘在《外台秘要》卷三十九《明堂序》中，收载了他创绘的十二人身彩色针灸腧穴图，简称《十二人明堂》，以十二人身分绘手足十二经脉，外表孔穴，内连五脏六腑，创绘出十二幅彩色明堂图，该图所用的颜色与孙思邈明堂图色彩一致。可惜的是，甄权《明堂人形图》、官修《明堂针灸图》、孙思邈《三人明堂图》以及王焘《十二人明堂》后世均已不存，有关这些明堂图的修订绘制情况只能在孙思邈、王焘等医家的文字著作获知。

（三）孙思邈对针灸学的贡献

现《备急千金要方》卷29~30及《千金翼方》卷26~28所述针灸部分，即孙氏之《针灸经》。其经穴与《甲乙经》同，只是经穴之外，又增添了一些奇穴。该书贡献在于：介绍同身寸测穴法，以便取穴；明确提出“奇穴”和“阿是穴”，记载了经外奇穴200余个，如悬命穴、十宣穴等，其中最有影响的是“以痛为腧”的阿是穴，至今仍在临床广泛取用；强调针灸并用，他说：“针而不灸，灸而不针，究非良医也。”对某些疾病还主张结合药物治疗，以发挥协同作用，提高疗效。

（四）灸法的应用与发展

两晋期间，对灸法的发展以葛洪《肘后备急方》和陈延之《小品方》较为突出。葛洪在《肘后备急方》中记载有诸病灸治法，其所述72种病中，可用灸治者30余种。他用灸法治疗急症，如对吐泻腹痛为主的“霍乱”和突然昏厥的“卒中恶死”，均选承浆穴灸治。他还最早记载了隔物灸法，详细介绍了隔蒜、隔盐、隔椒、隔面、隔瓦甑等灸治方法以及蜡灸法等等，可谓取材广泛，扭转了晋以前重针刺而忽视灸治的偏向，丰富了灸疗法的内容，推动了灸治学的发展。《小品方》对灸疗也多有论述，认为灸疗简便有效，易行推广。

医史小故事

葛洪与鲍姑：杏林仙侣共济世，青蒿红艾永留芳

东晋时期，道教思想与医学实践的交融孕育出一对传奇医家——葛洪与鲍姑。二人以道入医，以医济世，在岭南大地上开创了中医理论与实践的新境界。

葛洪字稚川，早年师从南海太守鲍靓学习道法与医术，鲍靓对葛洪的才学和见识颇为欣赏，便把女儿鲍姑许配葛洪为妻。鲍姑名潜光，擅长灸法，是中国医学史上第一位女灸家。他们隐居广东罗浮山，修道炼丹、精研医药、著书立说、悬壶济世，开启了古代中医领域罕见的学术伴侣模式。

葛洪撰写的《肘后备急方》作为中国医学史上第一部急症手册，影响深远，书中关于青蒿绞汁治疟的记载启发屠呦呦团队成功提取青蒿素，助力中国实现诺贝尔自然科学类奖项零的突破。值得一提的是，书中记载的109条针灸方中，灸法占99条，据考证多源自鲍姑的临床经验。鲍姑因地取材，以广州越秀山下的井泉及红脚艾为医方，活人无数。她采用岭南红脚艾制成艾绒，灸治皮肤赘疣，既能祛除病灶又不留瘢痕，甚至能使皮肤“兼获美艳”。广州越秀山下三元宫，原名越岗院，初为鲍靓为女儿鲍姑建造的修道之所，其内现有鲍姑井遗址，井旁有鲍姑宝殿，殿内有联曰：“仙迹在罗浮，遗履燕翱传忠话；医名播南海，越岗井艾永留芳”。而在罗浮山的冲虚观内，也设有葛仙宝殿纪念葛洪，附近有葛洪炼丹遗址“稚川丹灶”以及洗药池、遗履轩、双燕亭等遗址。葛洪与鲍姑，这对杏林仙侣的佳话在岭南地区代代相传，而他们的学术成就与仁心仁术至今仍启迪着杏林后学，在世界医学史上也闪烁着熠熠之光。

至唐代，灸法进一步发展，并应用于多种专科疾病治疗中。唐代名医崔知悌发展了膏肓灸法，用治虚劳骨蒸，其所著《骨蒸病灸方》记载了骨蒸病灸治经验，原书已佚，内容存于王焘《外台秘要方》之“灸骨蒸法图四首”中。王焘在《外台秘要》中提出“针能杀生人，不能起死人”，因此“不录针经，唯取灸法”，强调了灸法的重要性。唐代医家苏敬的《脚气灸方》也是关于灸法治疗专病的著作。

八、推拿（按摩）科

中医按摩疗法的历史悠久。据《周礼注疏》记载，扁鹊治虢太子尸厥症时，曾使弟子子豹按摩。《内经》也有关于“导引、按跷者亦从中央出也”和“形数惊恐，经络不通，病生于不仁，治之以按摩醪药”的说法。到了秦汉时期，更发展成一种重要的治疗手段，《汉书·艺文志》提及有按摩专书《黄帝岐伯按摩》10卷，只是久已失传，无从稽考。隋唐两代按摩疗法颇受重视，可谓风行一时。据《隋书·百官志》载：“隋太医院有主药二人……按摩博士二人。”《唐六典》载：“唐太医署……并有按摩工五十六人……按摩生十五人”。《新唐书·百官志》亦说当时设有“按摩博士一人，按摩师四人”。另在《诸病源候论》《备急千金要方》及《外台秘要》等重要医籍中，都无一例外地运用了按摩法，按摩科并作为唐太医署中医学四大科之一而独立存在。尤其是《唐六典》还具体述及按摩可除“八疾”，即风、寒、暑、湿、饥、饱、劳、逸。又说“凡人肢节脏腑积而疾生，宜导而宣之，使内疾不留，外邪不入。若损伤折跌者，以法正之”。可见其适用范围之广。按摩疗法最迟在唐代已传往朝鲜和日本，因而在国外也有一定影响。

第五节　中外医药交流

晋至五代，中医学得到较大的发展，其医学水平已处于世界领先地位，对周边邻国和东南亚各国、阿拉伯地区均有较大影响。同时，在与其他国家的对外医学交流中，也积极吸取国外的药物知识和医疗经验。这些相互间的交流，对丰富中国医药学和促进世界医学发展方面均作出了有益的贡献。

一、中朝医药交流

朝鲜医学的发生与发展深受中国医学的影响，其发展过程是消化吸收中医，在与本土文化相融合的过程中逐步创立朝医学，所以其中必然贯穿着中朝间大量医学交流活动。中朝两国文化交流大约始于公元前二世纪，即我国的西汉和朝鲜历史上的“三国时代”。公元4~6世纪，随着儒家著作和汉文佛经相继传入朝鲜半岛，僧医在布道传教的同时施医治病，传播中医学。公元514年，针灸术传到朝鲜。公元541年，应朝鲜百济圣王之请，梁武帝派遣博士、工匠、画师等赴百济传播经义、阴阳五行理论及药物知识。公元561年，苏州人知聪携《本草经》《脉经》《明堂图》等赴日途经高丽，居留一年间，传授中医学，促进了朝鲜医学的发展。朝鲜的医书《百济新集方》中收载有中国《肘后方》的方剂，如治肺痈方和治疗肿方等。《周书》也记载：“百济知阴阳五行，……能医药卜巫占术”。在医事制度方面，百济仿照中国南北朝时期的医药分工，设立太医丞和药藏丞，设置了医博士和采药师。隋唐时期，中朝交往更趋频繁，《唐会要》《唐语林》都有关于高丽、百济、新罗派人员来中国求学的记载，如记述“高丽、百济、新罗、高昌、吐蕃诸国酋长，亦派遣子弟入国学，于是国学之内，八千余人，国学之盛，近古未有。”公元十世纪中叶，朝鲜仿效隋唐，设医学、置医博士等职，以中国医书《素问》《难经》《本草经》《甲乙经》等为教材教授学生，大大推动了朝鲜医学的发展。中医的其他典籍如《伤寒论》《诸病源候论》《千金方》和《外台秘要》也陆续传入新罗。

与此同时，朝鲜药物和医学知识也传到中国，如陶弘景所著的《本草经集注》中就记载有人参、金屑、五味子、白附子、昆布、芜荑等11种高丽、百济所产药物；《外台秘要》载有治脚气病的“高丽老师方”是来自朝鲜；唐朝颁行的《广济方》中记述应用高丽昆布治疗膀胱结气病。这一时期药物输入甚为丰富，中朝使节互访频繁，朝鲜的人参、牛黄、昆布、芝草等药不断输入中国。当时的一些本草著作也载有朝鲜的药物，唐代药典《新修本草》和《海药本草》等书记载了朝鲜品种的白附子、延胡索等。《本草拾遗》载有新罗产的药物蓝藤根、大叶藻和昆布。此外，《海东绎史》也收录了新罗产的药物土瓜、海石榴、海红花、茄子、石发、海松子、腽肭脐等。中国大批具有较高医学价值的典籍散佚，但在高丽尚存有其中部分善本。

二、中日医药交流

在6世纪以前，日本接受的中国文化大都是通过朝鲜半岛传入的。当时日本国内没有医药知识，日本天皇不得不以积极的态度向百济、新罗、高句丽寻求医药技术。公元562年吴人知聪携《明堂图》及各种中医书籍164卷到日本，这是中国医学直接传入日本之始。知聪赴日，对中日医药交流和日本医学的发展产生了深远的影响。知聪之子继承父业，在日本行医，后又献方书130卷、药臼等，被日本孝德天皇赐以“和药使主”的称号。此后，知聪之子孙世袭“和药使主”之职位，均为中医学在日本的发展发挥了积极促进作用。公元607年，日本派遣历史上第一位遣隋使小野妹子到中国直接学习交流，带《四海类聚方》300卷返日。随后，日本推古天皇又派遣药师惠日、倭汉直福因来中国学医，于623年学成回国，带回《诸病源候论》等重要医书。公元630年、654年，惠日又两次作遣唐副使来中国学习。

奈良时代（710~794年），日本与中国的交流频繁，开始了全面输入中医药学的历史，《诸病源候论》《千金方》《新修本草》《本草经集注》等大量中医药学名著传入日本。公元701年日本文武天皇颁布“大宝令”，其中的医事制度、医学教育、医官等设置完全采用唐制，制定医生、针生分科习业，中医学生必修《甲乙经》《脉经》《小品方》《集验方》；针灸学生必修《素问》《针经》《明堂》《脉诀》《流注经》《偃侧图》《赤乌》《神针》。

隋唐时期，日本政府除派遣留学生和使者来中国学习外，还邀请中国学者去日讲学。公元733年，日本人荣睿、普照等来华留学，10年后至扬州邀请高僧鉴真赴日本传授佛学和医学。鉴真率弟子数十人，6次渡海，历时10年，于753年到达日本。他带去了大量的食料和中草药，包含麝香、沉香、甘松香、龙脑香、安息香、零陵香、青木香等六百余斤，荜茇、胡椒、阿魏、石蜜、蔗糖等五百余斤，现在日本奈良正仓院中仍然保留有鉴真带去的中药。鉴真将自己高超的医技和种药、配药、收藏、炮制及鉴别药品真伪优劣等技术都毫无保留地传给了日本，大大提高了当时日本的医药水平。鉴真因而被日本国民称为“药王”“日本神农”“香道鼻祖”。据传鉴真撰有《鉴上人秘方》，惜书已散佚，其部分内容保存在《本草和名》和《医心方》等书中。公元763年，鉴真逝世于日本奈良招提寺，被日本人尊称为“过海大师”。公元894年，遣唐使制度停止，日本确立自己的本国文化意识逐渐增强，日本人参照中国医学典籍，开始自己编撰医书，出现了《药经太素》《大同类聚方》等著作。885~897年间，藤原佐世奉朝廷之命编写了一部国家藏书目录《日本国见在书目》，该书是对传日汉籍进行汇总的目录著作，共收唐及唐以前古籍1568部，该书第三十七类为“医方家”，共著录医书及有关书籍160余部，1309卷，内容涉及医经、经方、养生、食疗、针灸、本草、方书、炼丹、食禁、医籍训诂、兽医等多个方面。

三、中印医药交流

印度的医学发明较早，在西汉末、东汉初，印度医学就随着佛经的译介和印度僧侣来华而传入中国。两晋南北朝以后，印度医学继续伴随着佛教而传入，并对我国医学开始产生影响，如佛学讲究“四大学说”，即地、水、火、风的“四大”致病因素，认为“一大”不调，即有一百零一种疾病产生，“四大”可致四百零四种病，四大学说传入中国后，很快就反映在中国医家的医书中。如南北朝梁代医家陶弘景在增补《肘后方》时，即采用此说，其序云：“人用四大成身，一大辄有一百一病”，并改《肘后方》之名为《补阙肘后百一方》。唐代孙思邈《千金方》、王焘《外台秘要》均有引述“四大”之说，隋代巢元方还试图将“四大”说与五行说结合起来。除医学理论外，南北朝隋唐的医书也较多引载印度的方药，据考有40余首，但南北朝医书大多散佚，而保存在唐代《千金要方》《千金翼方》的有10余首，如耆婆万病丸、耆婆治恶病方、阿伽陀圆、服菖蒲方等；《外台秘要》载有20余首，如莲子草膏、酪酥煎丸、治肺病方等。《千金要方》记载有天竺国按摩法，《外台秘要》引载《天竺经论眼》中所论的金针拨障术。传入的印度药物最早见于医书的有《肘后方》之“药子”，婆罗门胡名称“船疏树子”；唐代贞观、开元年间，又从印度输入龙脑香、郁金香等。隋唐期间，有一些印度医生来华行医，其中以眼科医生为多，如《唐大和尚东征传》记载的为鉴真治眼疾的胡医，以及刘禹锡写诗所赠婆罗门眼医即是。当时，传入的印度医书也较多，如《隋书·经籍志》记载被译成中文的印度医书有11种，其中有《龙树菩萨药方》4卷，《西域诸仙所说药方》23卷，《西录波罗仙人方》4卷，《西域名医所集要方》4卷，《婆罗门诸仙药方》20卷，《婆罗门药方》5卷，《耆婆所述仙人命论方》2卷等。

隋唐时期，中国的医学也曾随着僧侣往来而传入印度，如唐僧义净在印度居住20多年，他不仅常以中国医学的方药为印度人诊治疾病，还向印度人介绍中医学的丰富内容和医疗特点。据《南海寄归内法传》中记载，义净曾向印人介绍本草学、针灸学、脉学、延年益寿术等内容。当时中国向印度输出的药物品种较多，如人参、茯苓、当归、远志、乌头、附子、麻黄、细辛等，被称为

"神州上药"。

四、中越医药交流

越南是东南亚地区最早与中国进行传统医药交流的国家。中越传统医药交流自秦汉开始萌芽，东汉名将马援曾从交趾（古越南地区）带回健脾渗湿药物薏苡仁，可谓是有文字记载的中越医药交流的开端。三国两晋南北朝时期，很多奇人异士到越南游历，把中国的药物方剂、治疗经验以及炼丹术等带到越南。同时，越南的药材也通过进贡等方式输入到中国。名医董奉曾到越南，治愈了交州刺史杜燮的重症（中毒假死）。南齐时，苍梧道士林胜曾到交州采药，并以"温白丸"为人治疗腹胀症。南北朝时期，越南产的沉香、郁金、苏合香等输入中国（《梁书·扶南传》）。陶弘景编著的《名医别录》中记载的水苏、石硫黄等也来自越南。隋唐时期，中越两国交往密切，药材贸易也随之兴起。越南的传统药材乃至成药，更多地为中国的医家所熟知并被应用到临床。唐朝药典《新修本草》及陈藏器编著的《本草拾遗》中记载了从越南输入我国的药物白花藤、丁香、詹糖香、苏方木、白茅香、诃黎勒等。隋唐时期，中国许多名人如沈全期、刘禹锡、高骈、樊绰等人都去过越南，医学随之传入越南更多。据《玉堂闲说》记载，中国人申光逊曾以胡椒、干姜等辛辣药物治愈了越南人孙仲敖的头痛病。此外，越南医家所制的成品药亦有输入中国的，如《太平广记》引《宣室志》记述："安南有玉龙膏，能化银液，唐韩约携以入中国"。建立在中越长期医药交流基础上，越南传统医药的基本理论、临床分科、治疗方法以及传统医药机构等方面都吸收或直接借用了中国传统医药理论，越南传统医药重视整体观、阴阳平衡，配伍组方也主张分君臣佐使。

五、中国与阿拉伯的医药交流

公元7世纪时，阿拉伯帝国在阿拉伯半岛崛起，我国史书称之为"大食"。历史上影响中阿之间医药交流的途径主要有使节互访、对外贸易、军事战争、宗教传播等。从公元651至789年间，大食正式遣使来唐者37次之多，带来很多本国的药物，中国回赠的物品中也包括当时的一些名贵药材。《宋史·大食传》也记述："唐朝永徽以后，屡次入朝而献方物"。据本草著作记载，来自大食的药物有马脑、薰陆香、苏合香、无食子、丁香、诃黎勒等。唐末五代时的文学家、本草学家李珣著有《海药本草》，总结和记述了由阿拉伯和波斯等海外传入中国的药物，中国商人也把很多的药物输送到阿拉伯地区。

隋唐时期，中国的炼丹术、脉学、本草学等内容大量传入阿拉伯。中国的炼丹术约在8~9世纪时传入阿拉伯，后经阿拉伯传到西方，对世界制药化学产生了积极的影响。约公元9世纪，阿拉伯人依本·库达特拔（Ibn Khurdadhbah）著《省道记》一书，首次记载中国产的药物肉桂，又将土茯苓一药称为"中国根"。土茯苓后来被西方人用于治疗梅毒，书中还记载其他中国产的药物如芦荟、樟脑、生姜等。我国的脉学在公元11世纪就传入阿拉伯，被誉为医学之父的阿维森纳（Aviceuna，980~1037）所著的《医典》中，有关脉象内容是采自《脉经》的资料。同时我国隋唐时所发明的用水蛭吮吸脓毒血液、用烙铁烧灼狂犬病人的伤口等疗法，以及糖尿病患者尿甜和麻疹预后等知识，均被《医典》所收录。中国古代的麻醉法，也传入阿拉伯地区，如美国拉瓦尔（Lawall）在《药学四千年》一书中，认为阿拉伯人的吸入麻醉法可能是由中国传入的。

我国也吸收了许多阿拉伯医药知识。据《诸蕃志》记载，当时传入我国的药物有乳香、没药、血竭、木香等多种，来往经商的阿拉伯人还把胡芦巴和药方传入我国，为我国医学家所采用。《千金翼方·养性》中所记载的"悖散汤"（又名牛乳补虚破气方），原为阿拉伯医方，主治一切气病，曾在朝野间广为流传。《外台秘要》中也记载了阿拉伯传来的医方："疗恶毒肿，或著阴卵，或偏著一边疼急痛，牵入少腹，不可忍，一宿杀人方：茴茴香，右一味，捣取汁，饮一升。日三四服，其滓以贴肿上，冬中根亦可用，此外国神方，从永嘉以来，用之起死，神效。"

以上是晋唐时期中外医药交流较为频繁的国家和地区，除此之外，我国还与东南亚国家有经济文化包括医药方面的往来。中外医药交流，不但扩大了中医在国外的影响，促进中医药学对外的传播，而且在交流中吸收了国外医学知识，丰富了我国医学内容，这是晋唐医学的显著特点之一。

复习思考题

1. 敦煌医药文献有什么特色？
2. 唐代医学教育的分科和主要学习内容是什么？
3. 晋唐时期有哪些代表性的中医学理论著作？
4. 晋唐时期药物分类方法有哪些进步之处？
5. 皇甫谧的《针灸甲乙经》有哪些主要成就？

·参考文献·

1. 马继兴. 敦煌古医籍考释［M］. 南昌：江西科学技术出版社，1988.
2. 丛春雨. 敦煌中医药全书［M］. 北京：中医古籍出版社，1994.
3. 沈澍农. 敦煌西域出土汉文医药文献综合研究［J］. 南京中医药大学学报（社会科学版），2018，19（2）：71-79.
4. 王晶波，马托弟. 唐、五代时期敦煌医疗体系探论［J］. 中州学刊，2023（3）：142-147.
5. 陈明. 敦煌的医疗与社会［M］. 北京：中国大百科全书出版社，2018.
6. 葛政，万芳. 敦煌佛道医方刍考［J］. 中国中医基础医学杂志，2022，28（3）：379-382.
7. 甄雪燕，梁永宣. 中医文献整理大师——王焘［J］. 中国卫生人才，2015（08）：90-91.
8. 国芳雅美子，李良松. 从飞鸟、奈良、平安时代医药状况论鉴真东渡［J］. 中华中医药杂志，2022，37（11）：6627-6630.
9. 廖育群. 关于中国古代的脚气病及其历史的研究［J］. 自然科学史研究，2000（03）：206-221.
10. 张立剑，李素云，岗卫娟，等. 论魏晋隋唐时期针灸学的显著发展［J］. 上海针灸杂志. 2011，30（09）：642-645.

知识图谱

- 医学分科与全面发展
  - 社会历史背景
    - 社会文化的进步
    - 炼丹与“服石”
    - 敦煌医药文物
    - 医学教育
    - 医政制度
  - 中医学理论取得了哪些进步？
    - 古医籍的整理和注释
      - 《黄帝内经》的整理注释
        - 全元起撰《素问训解》
        - 杨上善《黄帝内经太素》
        - 王冰《注黄帝素问》
      - 《伤寒杂病论》的整理注释
        - 王叔和整理《伤寒论》
        - 孙思邈整理《伤寒论》
    - 医学理论著作
      - 脉学的起步
        - 《脉经》：王叔和撰，确立“寸口脉诊法”，归纳24种脉象
        - 《脉诀》：以通俗歌诀阐述脉理
      - 病因证候学的探索——巢元方《诸病源候论》
    - 综合性医著的编纂
      - 葛洪《肘后救卒方》
        - 最早记载天花和沙虱病
        - “以毒攻毒”预防狂犬病
        - 治法简便廉验，青蒿治疟
      - 孙思邈《千金方》
        - 重视医家的职业道德
        - 集唐以前医方之大成
        - 重视妇女、儿童疾病
        - 强调综合治疗
        - 对药物的深入研究
        - 倡导养生
      - 王焘《外台秘要》
        - 整理保存古代医学文献
        - 搜集推广民间单验方
  - 方药学取得哪些进步？
    - 药物分类方法进步——陶弘景《本草经集注》
    - 国家药典的出现——苏敬《新修本草》
    - 其他药物学著作——《本草拾遗》《食疗本草》《海药本草》
    - 炼丹术与中药剂型丰富
  - 临证各科有哪些新发展？
    - 内科学
    - 外科学——《刘涓子鬼遗方》
    - 骨伤科——蔺道人《仙授理伤续断秘方》
    - 妇产科——昝殷《经效产宝》
    - 儿科——《颅囟经》
    - 五官科
    - 针灸科
      - 皇甫谧撰《针灸甲乙经》
      - 针灸明堂图
      - 孙思邈创“阿是穴”
      - 灸法应用与发展
    - 推拿（按摩）科
  - 中外医药文化交流情况？
    - 中朝医药交流
    - 中日医药交流
    - 中印医药交流
    - 中越医药交流
    - 中国与阿拉伯医药交流

第五章　医药学的突出成就与学术争鸣

宋金元时期（公元960~1368年）

学习目标

知识目标

掌握金元四大家的主要学术观点、代表著作，以及药物学和方剂学方面取得的成就；熟悉宋政府对古医籍整理与研究的成就，以及医学各科的发展状况；了解宋元医家对中医经典的整理与注释，以及宋代的医药机构、医学教育情况和对外医药交流情况。

能力目标

分析金元医学争鸣的原因及对后世的影响，比较各学术流派学术观点的异同，培养批判性思维和逻辑分析能力。

素质目标

学习金元医家勇于创新、敢于突破传统的精神；通过针灸铜人，感受古代医技智慧，增强中医药文化认同感。

第一节　社会历史背景

公元960年，赵匡胤夺取后周政权，定都汴梁（今河南开封），结束了五代十国的割据局面，史称北宋。当时与北宋并立的少数民族政权，东北有契丹族建立的“辽”，西北有党项族建立的“西夏”，西部有吐蕃诸部，西南有“大理国”。1115年东北女真族兴起，建立金国；1125、1127年金先后灭辽和北宋，宋室南迁临安（今浙江杭州），赵构建立政权，史称南宋，此后宋金对峙百余年。1206年铁木真建立“大蒙古国”，先后征服西夏、吐蕃和大理，1234年灭金。1271年忽必烈改国号为“大元”，定都大都（今北京），1279年消灭南宋残余势力，统一全国，结束了藩镇长期割据和诸民族政权并存的分裂局面，促进了各民族的交往和融合。宋金元时期，政府重视医学，科学与文化的进步促进了医学发展，理学、运气学说等对医学发展影响深远。

一、政府对医药的重视

宋金元时期，虽然战争连绵不断，疾病流行，朝代更替频繁，但由于政府对医药的重视，制定了许多发展医药的政策，建立和完善了医药管理与教学机构，提高了医生社会地位，医学得到了进一步发展。宋代文人范仲淹提出“不为良相，愿为良医”，文人从医人数与日俱增，知医成为风尚。北宋政府向全国征集医书、药材，组织专人编撰医书，校勘出版古代医籍，重视汲取外国医学知识与技术，大量引进香药等，为宋金元时期医学的发展提供了重要条件。

（一）建立医政管理和慈善福利机构

宋金元各朝都建立了较为完善的医药管理与医疗机构，加强了全国医药的有效管理，为后世医药管理机构建立奠定了基础。

北宋政府采取一系列措施，使医学得到了长足发展。如建立翰林医官院，管理医疗事务，掌供奉朝廷医药，对内廷、军旅、学校和民间疫区派遣医官治疗；尚药局与御药院掌皇帝医疗与药物，包括进献的珍贵药品；熟药所与太平惠民局、和剂药局等管理机构，负责制造、出售中成药，实行中成药专卖；并置地方州郡医官；还建立许多医药慈善机构，如安济坊主要收容穷困而无依靠的病人进行治疗；居养院负责鳏寡孤独贫困而不能自存者，福田院安置老疾乞丐，慈幼局收养遗弃的婴幼儿，漏泽园是安葬因疾疫客死异乡和贫无以葬者的公共墓地；病囚院是为监犯治病的医院。宋代皇帝还颁布了许多促进医药发展的诏令，保障了医疗事务的正常运行和百姓诊病服药的安全，杜绝、减少医疗事故的发生。

金代首设太医院，兼管教学，对后世医学制度影响较大；而尚药局和御药院隶属于宣徽院。元代亦设太医院、典医监等机构。太医院下设广惠司、回回药院、御药院、御药局、行御药局、御香局、大都惠民局、上都惠民局、医学提举司等机构，分别管理宫廷和民间医事活动；广惠司为我国最早的西医院，聘用阿拉伯医生，配制回回药物治疗疾病；御药院统一负责宫廷各种药品管理，包括各地进献的名贵药材，同时还要制作宫廷需要的成药；御香局管理后宫各种御用香料；典医监下设广济提举司、行典药局、典药局；行典药局负责东宫的药品采办，典药局管理东宫药品。

（二）设置医学教育机构

北宋继承唐代医学教育制度，并逐渐完善。建立专门的医药教育机构——太医局，大力发展医学教育，对金元医学教育影响较大。同时地方医学教育、文仕通医、师承授受等也是宋金元时期中医药人才培养的重要方法，如北宋朱肱、南宋许叔微、金代刘完素、张元素、张从正等均为文仕通医，李杲、王好古、罗天益、朱震亨、王履等均为师承授受，在金元医学创新过程中发挥了巨大的作用。

太医局是北宋培养医药人才的主要机构。1076年王安石改革医学教育，设置太医局，分13科，每年定期招生300人，聘请名医教授，学生边学习边参加医疗实践，并根据平时考试和实际疗效评定成绩，促进了医学发展。后在国子监设立“医学”，与三学（太学、律学、武学）并列。将医学分为大方脉（内科）、小方脉（儿科）、风科、疮肿兼折疡科（外科）、产科、眼科、口齿兼咽喉科、金疮兼书禁科、针灸科9科，必修课程有《素问》《难经》《诸病源候论》《本草经》《千金要方》，方脉科加修《脉经》《伤寒论》，针科加修《针灸甲乙经》等。每科设有教授，有明确的培养目标，行政、学科、课程设置、学制、考试、升级、毕业和奖罚等有严格的管理制度。采取“三舍升试法”分级教学，学习期间参加临床实践，轮流为太学、律学、武学学生及各营将士治病，使理论与实践相结合。北宋政府令尚药奉御王惟一设计、铸造针灸铜人，进行直观教学，是医学教育的一大创举，对针灸教学及考核具有重要意义，是实践教学的开端。北宋地方医学教育也较普及，均仿照太医局教学方式，培养地方医官。宋仁宗时期创建校正医书局，对历代重要医籍进行整理、考证、校勘、刊行，为医学教育发展、医学文献保存和医学知识普及做出了重要贡献。

金代太医院兼有培养中医药人才的职能，但多是培养太医。医学分10科，学生每月考试一次，依成绩优劣给予奖惩，成绩差者甚至开除学籍。太医考试3年一次，医学生学习成绩优良者，经考查也可替补，民间良医听其试补。在各州、府设有医学校，但医学生名额较少。

元代医学教育以地方为主。1262年元世祖忽必烈下令重建久已废弃的各路医学教育，制定教学条例及其施行方法。1272年设立医学提举司，专门负责管理医学教育，为保证教学质量，防止滥竽充数，定期对各路医学教授及医学生进行考核，以定夺升补，使教育制度日臻完善。医学分为大方脉、杂医科、小方脉、风科、产科、眼科、口齿科、咽喉科、正骨科、金疮肿科、针灸科、祝由科、禁科13科，后改为10科。

二、科技与文化促进医学发展

宋金元时期，尤其是北宋科学技术显著进步，文化高度繁荣，大大促进了医学发展。

（一）科技进步促进了医学传播

宋代科技迅速发展，以活字印刷术、指南针、火药的发明与应用为标志。尤其是活字印刷术的进步结束了传统手工抄写的局面，官刻与私刻医学书籍大量出版，加快了医学传播与普及速度，使更多医家及文仕有机会阅读医书，提高研究水平，为金元医学创新打下了物质基础。北宋沈括发现地磁偏角，其《梦溪笔谈》较全面地反映了当时天文、历法、地理、地质、数学、物理、化学、医学、生物、历史、考古等方面科学成就；苏颂和韩公廉等共同制作“水运仪象台”（天文钟）；元代郭守敬《授时历》确定一年为365.2425日，仅比地球绕太阳公转一周的实际时间差26秒，与现代世界通用的公历相同，也是我国地理学上最早用“海拔”测量地形者；黄道婆引进黎族先进的纺织技术，对一整套“擀、弹、纺织”等工具设备进行改革，推动了纺织业发展；王祯《农书》全面论述了农林牧副渔等方面知识；航海业的发展为宋代香料药物的进口和应用提供了方便。这些科技成就从客观上推动和促进了医学发展。

（二）文化繁荣推动医学发展

宋代实行佑文崇儒政策，重视文士的培养和选拔，宋代科举制度的发展，既提高了知识分子的社会地位，也促进了文化繁荣。宋词、元曲、艺术及史学的巨大成就对医学发展产生了诸多影响。医学又与“三学”并列，医生社会地位提高，受到全社会的普遍重视，文人尚医、学医、从医，出现了以整理、编次、研究中医典籍的儒医，如掌禹锡、高保衡、孙奇、孙兆、朱肱、许叔微、董汲、张元素、李杲、朱震亨等。枢密副使范仲淹“不为良相，愿为良医”的名言，就是当时士人知医风尚的真实写照。医学队伍的知识结构与文化素质有了显著更新和提高，直接推动了医学发展。

三、理学、运气学说等对医学发展影响深远

宋代理学、心学等不同哲学学派的学术争鸣对医学理论有相当大的影响。北宋周敦颐是理学的倡导者，强调太极图说；北宋程颢、程颐兄弟提出“天理”论；南宋朱熹集其大成，完善理学体系。理学的太极、理、气、心、性、命以及存天理、灭人欲等思想渗透到医学领域，对医学发展产生了极为深刻的影响。

周敦颐《太极图说》认为“太极”是宇宙的本原，人和万物都是由于阴阳二气和水火木金土五行相互作用构成的，五行统一于阴阳，阴阳统一于太极。其谓：“无极而太极。太极动而生阳，动极而静；静而生阴，静极复动。一动一静，互为其根；分阴分阳，两仪立焉。阳变阴合而生水火木金土，五气顺布，四时运焉。五行一阴阳也，阴阳一太极也，太极本无极也。五行之生也，各一其性。无极之真，二五之精，妙合而凝。乾道成男，坤道成女。二气交感，化生万物，万物生生而变化无穷焉。”医学受其影响，以此解释人的生命起始、演化和根本所在等问题。如朱震亨提出“太极动而生阳，动极而静，静而生阴，静极复动，缺一不可”，强调人之阴阳动静对维持生命的重要意义，以此说明“阳常有余，阴常不足”，为治疗阴虚及养生提供理论依据。

清代学者张伯行纂集《廉洛关闽书》载：程颢提出“天地阴阳之运，升降盈虚，未尝暂息，阳常盈，阴常亏。一盈一虚，参差不齐，而万变生焉。”朱震亨受程颢思想启发，结合人体生理病理特点，提出“阳常有余，阴常不足”及“相火论”学术观点；认为正常相火为人身动气，但若因物欲妄动，则相火可成为贼邪，耗伤阴精；以理学兴天理灭人欲、去欲主静等哲学思想作为抑制相火妄动的原则，总结滋阴降火、静心戒欲、护惜阴精的治疗大法，也为中医养生防病提供了新的方法。

朱熹提出“致知在格物”“即物而穷其理”及“纲目”分类法，大多为后世医家接受。“格物致知”是理学的方法论，是通过推究事物的道理以获得知识。所谓格物，即是研究事物；致知，就是得到知识和能力。医家受理学影响，以致医理中“取类比象”“运用之妙，存乎一心”的思维趋势有了长足发展，辨证论治被广泛应用于临床。如宋代《伤寒微旨论》《南阳活人书》《小儿药证直诀》受理学思想的影响，推衍辨证论治方法。法医家宋慈受朱熹“格物穷理”思想影响，将其理解为考察事实，推究其真理，并在行动中亲自检尸验伤，“必反复深思”“审之又审，不敢萌一毫慢易

心。”元代医家朱震亨最初师承理学家朱熹四传弟子许谦，精于理学，后弃儒从医。把中医临证治病视作“吾儒格物致知一事”，并将其著作命名为《格致余论》。

运气学说始于《内经》，唐代王冰将“运气七篇”补入《素问》并加以注解阐发，成为后世运气学说之本。宋代太医局将王冰次注本《素问》及运气学说列为教科书后，运气学说得以盛行。刘温舒《素问入式运气论奥》是第一本运气学说专书，阐述运气学说的基本概念和原理，以天干地支与五运六气相配，从干支纪年推定“岁气”，预测气候变化，推断所能发生的疾病和确定治疗原则，对后世产生了重大影响。宋元医家将运气学说作为说理工具，研究其内涵实质，着意于解决临床实际问题。如陈言《三因极一病证方论》针对年干和年支详细而具体地开出了治疗五运太过不及和六气司天所致病证的十六首方剂，这是将运气学说的治疗原则具体落实到方药上，进一步发展了运气学说。刘完素深入研究运气学说，著《内经运气要旨论》《素问玄机原病式》，阐发病因病机，着眼于自然气候对疾病发生发展的影响，如用亢害承制说明病理现象的本质与标象的内在联系。

此外，宋金元政府对道教发展多采取扶持政策。宋真宗续修《道藏》，宋徽宗崇奉道教、笃好养生，自封“教主道君皇帝”，提高道士的社会地位，设立道官道职，并主持编纂《圣济经》《圣济总录》。《圣济总录》中神仙服饵三卷，或言烹沙炼石，或言嚼柏咀松，或论吐纳清和，或论斩除三尸，具有浓厚的道教色彩。道教代表人物如陈抟、张伯端、陈景元、贾善翔等对医学、药物学、养生学等方面有一定的研究。北宋道士马志、王怀隐分别参与编纂《开宝本草》和《太平圣惠方》；南宋医家窦材、崔嘉彦，金代刘完素等均受道家思想的影响。

总之，宋金元时期，国家重视医药学发展，医药设施和医政制度逐步完善，建立了国家药局，并颁布了世界最早的国家成药标准。宋代太医局实施的三舍法，表明了古代医学教育达到新的高度。科技文化的发展，理学、运气学说等发展，直接推动了医学的进步；医学争鸣促成了各家派别的建立，出现了著名的“金元四大家”。在这些因素影响下，宋金元时期基础医学理论得到显著提高，临证各科成就突出，中外医药交流空前发展。

第二节 医学理论的提高

宋金元时期，政府极为重视医药文献的整理和编纂，民间医家对古医籍的整理研究也颇为流行。加之雕版印刷、造纸术的成熟和广泛应用，大量医籍得以刊刻流传，为大众读书学医创造了条件，也为病因病机学、诊断学、人体解剖学和法医学等基础医学理论的提高奠定了基础。

一、古医籍的整理

宋代政府成立校正医书局，编校医籍，促进了医学知识的规范和普及；民间医家也对《黄帝内经》《难经》《伤寒论》等古医籍进行了整理研究，取得了丰硕成果。

（一）校正医书局及其所校勘古医籍

宋代之前战乱频仍，医书散佚严重。赵宋立国后，重视典籍整理，多次组织大规模征集、编修医籍。如开宝六年（973）宋太祖诏令医官刘翰、道士马志编撰《开宝本草》，开宝七年（974）又命翰林学士卢多逊、李昉、王祐、扈蒙等重为刊定。淳化三年（992）命王怀隐等编修《太平圣惠方》等。

嘉祐二年（1057），宋仁宗采纳枢密使韩琦的建议，下诏在编集院设立校正医书局，对历代重要医籍进行校勘。命直集贤院掌禹锡、秘阁校理林亿、张洞、馆阁校勘苏颂等四人为首批校正医书官，后又诏高保衡、孙奇、孙兆、陈检等四人校勘，秦宗古、朱有章两位医官共同详定，韩琦、范镇、钱向先等三位朝官先后为提举校正医书局，这是我国历史上首次由政府设立专门校勘医书的机构，是宋代医学发展的重大措施之一。他们搜求佚书，征集众本，“正其讹谬，补其遗佚，文之重复者削之，事之不伦者缉之”，一言去取，必有稽考。每书校正完，作序陈述校正经过，并予以评价；随即奉请皇帝亲览，而后交由国子监刻版刊行。校正医书局先后参与成员13人，在12年间（1057~1069），编校医书11种，即《嘉祐补注神农本草》《图经本草》《伤寒论》《金匮玉函经》《备急千金要方》《金匮要略方》《千金翼方》《重广补注黄帝内经素问》《脉经》《黄帝三部针灸甲乙经》《外台秘要方》。

校正医书局对古医籍的校勘整理，使宋以前一批重要医籍得以保存，并起到统一版本和定型化的作用，对医学传播做出了重大贡献。校正医书局对古医籍的校勘方法和经验，为后世医家校勘医籍提供了重要借鉴。从现存林亿等所校诸书的校勘记及有关资料看，在校勘依据、校勘内容、校勘方法及校勘记的书写等方面，均取得了较大成就。尤其采用了多种校勘方法，后世把这些方法概括为对校法、本校法、他校法、理校法四种，并广泛应用于古籍校勘整理工作中。其校记的书写，出言有据，层次分明，繁简得宜，而且凡改动原文处，注意保存原貌，极为审慎。在校勘同时，注意辨别伪书。对同书之不同传本，亦审慎从事，不随意否定。这些校勘方法对古籍整理及学术研究，至今仍具有十分重要的意义。

（二）宋金元医家对古医籍的整理研究

宋金元时期许多民间医家对古医籍进行了整理研究，取得了丰硕成果，其中对《伤寒论》的注释和研究最具影响力。

1.《黄帝内经》《难经》的整理研究

（1）《黄帝内经》的整理研究　宋金元时期出现了很多研究《黄帝内经》的民间医家著作。如现存宋代刘温舒《素问入式运气论奥》、金代刘完素《素问玄机原病式》《黄帝素问宣明论方》《素问病机气宜保命集》和元代滑寿《读素问钞》等。

北宋刘温舒《素问入式运气论奥》（1099），是北宋后期运气学说的代表著作。由于《圣济总录》《圣济经》对运气学说的倡导，使运气学说得到了进一步推广，研习运气学说者代不乏人，金代刘完素等受运气病机学说之影响尤为明显。

金代刘完素著有《素问玄机原病式》1卷，约成书于1152年前后，初刊于金大定二十六年（1186）。以《素问·至真要大论》“病机十九条”为基础，将常见疾病分为五运主病和六气为病，并逐条逐证加以注释，对病因、病机、治则和转归等均有所阐发，弥补了《素问》原文过于简略之不足。其中六气为病，分风、热、湿、火、燥、寒六类，而以火热为主，倡导“六气皆从火化”之说。刘完素《黄帝素问宣明论方》（1172），15卷，分17门。列《素问》中所载61种病证，述其病因、病机、诊断、治则、方剂，计有69方。每一病证均先引《素问》经文，再阐发其理法方药，补充和丰富了《素问》的治疗体系。

元代滑寿撰《读素问钞》3卷。该书选录《素问》中的重要内容，进行重新编排，分为藏象、经度、脉候、病能、摄生、论治、色诊、针刺、阴阳、标本、运气和汇萃12类，并予以简要注释。这种类编方法对后世医家影响很大。

（2）《难经》的整理研究　对于《难经》的注释整理研究，宋金元时期有关书目著录及别书援引，有近20种，惜大都亡佚。现存并影响较大者，当推元代滑寿《难经本义》。

《难经本义》（1366），2卷。书前列“阙误总类”“难经汇考”两篇，考证《难经》的名义源流及错简、衍文。卷上为一至三十难，卷下为三十一至八十一难。其注文考《素问》《灵枢》以探其源，旁及张仲景、王叔和、孙思邈、王焘等，引录吕广、杨玄操、丁德用、虞庶、周舆权、王宗正、纪天锡、张元素、袁坤厚、谢缙孙、陈瑞孙等11注家，择其善者而从，间附己义。其中后三家元代医书已佚，赖此书才得窥一二。滑寿对《难经》的整理和阐发相当精辟，清代医家徐灵胎称其“最有条理”。《四库全书总目提要》称“其注则融会诸家之说，而以己意折衷之。辨论精核，考证亦极详审”。

2.《伤寒论》的整理研究

宋金元时期，医家对《伤寒论》的整理研究颇为兴盛，各类著述多达75种，伤寒学开始形成，并为明清时期伤寒学的兴盛与分类研究打下了基础。按其整理研究方式归纳为以下几类。

（1）全文注释研究　这一时期系统全面注解《伤寒论》的注本，仅有金代成无己《注解伤寒论》（1144）。该书10卷，22篇，篇次及各篇内容与林亿等人校正的“宋本”《伤寒论》基本相同，但增删部分文字。其注释多援引《黄帝内经》理论，以经释论，因而更能发明仲景原旨。每方之后，训解方义，开仲景方解之先河。每卷之后，附以“音释”，此亦《伤寒论》“音释”之首见者。

（2）以方类证研究　以方类证即以《伤寒论》方为纲，将其主治条文或证，类列于下。如刘元宾《通真子伤寒括要》，取《伤寒论》方31首，如桂枝汤证，下列《伤寒论》中桂枝汤主治条文15条，后列桂枝汤方药组成及煎服法。

（3）以方立论研究　以方立论，重点论述其方药的组合、配伍及主治机理，即所谓方论、方解。如成无己《伤寒明理论》卷四“伤寒明理药方论”，选取仲景方20首，分论其方名、治法、配伍、主治、药性等。此法不仅是对20首方剂的深入论述，亦为全面研究《伤寒论》提供了经验，对明清之际“方论”诸书的问世具有一定的影响。

（4）以证类文研究　以证类文者，以《伤寒论》原文所见诸证，兼及伤寒别证为题，将《伤寒论》条文或释文，类列其后。如许叔微《伤寒发微论》卷上“论伤寒七十二证候”，共列72证，每证之下，以注文形式类列《伤寒论》条文或别书内容，间出己论。该方法开创了以证类方或以证类论研究《伤寒论》的方法，对后世亦有较大影响。

（5）以证案带论研究　以证案带论即以证名为题，以医案为例而兼发论述，如许叔微《伤寒九十论》，许氏选择了90则伤寒治验病案，有以方名为证者，如大青龙汤证；有以证候为证者，如指甲黑青证；有以病名为证者，如风温证；有以病机为证者，如阴中伏阳证；有以辨药为证者，如辨桂枝汤用芍药证等。每证之下，首列自治病案一则，继之以分析讨论，反映了许氏较高的理论水平与治疗技术。所记病案录有姓氏、职业、时间、病候、诊断、治法、方药、预后等项，并包括了11例死亡病例，对加深理解《伤寒论》有一定指导意义。

二、病因病机学的发挥

在病因研究方面，南宋医家陈言有专著论述。陈言（1131~1189），字无择，号鹤溪道人，1174年撰《三因极一病证方论》，简称《三因方》。陈氏在张仲景"三因致病说"基础上进一步阐发，将病因分为三类：一是外因，即天之六淫；二是内因，即人之七情；三是不内外因，诸如房室不节、虫兽所伤、金疮折跌、畏压缢溺等。这种分类虽与张仲景略同，但内容有所发展，陈氏对各类病因概括得更加具体，范围更全面，更符合临床实际。陈氏"三因致病说"使中医病因学说更加系统化、理论化，一直为后世医家所遵循。

在病机学说方面，宋金元时期医家们结合自身临证进行多方面阐发。钱乙针对小儿生理特点，总结出小儿发病"易虚易实，易寒易热"病机特点；陈自明结合中医基础理论阐发妇产科病机特点；刘完素发挥《素问》的病机理论，提出"六气皆从火化"的论点；张从正总结出邪气侵袭人体上、中、下三部，使人之气血壅滞，进而有因邪致病的病机理论；李杲阐发脾胃病病机，提出"内伤脾胃，百病由生"的论点；朱震亨探讨虚火致病病机，总结出"阳常有余，阴常不足"的病机特点。

宋金元医家对病因病机的广泛研究和深入探讨，取得了可喜成就，为后世病因病机的进一步发展奠定了坚实基础。

三、诊断学的进展

宋金元时期，在诊断学方面取得重要进步，主要体现在：脉诊逐渐出现以浮、沉、迟、数为纲的学术体系，脉图及舌诊图首次出现，指纹脉法在儿科发展应用。

（一）脉诊

宋金元时期，重视诊断经验总结和脉学文献研究，脉学研究的一个显著特点是由博返约。

南宋崔嘉彦《脉诀》（1189），原作者为崔氏三传弟子张道中。崔嘉彦为南宋孝宗时道士，号紫虚真人，故该书又称《崔真人脉诀》《崔氏脉诀》《紫虚脉诀》。《脉诀》对《脉经》24种脉加以论述，提出浮、沉、迟、数四脉为纲，风、气、冷、热主病，执简驭繁，便于临床应用。该书以歌诀为体裁，易于习诵，流传较广，为历代医家所重视。

南宋施发《察病指南》（1241），3卷，以脉诊为主，兼及听声、察色、考味等诊断方法。书中记载33种脉象图，是作者根据自己体察出来的脉搏跳动情况绘制，以图示脉，是人体脉搏描绘方面的一个创举。

元代滑寿《诊家枢要》(1359),1卷，首论脉学理论及辨脉法，颇多创见，继则简析30种脉象。以浮、沉、迟、数、滑、涩六脉为纲，在《脉经》24脉基础上增加了长、短、大、小、牢、疾6种脉象，并专论妇、儿病脉象。

（二）舌诊

元代敖氏《金镜录》，主要讨论伤寒的舌诊，列舌象图12幅。后来医家杜本增补24图，合为36种彩色图谱，取名《敖氏伤寒金镜录》(1341)。其中论舌苔24图，论舌质4图，兼论舌苔和舌质8图，主要病理舌象均已提到。每图附文字说明，结合脉象阐述所主证候的病因病机、治法和预后，是我国现存第一部图文并茂的舌诊专书。

（三）指纹诊法

指纹诊法一般用于儿科诊断，主要观察3岁以下小儿食指掌面靠拇指一侧的浅表静脉，分为风、气、命三关。宋代有多部著作记载了指纹诊法。如刘昉《幼幼新书》(1150）载有虎口三关指纹诊法;《小儿卫生总微论方》(1156）记载有10种不同指纹的形状及所主证候等，至今被儿科临证沿用。

四、人体解剖学与法医学的进步

（一）人体解剖学

两宋时人体解剖图著有两部。一是《欧希范五脏图》，北宋庆历五年（1045)，在环州（今广西环江毛南族自治县）举兵反宋的欧希范等56人被官府诱杀后，宜州推官吴简命医师、画工剖腹探查，并绘成解剖图册；二是《存真环中图》，1113年由医家杨介根据宋徽宗崇宁年间在泗州（今江苏省盱眙县）处死犯人的尸体解剖整理而成。

《欧希范五脏图》所绘主要内容为人体内脏图谱，对肝、肾、心、大网膜等解剖位置和形态的记载基本正确，并从病理角度进行了初步的观察和记录，如“蒙干多病嗽，则肺胆俱黑；欧铨少得目疾，肝有白点”;《存真环中图》部分图谱散见于宋代朱肱《内外二景图》、明代高武《针灸聚英》和杨继洲《针灸大成》，包括“右侧向图”“心气图”“气海隔膜图”“脾胃包系图”“分水阑门图”“命门大小肠膀胱之系图”等。这些图谱和文字说明大体正确，对加深人体解剖、生理、病理的认识有一定历史意义。后世医书的引录，说明它对医疗实践也起到了一定的指导作用。

（二）法医学

两宋时期，法医学蓬勃发展，出现了系统的法医学专著。最初有佚名的《内恕录》，南宋郑克《折狱龟鉴》，载395个案例，提出“情迹论”，重物证，反对酷刑；桂万荣《棠阴比事》(1211),载144个案例；后有《检验格目》《检验正背人形图》等著作问世。宋慈《洗冤集录》，是我国宋代以前刑官检验知识和理刑经验的一次总结，标志着我国法医学日益规范化，对我国乃至世界法医学发展均有重要影响。

医史小故事

宋慈与《洗冤集录》——司法公正与医者仁心

宋慈（1186~1249），字惠父，福建建阳（今福建南平）人。嘉定十年（1217）进士，曾四任提点刑狱公事，清廉刚正，办案详审，雪冤禁暴。他博采诸书，自《内恕录》以下诸家，荟萃厘正，以个人审案检验经验，撰成《洗冤集录》(1247)。全书5卷，卷1~2为律令、检验总论，卷3~5为验骨，主要记述了人体解剖、尸体检查、现场勘察、死伤原因鉴定及急救解毒等内容。书中内容具有重要的科学价值和实用意义，如对于各种尸伤的鉴别达到了非常精细的程度，最先提出以出血和组织收缩作为标志鉴别刃伤发生于生前或死后；正确指出了勒死与缢死的区别等；记载了用糟醋泼腌尸体以防止细菌感染，减缓伤口腐败并固定创口的方法；记载秦汉时即见于史载的"检滴骨亲法"，可视为血清检验法的先声；记载当事者可能用于自杀或谋杀的有毒动物、植物、矿物药，各种急救与解毒方法，在当时都是很先进的。从13世纪到19世纪末，在国内一直沿用600多年，后世法医学著作大多以此书为蓝本写成。它比欧洲人编著的同类著作早350年。《洗冤集录》出版后颇受各国重视，先后被译为朝、日、英、德、俄等多种文字，在世界法医学史上有重要影响和地位。宋慈提出"凡检覆必躬亲视之，不可避臭秽"，体现了实证求真的科学态度。要求验尸官必须亲临现场，细致勘验，避免冤假错案。他的实践印证了"医法同源"，医学不仅是治病之术，更是维护正义的工具。

元代法医学主要成就表现在三个方面：一是元世祖忽必烈至元五年（1268）检验法令的颁布与实施，简化了繁琐的检验文件，成为后世检验文件的样板；二是元成宗元贞三年（1297）颁行《儒吏考试程式》，在世界上首次提出了现代法医学的三大组成部分——尸体、活体及物证，是继《洗冤集录》后，对世界法医学的又一重大贡献；三是元武宗至大元年（1308）王与编著《无冤录》。该书考证了滴骨验亲史，纠正了《洗冤集录》的一些错误描述，记载了《元典章》未载的一些检尸规定等，具有重要法医学价值。

第三节　方药学的进步

宋元时期方药学取得了巨大成就，出现了大量著作，主要有两个特点：一是官方方药典籍多次编修，民间医家撰著不时涌现；二是收载方药数量大幅增多，对方药的认识也不断深化，专题本草著作和医家个人方书编撰各具特色。

一、药物学的发展

宋金元时期，药物学得到较快发展，官修、私修综合性本草著作大量涌现，本草专题研究也取得极大成绩。

（一）综合性本草著作的涌现

宋代本草学兴盛的表现是综合性本草著作大量涌现，既有官修的《开宝本草》《嘉祐本草》《本草图经》，也有医家个人撰写的《重广补注神农本草并图经》《经史证类备急本草》等。这些著作前后承继，推动本草学不断发展。

1.《开宝本草》

宋初，太祖赵匡胤就关注本草图书的编纂，鉴于《唐本草》"朱字墨字，无本得同；旧注新注，其文互阙"，下诏"详定《唐本草》"。开宝六年（973）整理为《开宝新详定本草》，国子监刊行，宋太祖御制序文，该书已佚；开宝七年（974）再行整理为《开宝重定本草》，也已亡佚，仅李昉序文存世。《开宝本草》由尚药奉御刘翰等负责编撰，翰林学士李昉等审核。其在《唐本草》基础上，参考陈藏器《本草拾遗》、李含光《本草音义》，考订谬误，革新类例，注文按语均作标示。共收载药物983种，其中《神农本草经》360种，《名医别录》182种，《唐本草》所附114种，有名无用者194种，刘翰等人新附133种。此书在刊刻体例上最大的改变，是"以白字为神农所说，墨字为名医所传，唐附今附，各加显注"。这一变化开启后世《证类本草》系列典籍以白字、墨字刊刻之先河。

2.《嘉祐本草》

又名《嘉祐补注神农本草》。宋仁宗嘉祐二年（1057）校正医书局成立后最早校正的医书，由太常少卿、直集贤院掌禹锡，职方员外郎、秘阁校理林亿，殿中丞、秘阁校理张洞，殿中丞、馆阁校勘苏颂等校正。最初动机是校正本草，但在工作过程中发现诸多问题，后由校正径改为补注。补注具体体例与内容概括为以下几点：补注以《开宝重定本草》为底本，循其旧例，不作更改，内容上与旧文相参合，重则删除，缺则增益；引用参考文献包括各种医书、药谱和经史百家之书，凡可借鉴均为采纳，多以引书先后为次第，标注出处；对于药物著录来源亦皆标注，如为新补药物，则于文后补缀"见某书"字样。《嘉祐本草》全书并目录21卷，收载药物1082种，在《开宝本草》983种基础上，新增99种，其中新补82种，新定17种。该书在编纂过程中，协助之人多有增补，如医学秦宗古、朱有章，太子中舍陈检，光禄寺丞高保衡等。嘉祐六年（1061）十二月成书，仁宗赐名"嘉祐补注神农本草"。此书今已亡佚，其内容见于后世诸本草典籍。

3.《本草图经》

在《嘉祐本草》编纂过程中，嘉祐三年（1058）十月校正医书局成员掌禹锡等上奏，提出仿效《唐本草》修撰时以图相辅而行，编纂图经。宋政府下令全国征集药物产地实图，由太常博士、集贤校理苏颂编纂，载图多为地方郡县所呈送；番夷所产，则请榷场、市舶司商客辨认。共载药物780种，635种药名下共绘图933幅。嘉祐六年（1061）十月成书，送校正医书局修写，嘉祐七年（1062）十二月一日进呈，奉敕镂板施行。全书并目录共21卷，其中"图以载其形色，经以释其同异"，主要就药物同名异物、产地差异、采集时月、入药部位、性味药效、未识物种、后世详识等诸多问题，加以整饬、解说与发明。该书今已亡佚，相关内容亦载后世诸本草典籍。

4.《证类本草》

全名《经史证类备急本草》，作者唐慎微，生卒年不详，字审元，约生活于北宋哲宗时期，华阳（今四川成都）人。唐氏容貌丑陋，为人朴讷，但头脑明敏，治病多验。诊病探疾言说症候不过数语，再问辄怒，不予回应。他临证问病不论患者身份贵贱，有召必往，不避寒暑风雨，为士人疗疾不收钱，只求名方秘录，因此士人读经史诸书，有得必录交予唐慎微。其二子、女婿传其技艺，皆为成都名医。全书31卷，又目录1卷，共计60余万字，收药物1746种，较《嘉祐本草》多出628种。该书体例及价值大致可归纳为以下几个方面：

（1）《证类本草》继承了《嘉祐本草》的原有体例和结构框架，将《本草图经》中各药内容逐一缀合于药物之后。作者所撰续注，以“墨盖子”形式将其与旧文截然区分开来，使得全文结构清晰，层次明了。

（2）《证类本草》引用文献的类别与数量进一步扩大。类别上，除中医方药类著作外，还涉及经史与道教文献；数量上，据后世所作统计，大致所引经史方书共246家。另外，该书在每味药后还大量附方，呈现出关注药物的实际运用与医药并重的思想。

（3）《证类本草》对后世影响极大，在它的基础上又生成了诸多本草典籍，它是李时珍《本草纲目》产生前最重要的本草著作，也是《本草纲目》撰写的蓝本。该书传入朝鲜、日本等国，对这些国家医药的发展产生一定影响。英国著名科学史家李约瑟博士曾评价说：“十二、三世纪的《大观经史证类本草》的某些版本，要比十五和十六世纪早期欧洲的植物学著作高明得多。”

目前所见留存最早版本是载有宋徽宗大观二年（1108）艾晟序文的《大观经史证类本草》（简称《大观本草》）。从序文看，此书是在集贤孙公所得《经史证类备急本草》基础上，“命官校正，募工镂板”而成。政和年间宋徽宗敕令“杨戬总工刊写，继又命臣（曹孝忠）校正而润色之”，约于政和六年（1116）前后完稿，命名为《政和新修经史证类备用本草》（后简称《政和本草》）。靖康二年（1127），北宋灭亡。国子监所藏板片、图书绝大部分被金人劫掠，《政和本草》亦在其中，该书因此得以在北方流传，并几经刊刻。目前最为常见者是蒙古定宗四年（1249）张存惠刊晦明轩本，此本将《本草衍义》内容逐条缀合其中，更书名为《重修政和经史证类备用本草》。南宋高宗绍兴二十七年（1157）诏令重新校定刊刻《大观本草》。该书现有部分残卷抄本存世，卷首题《绍兴校定经史证类备急本草》（后简称《绍兴本草》）。

《大观本草》《政和本草》《绍兴本草》，都是在唐慎微《经史证类备急本草》或其增改本基础上修订而成，保留了《经史证类备急本草》的绝大部分内容，构成了两宋系列本草著作。

（二）专题本草学研究与发挥

这一时期本草专题研究也取得极大成绩。代表性著作有《本草衍义》《珍珠囊指掌补遗药性赋》《饮膳正要》。

1.《本草衍义》

作者寇宗奭，为寇准曾孙，徽宗政和年间由承直郎澧州司户曹事转为通直郎添差充收买药材所辨验药材官。全书共20卷，目录1卷。体例仍承继《嘉祐本草》《本草图经》，前3卷为《序例》上、中、下，后17卷按玉石、草、木、禽兽、虫鱼、果、菜、米谷顺序，对470种药物一一进行阐述，再加上附载和兼述的，全书所载药物达570余种。此书既阐明了养生之道，也叙述了为医诊疾用药之法，针对前代本草著作中未载、语焉不详和不确之处，结合个人实践经验，详加说明，涉及药物名称、产地、形状、性味、炮制及功效等。该书多载前人未发之言，备受后世医家推崇。明李时珍《本草纲目》中即言："参考事实，核其情理，援引辨证，发明良多，东垣、丹溪诸公亦尊信之。"

2.《珍珠囊指掌补遗药性赋》

又名《珍珠囊药性赋》《雷公药性赋》等，原题李杲著，成书年代不详。目前所见多为4卷本。卷1载药性总赋，收寒性药66种、热性药60种、温性药54种、平性药68种，共248种，每味药简述其功能、主治，后附"用药发明"16种；卷2载90种药的"主治指掌"，简要概括每种药的药性、主治，后附"用药须知"6种；卷3、卷4均为药性赋，分玉石、草、木、人、禽兽、虫鱼、果品、米谷、蔬菜等11部，收药408种。两卷共载药性赋256首，每首先概括一种或两、三种药物的药性、功能和主治，后加以补充说明。此书篇幅不大，通俗易懂，语言深入浅出，易于背诵，因此成为了很多中药初学者的启蒙读物，在明清时期翻刻极多。

3.《饮膳正要》

约成书于元文宗天历三年（1330），元代宫廷饮膳太医忽思慧撰。据"进书表"，该书系忽思慧与赵国公常普兰奚"将累朝亲侍进用奇珍异馔、汤膏煎造，及诸家本草、名医方术，并日所必用谷肉果菜，取其性味补益者，集成一书，名曰《饮膳正要》。"全书3卷，主要内容有：食疗的基本理论，包括养生饮食禁忌，饮酒避忌，妊娠哺乳食忌，食物利害、相反与中毒等；食谱、药方与服饵方，包括宫廷饮食谱150余种，药膳方60余种，所谓神仙服饵方20余种；食物本草，共收米谷、禽、兽、鱼、果、菜、料物等七类230余种，主要介绍其性味、主治，并论述食疗、食品制作等内容。该书还附有本草图168幅。《饮膳正要》撰写目的主要是为满足元代宫廷饮食保健的需要，它吸收了前代有关食疗学和本草学的成果，特别在北方少数民族饮食、医药及外来食谱、方剂方面提供了丰富的资料，也侧面反映出当时医学文化中外交流的情况。此书在继承前代本草著作的同时，不乏创新之处，对其后同类著作具有一定的参考价值。

二、方剂学的贡献

宋代官方对医学的关注不仅表现在大型本草类书籍的编纂与反复修订，还表现为数种大型官修方书的问世。新朝初定，官方一方面安抚民众，以医术救民去疾，另一方面也以此彰显仁政与王道，施恩于百姓，借以巩固政权，宣扬教化。宋代官方和私人纷纷编修方书，为方剂学的发展做出了重要贡献。

（一）官修方书

宋代官修方书数量多，规模大，为历朝之最。如现存《太平圣惠方》100卷、《圣济总录》200卷，亡佚《神医普救方》甚至有1000卷。以下主要介绍对后世影响较大的《太平圣惠方》《太平惠民和剂局方》和《圣济总录》。

1.《太平圣惠方》

《太平圣惠方》100卷，分1670门，载方16834首，历时14年编纂而成，基本上汇集了北宋以前医方大部分内容。宋太宗太平兴国三年（978），诏令翰林医官院征集“家传经验方”，获方万余首。太平兴国七年（982），命王怀隐、王佑、郑彦、陈昭遇“校正编类，各于篇首，著其疾证”“方药次之”。淳化三年（992）书成，太宗赐名《太平圣惠方》，并亲撰序文。

《太平圣惠方》内容来源多样，其中有1000余首药方来自太宗于潜邸时所收藏，近10000首是翰林医官院征集的名方，百余首来自地方官吏、名医、名僧献方，近6000首为前代医书所载方剂。该书首卷论述医学理论，脉诊方法等，卷2阐述药物的来源、炮制、性状、作用等。卷3至卷100，根据病症分门立论，阐述病因，附载病方，理法方药俱备，便于披览。

《太平圣惠方》成书后，颁赐全国诸道、州、府。由于该书卷帙浩大，不便使用，于是相继出版了《简要济众方》《圣惠选方》等节选本。此书后世屡经刊刻，被称为“国朝第一方书”。之后该书又成为医学生教材，中央和地方医学生考试的出题依据，南宋后逐渐上升到医经的地位，影响到同时期的辽、金、西夏，并远播朝鲜、日本。

2.《太平惠民和剂局方》

宋初，虽然建立了官方制药售药机构，但成药并非国家专卖，民间药商经营质量参差又无统一标准，且谋利之风盛行。神宗熙宁五年（1072），王安石推行“市易法”，成药实行国家专卖，很大程度上加强了国家对成药质量、安全的监管，也提高了政府财政收入。为了进一步规范成药制造，元丰五年（1082），宋神宗下诏：“天下高手医，各以得效秘方进，下太医局验试，依方制药鬻之，仍模本传于世。”由此拉开了《太平惠民和剂局方》编纂的历史，之后八易其稿，至南宋末年才形成传世定本，共10卷，载788首方。

该书所录方剂，分14门、23种疾病依序编排，有论有方。其特点是，所收医方都是广泛运用于临床的诸家名方、经验效方，因此受到地方官吏、医患和百姓的关注、青睐。自出版以来，不断翻刻，远播周边少数民族政权区域和国外，对元、明、清代皆有影响。

3.《圣济总录》

宋徽宗即位后，继续积极采取措施推动医学发展，改制官方售药机构，改革医学教育，组织修撰医学著作。政和四年（1114），诏令翰林医官曹孝忠等人成立“编类圣济经所”，征求当时民间及医家所藏医方。徽宗据此撰成《圣济经》，主要阐发医学理论，收医方甚少；曹孝忠等撰成《圣济总录》，征集的大量医方编入此书。医方经整理和验试，确有效验方可入编。

《圣济总录》全书200卷，宋徽宗撰写序文。以《黄帝内经素问》《天元玉册》《圣济经》为指导思想，编排体例“以病分门，门各有论，而叙统附焉”。分66门，医方2万余首，卷1~4为医学基础理论；卷5~184为诸科疾病症候、主治、组方和服药法等内容；卷185~200为补益门、食治门、针灸门、符禁门、神仙服饵门。

《圣济总录》成书年代不可确考，当于北宋末年刊刻完毕。然而未及颁行即遇靖康之变，书板为金人掳走。前人研究认为，金大定本就是在北宋刊刻本基础上改刊而成。后世各代也多有刊本和抄本流传。与该书在北方流传形成鲜明对比的是，偏安江南一隅的南宋并无此书流传，对其在北方的流播情况也一无所知。《圣济总录》是北宋所修最后一本医书，代表了当时医学理论、临床实践以及药物学最高水平。后世对此书的价值颇有赞誉，金代焦养直序就称此书“实医经之会要，学者之指南，生民之司命也”。

（二）私撰方书

宋代官方对于医药事业的关注，长期推行仁政治国理念，广大医者和士人也重视医学书籍的搜集整理、注释编纂。在官方编撰大型方书同时，民间出现了诸多私人撰写方书典籍。

1. 王衮《博济方》

又称《王氏博济方》，王衮约生活在北宋仁宗庆历、神宗元丰前后，是当时著名医家，曾任钱塘酒官。因其父母皆身患重病，遂留心医药，经二十余年，搜集方论7000余首，皆经效验。他在验方中择其精妙者500余首，编成该书，勒为5卷。《博济方》初刊于庆历七年（1047），后毁于兵火。清代修撰《四库全书》，从《永乐大典》中辑出该书350余方。今本《博济方》，以证统方，分29类。卷1存伤寒、风证、劳证、血证四类；卷2存上焦证、中焦证、下焦证、三焦总治、五脏总治、诸风、诸积七类；卷3存目疾、齿须发、眩晕、嗽喘、痰饮、霍乱、翻胃、癥癖、水气、脚气、小便证、大便证、中毒十三类；卷4存胎产、经气杂证二类；卷5存疮科、丹药、修制药法三类。每类之下，先列方名，再论症状、病因、治法，后言药名、剂量和使用方法。

《博济方》有三个特点：一是药物多选用矿物类、动物类药，如“返明丹”“辰砂膏”“三圣丸”“神宝丹”等。这在一定程度上也反映出当时医界用药的一些特点；二是剂型以丸、散、膏、丹为主，极少选用汤剂；三是文中掺杂了一些神仙方术类内容，如服食丹药可飞升腾空。总体而言，《博济方》为作者长期积累所得，其博取验方，采录他书所未备者，详加记录，使医家可参考权变，是一部十分难得的私家方书。

2.《苏沈良方》

又名《苏沈内翰良方》，是沈括、苏轼所撰方书和医药笔记合编之作。沈括曾撰《良方》一书，约成书于1089~1095年前后。

《苏沈良方》传世版本分10卷本和8卷本两个系统。10卷本存世最早者为明嘉靖年间刻本，流传不广。至清代修撰《四库全书》，纪昀嘱王史亭从《永乐大典》中辑出168篇，分8卷刊印问世。8卷本讹误较少，刊刻精美，但内容缺失较多；10卷本错讹较多，但内容更为完整。

10卷本《苏沈良方》收方论200余篇，内容丰富，涉及医学理论、药物辨析、临证治疗等，对应疾病包括内、外、妇、幼等科，其中不乏重要发现和记载。书中首次详细记载“秋石”的提炼方法和临床应用，首次对人体咽喉进行符合现代解剖学意义的分析，另有很多重要方剂第一次被记载下来，至今仍被临床使用，如至宝丹、沉麝丸、麦饭石等。

3. 许叔微《普济本事方》

又名《类证普济本事方》。许叔微（1080~1154），字知可，真州（今江苏仪征）人，曾在徽州、杭州任官。幼时因“百日之间，并失怙恃”，因此留心医术。晚年他汇集平生亲验效方、医案和理论心得撰成此书，题为《普济本事方》。

全书10卷，分25门，涉及内、外、妇、儿、五官各科。共录医方300余个，每方首列主治，次列组方、煎服法，间附治验病例。其特点可归纳为三点：一是所收方剂来源广泛，除自创方外，还收录《千金要方》《太平圣惠方》《太平惠民和剂局方》《经效产宝》中方剂，张仲景、孙兆、庞安时、沈括等众多学者、医家效方及民间验方，所采医方均经许叔微临证亲验；二是方中所用药物精当，且注重炮制。书末“制药制度总例”专门就100余味药物炮制方法详加说明，对后世具有参考意义；三是贴近临床，蕴含了作者毕生临床经验总结和理论见解。

4. 严用和《严氏济生方》

严用和（约1199~1267），字子礼，约生活于南宋宁宗、理宗、度宗三朝。自序言：“偶因暇间，概念世变有古今之殊，风土有燥湿之异，故人禀亦有浓薄之不齐，概执古方，以疗今之病，往往枘凿之不相入者，辄因臆见，乃度时宜，采古人可用之方，裒所学已试之效，疏其论治，犁为条类，名曰《济生方》。”全书“论治凡八十，治方凡四百，总为十卷”。十五年后，严氏又得良方90首，评语24则，作《济生续方》。二书后世亡佚，清代编撰《四库全书》，由《永乐大典》中辑出8卷。此后学者从日、韩传本及《医方类聚》辑复整理，二书的状貌、内容得见于世。

《严氏济生方》以记载杂病诸方为主，立论精要，重视脏腑论治。作者不仅吸收汉、唐经典理论，受宋代诸家影响也很大，如五积散、香苏散、十神汤等出自《太平惠民和剂局方》《三因极一病证方论》。他强调从脏腑生理功能和病理变化看疾病的病因病机，分别证候类型，以此立法处方。临证注重扶持胃气，重视肾之作用，多用温补之法。用药上喜从民间搜集验方，同时也注重药物的炮制。

第四节　金元医家的学术创新和影响

金元时期是中医学又一个创新与争鸣的历史时期，这与当时社会文化背景、医学发展水平以及疾病谱变化有一定关系。医学发展到北宋已有良好基础，积累了丰富的新经验，为医学理论的创新准备了基本条件。五运六气学说的兴起，疫病的大规模流行，使“时运不齐，古今异轨，古方新病，不相能也”成为医家共识。金元医家在继承中医经典理论基础上，提出各自的学术观点和理论，改变了“泥古不化”的状况，涌现出一批杰出医家，形成了以刘完素为代表的研究外感热病为主的河间学派，以张元素为代表的研究脏腑病机的易水学派，以李杲为代表的研究脾胃内伤学说的补土派，以张从正为代表的研究攻邪理论的攻邪派，以朱震亨为代表的研究内伤火热的丹溪学派等。刘完素、张从正、李杲、朱震亨被后世称为“金元四大家”。金元医家的学术创新和争鸣，促进了医学的发展和繁荣，对后世医学的发展产生了深远影响。正如清代《四库全书总目提要·医家类》所说：“儒之门户分于宋，医之门户分于金元。”

一、刘完素与火热论

刘完素（约1120~1200），字守真，号通玄处士，金代河间（今河北河间市）人，后人尊称为刘河间。他自幼耽嗜医书，从25岁起精心研究《内经》，35年间，手不释卷，废寝忘食。认为“法之与术，悉出《内经》之玄机”。因而将《内经》理论与当时盛行的五运六气学说相结合，对火热病机详加阐述，提出“火热论”，自成一家之说。金章宗曾三次征召，均坚辞不就，后赐号“高尚先生”。他因医术高明，被誉为“长沙复生”。

刘完素一生治学严谨，钻研《内经》，对疾病发生的机理提出了自己独到见解，先后撰写《素问玄机原病式》（简称《原病式》）2卷、《黄帝素问宣明论方》（简称《宣明论方》）15卷、《素问病机气宜保命集》（简称《保命集》）3卷、《三消论》1卷。其中前三部被合称为《河间三书》，反映了刘完素的学术思想。

“火热论”是刘完素主要学术思想。他从理论上详尽阐发了火热病机，强调火热致病的广泛性。《素问·至真要大论》所述病机19条中，属火者10种，属热者7种，而刘完素把火热病证扩大到57种，强调“六气皆从火化”，指出六气中风、湿、燥、寒诸气在病理变化中皆能化热生火，火热也往往是产生风、湿、寒、燥的原因之一。并提出“五志过极皆为热甚”“情志所伤，则皆属火热”。在《素问玄机原病式》中，他将惊、躁、扰、狂、越、妄、谵、郁等证都列为火热之变；还从玄府通畅与否的角度入手，阐述了“阳气怫郁”是火热病发生发展过程中的一个中间环节，六淫及五志太过均可导致阳气怫郁，致气机阻滞而化火热。对火热病的治疗以清热通利为主，善用寒凉药物。临床上火热病治疗原则、方药依病位之表里而定。若怫热郁结于表，用辛凉或甘寒以解表；表证兼有里热，用表里双解之法；若表证已解，而里热郁结者，则用承气汤类等下其里热，创制防风通圣散、双解散、三一承气汤等著名方剂。刘完素对火热病的病理变化，在《素问》病机的基础上有所发展，临证上总结出治疗热性病的治疗法则，颇多创见，对后世温热病的治疗有很大影响。刘完素还提出“玄府气液说”，进一步阐述了《内经》亢害承制理论，为中医学理论的发展作出了重要贡献。他对火热病证的论述，对后世产生了深刻影响，致有“热病用河间”之说。刘完素为代表的学派被后世称为“寒凉派”，又称“河间学派”。

二、张元素与脏腑辨证论

张元素（约1151~1234），字洁古，金代易州（今河北省易县）人。张元素8岁应“童子举”，27岁试“经义”进士，因犯“庙讳”而落榜，弃仕从医。他在学术上倡言“运气不济，古今异轨，古方新病不相能”的观点，运用五运六气阐发遣药制方理论，全面研究脏腑病机辨治，治病多不循古方，成为易水学派的开山。张元素著有《医学启源》《脏腑标本寒热虚实用药式》《药注难经》

《医方》《洁古本草》《洁古家珍》以及《珍珠囊》等。其中《医学启源》与《脏腑标本寒热虚实用药式》最能反映其学术观点。

张元素总结历代有关脏腑辨证经验，提出脏腑辨证学说，系统论述脏腑的生理、病理、症候、演变、预后和治疗，成为中医学各种辨证方法的基础，也是内科疾病辨证论治最重要和最常用的方法。金元以后许多医家从实践出发运用脏腑辨证学说，对脏腑证候的病机和治疗，进行了专题研究与发挥，使脏腑辨证日臻完善。此外，张元素依据《内经》所论，对中药的气味厚薄、阴阳、归经等作了深入研究，创立了中药归经学说。还论述了引经报使，即通过某种药物引导，使全方对某脏腑经络的疾病发挥更好的疗效，如“头痛须用川芎，如不愈，各加引经药，太阳蔓荆，阳明白芷，少阳柴胡，太阴苍术，少阴细辛，厥阴吴茱萸”“升麻，气平，味微苦，足阳明胃、足太阴脾引经药”，丰富发展了中药基础理论。

李杲、王好古师承张氏之学，于脾胃内伤病、三阴证最有研究。李杲在脏腑辨证说的启示下，探讨脾胃内伤病机，提出“脾胃内伤，百病由生”，创立脾胃论；王好古重视脏腑内伤阳气虚损，阐发阴证病因病机和辨证治疗，发挥为阴证论。

三、张从正与攻邪论

张从正（约1156~1228），字子和，号戴人，金代睢州考城（今河南兰考县）人，春秋战国时睢州属戴国，因自号“戴人”。曾“从军于江淮之上”，也曾任职太医院，不久辞归。代表作《儒门事亲》，15卷，非其一人手笔，部分内容由其弟子麻九畴、常德润色撰辑而成。

张从正私淑刘完素，是具有革新思想的医学家，主张“古方不能尽治今病”。临床上反对滥用辛燥温补，提出“病由邪生，攻邪已病”的观点，对汗、吐、下三法的运用具有独到见解，并丰富了情志疾病治疗方法。《金史》称其“精于医，贯穿素、难之学，其法宗刘守真，用药多寒凉，然起疾救死多取效”。

“攻邪论”源于《内经》，基于实践。张从正强调：“病之一物，非人身素有之，或自外而入，或由内而生，皆邪气也。”他认为邪气包括天、人、地三方面。天邪是指天之六气，风、寒、暑、湿、燥、火；人邪是指人之六味，酸、苦、甘、辛、咸、淡；地邪是指地之六气，雾、露、雨、雹、冰、泥。天、人、地三邪分别侵犯人体上、中、下三部，“故天邪发病，多在乎上；地邪发病，多在乎下；人邪发病，多在乎中”。

张从正攻邪有汗、吐、下三法，其应用由邪气的种类和侵犯人体的部位决定。天邪多侵犯人的上部，用汗法祛邪外出；人邪，即饮食内伤，病在中，位于膈或上脘，可用吐法；地邪侵犯人体，多发生于下部，因势利导，可用下法。张从正扩大了汗、吐、下三法的应用范围。凡有解表作用的，皆为汗法，包括灸、蒸、熏、渫、洗、熨、烙、针刺、砭射、导引、按摩等；凡有上行作用的，皆属于吐法，包括引涎、漉涎、嚏气、追泪等；凡有下行作用的，皆为下法，包括催生、下乳、磨积、逐水、破经、泄气等。张氏在三法的运用方面积累了丰富的临床经验，尺度把握精当，强调三法治病“中病即止，不必尽剂”。故曰：“所论三法，至精至熟，有得无失，所以敢为来者言也。”

在攻邪与扶正的关系上，张从正以攻为主；在补与泻的关系上，以泻为主，“邪去则正安”，邪未去时“补之足以资寇”；病邪不论来自何因，均非人体所素有者，一经致病，就要攻治，病去则止，不必迷信补药。但他并不绝对化，体虚则需食补，主张“养生当论食补，治病当论药攻”。病退谷进，邪去精生，才可收到邪去正安的疗效。他认为善用药者，重在顾护病人胃气，方得补法之真谛。

张从正十分重视社会环境、精神因素等致病作用，发展了《内经》中的整体观，丰富了中医学中有关医学社会学、心身医学的内容，扩大了情志疗法的治病范围。其独特的精神疗法和用药经验，详载于《儒门事亲》一书。张从正理论上力倡攻邪，临证善用攻下，因此被称为“攻邪派”。

四、李杲与脾胃论

李杲（1180~1251），字明之，晚号东垣老人，金代真定（今河北正定县）人。家境富有，幼习儒业，因母病被庸医所误而死，痛悔不明医学，乃发奋学医，捐千金拜易州名医张元素为师，不数年尽得其传，成为一代名医。泰和二年（1202），李杲任职税务官，后因元兵围攻汴梁，为避战乱，辗转聊城、东平一带，于1244年回归故里。李杲生活的金代，民族矛盾十分尖锐，人民生活极不安定。李杲受《内经》与张元素学术思想的影响，观察到饥困劳役、惊恐忧伤易损伤脾胃，加之时医崇古尊经，滥用苦寒药重损胃气的临床现象，遂深入探讨脾胃内伤的病因病机、治疗方药，创立脾胃学说，对后世产生重大影响，故有“内伤法东垣”之说。李杲代表作有《脾胃论》《内外伤辨惑论》《兰室秘藏》（系弟子罗天益整理而成）；另有《东垣试效方》《医学发明》《药类法象》《用药心法》等。

其学术思想核心是“内伤脾胃，百病由生”。他发挥《内经》“有胃气则生，无胃气则死”的观点，认为脾胃运化水谷，是元气之本，“元气之充足，皆由脾胃之气无所伤，而后能滋养元气”；反之，“脾胃之气既伤，而元气亦不能充，而诸病之所由生也”。

升降浮沉是自然界一切事物不断运动变化的主要形式。李杲认为人与自然相应，脾胃属土，为人身气机升降之枢纽。保持脾胃正常的升清降浊功能，身体健康。“盖胃为水谷之海，饮食入胃，而精气先输脾归肺，上行春夏之令，以滋养周身，乃清气为天者也；升已而下输膀胱，行秋冬之令，为传化糟粕，转味而出，乃浊阴为地者也”。升清降浊，气机正常，身体才会健康。脾胃受伤，升降失常，则百病皆起。在气机升降问题上，李杲特别强调升发，谷气上升，脾气升发，元气才能充沛，生机才能旺盛，阴火才能戢敛潜藏。否则，阴火即上冲而为诸病。因此，他非常重视升发脾阳，创制了补中益气汤用于内伤热中证。

内伤脾胃的原因，李杲概括为三方面：饮食不节、劳役过度和精神刺激。这三方面的因素往往错综交织，而精神因素常常起着先导作用。他认为，脾胃病“皆先由喜怒悲忧恐，为五贼所伤，而后胃气不行，劳役饮食不节继之，则元气乃伤”。

在临证实践方面，李杲善于运用补上、中、下三焦元气，而以补脾胃为主的原则，采取“调理脾胃”“升举清阳”为主的治疗方法。如治肺弱表虚证，用升阳益胃汤；治脾胃内伤，用补中益气汤；治肾阳虚损，用沉香温胃丸。这是三焦元气以脾胃为本的理论在治疗上的具体应用。李杲认为内伤热中证的主要病机是中气不足，治疗时主张用甘温之剂补益脾胃，升其阳气，则阴火下潜而热自退。李杲将这一思想贯穿到各科疾病的治疗中，还创制了升阳散火汤、朱砂安神丸、当归补血汤等名方。

用药方面，李杲也遵循张元素“升降浮沉”“引经报使”“气味厚薄”及“分经”用药学说，主张“主对治疗”，提出“时、经、病、药”四禁。他主张忌寒凉、淡渗及辛热之品，以免重泻阳气，更助阴火。饮食方面也应注意温食、减食、美食等食养事宜。尤其强调省言养气，安养心神，以助元气恢复。

李杲继承并发挥了张元素脏腑辨证之长，以脾胃立论，发展了内伤疾病的病机学说，丰富和充实了临床用药理论，对中医学作出了卓越的贡献。他的治学态度、学术思想以及用药经验都值得后人学习和借鉴。李杲师法易水学派张元素，而又自成一家，以其善用温补脾胃之法，由此析出的学派被称为“补土派”，他的弟子有罗天益、王好古。

五、王好古与阴证论

王好古（约1200~1264），字进之，号海藏，元代赵州（今河北省赵县）人。曾经与李杲一起学医于张元素，但其年龄较李杲小二十岁左右，后又从师于李杲，尽传李氏之学。在继承两家学说的基础上，从肝、脾、肾阳气虚损角度探讨阴证，结合个人丰富实践经验，对阴证的病因、病机、诊断及治疗等方面作了全面阐发，创立阴证学说，补充了仲景学说的不足。王好古著有《阴证略例》《医垒元戎》《此事难知》《癍论萃英》《汤液本草》等书，其中《阴证略例》为其代表作。

王好古阐发阴证，强调内因在发病上的决定作用，人的本气已虚，再“感寒饮冷”或“误服凉药”可发为阴证。辨证上强调脉证合参，以面青黑、脉弦而弱者为伤在厥阴肝之经；面红而赤、脉细而微者为伤在少阴肾之经；面黄或洁、脉缓而迟者为伤在太阴脾之经，此即其所倡立的“内伤三阴例”。在治疗上提出“三阴可补”，除选用张仲景通脉四逆、当归四逆、理中汤作为内伤三阴的主治方外，又收集后世温补脾肾诸方如返阴丹、正阳散、附子散、白术散等作为补充，这对后世辨治阴证影响极大。

六、朱震亨与相火论

朱震亨（约1281~1358），字彦修，元代婺州义乌（今浙江义乌）人。居于丹溪，故后人尊称为“丹溪翁”。他自幼好学，早年习举子业，30岁时母病而“众工束手”，遂立志学医，刻苦钻研《素问》等典籍，“缺其所可疑，通其所可通”。36岁拜朱熹四传弟子许谦为师，对其医学思想有重要影响。后因许谦卧病日久，鼓励他学医，乃专心医学，越两年，治愈其师多年顽疾。闻罗知悌为刘完素再传弟子，旁通张从正、李杲之学，朱震亨乃求教于罗知悌门下，终成一代名医。朱震亨代表作有《格致余论》《局方发挥》，并传有《金匮钩玄》《本草衍义补遗》《外科精要发挥》等，《丹溪心法》《丹溪心法附余》等书则系其门人整理纂集而成。

朱震亨能发挥经旨、参合哲理、融合诸家，并结合临床实践而创立新说。他医德高尚，乐于施教，江南从师及私淑其学者甚众；治学方法上，善于广取诸家，对医学理论研究的深度与广度都达到较高水平；学成后亲手治好母亲和许谦的病，提出“操古方以治今病，其势不能以尽合”，成为当时敢于创新的医家。

当时《局方》依然盛行，医者滥用辛燥药物而致伤阴之弊者仍很普遍。朱震亨潜心研究，著《局方发挥》列举诸证，剖析误用辛热之害，指出对于阴虚血少之人所伤尤甚，在纠正时弊方面发挥了重要的作用。朱震亨学说源于《内经》，并进一步发展了罗知悌“湿热相火为病甚多”的观点。“相火论”“阳有余阴不足论”反映了他的主要学术思想，并在医理之中贯穿了“太极动而生阳，静而生阴”“吉凶悔吝皆生乎动”及“动而中节”等理论，这与他受到理学思想的影响有关。

“相火论”是朱震亨滋阴降火的理论依据。他发挥了《内经》以下关于“相火”的见解，阐述“相火”之常与变。相火之常为生理，所谓“人非此火不能有生”，人体内的相火寄于肝、肾二脏，并与胆、膀胱、心包络及三焦都有关联，人体生命活动以动为主，而动是相火作用的结果，相火应“动而中节”；相火之变为病理，所谓“相火元气之贼也”，相火动失其常，则可成为疾病发生、发展的主要原因，纵欲伤阴即“相火妄动”“煎熬真阴”。为了根本解决引起“相火妄动”的情志过极、色欲无度、嗜食厚味等致病原因，他大力宣传养生节欲，“保养肺、肾二脏”，强调收心养心，节制饮食、色欲，防止相火妄动。

“阳常有余，阴常不足”是朱震亨从理学的观点出发，结合《黄帝内经》的论述，运用“天人相应”理论，通过对天地、日月以及人体生命过程中阴阳状态的分析，从中悟到人身阴精难成易亏，再加上“人之情欲无涯”，容易耗散阴精，导致阴精虚损。治疗上他提倡滋阴降火法，强调补阴即是降火，泻火即是补阴，临证善用大补阴丸等滋阴降火之剂。

朱震亨并非一味滋阴降火，他也非常重视辨证论治。在治疗杂病方面总结出许多独到经验，多从气、血、痰、郁来论治。对血证，多从阴虚火旺立论，善用四物汤加清热药治疗；对痰证，提出“百病多兼痰”的著名论点，并立二陈汤为治痰基本方；对中风，提出痰热生风理论，主张治痰为先，次养血行血；对郁证，认为郁生诸病，郁可分为六：气郁、湿郁、热郁、痰郁、血郁、食郁，既可以单独致病，又常相兼为病，一般由气郁为先，若郁久则多能化热生火。故治郁重在调气，特创制越鞠丸统治诸郁，郁久须兼清火。这些观点对后世治疗疑难杂病产生了深远而巨大的影响，因此有“杂病用丹溪”的观点。朱震亨学说在国内外都有广泛影响。日本医学界曾经成立过“丹溪学社”，专门研究他的学说。在治疗上，朱震亨提倡滋阴降火法，故其学派被后世称为“滋阴派”。

金元医家所提出的不同学术观点，极大地丰富和完善了中医理论，改变了当时中医“泥古”的倾向。他们在不断总结前人经验的基础上，结合时局和临证经验，大胆提出了新的学术见解，又经长期的临证检验，最终成为中医理论的重要内容，开创了中医学术交流和争鸣的新局面，促进了中医理论的研究和发展，为不同学术流派的形成奠定了坚实的基础。

第五节　临床各科的成就

一、内科

宋金元时期，内科杂病理论和实践均有新的发展，已出现内科专科文献，但大量内科内容见于方书及医家综合性著作中，尤其是“金元四大家”的著作，理论性强、个人学术特色鲜明、从病因病机、治则到选方用药多有系统论述，对推动内科学发展起到举足轻重的作用。

《圣济总录》以18卷分81子目专论诸风辨证论治，宋太医局专设有“风科”，表明当时对风病的重视。医家明确地区分“真风”和“类风”，认识到“类风”非外风侵袭，乃脏气自病。如刘完素认为是“将息失宜，心火暴甚”；李杲认为是“年逾四旬，忧忿伤气，或体肥者，形盛气衰”；朱震亨则认为是“湿生痰，痰生热，热生风”。这些认识对临床治疗有重要指导作用。

宋代张锐《鸡峰普济方》，30卷，把水肿分为多种类型，施以不同治法，为水肿病的理论研究和临证治疗提供了丰富的参考资料。

北宋董汲《脚气治法总要》，2卷，对脚气病因、发病情况、治疗方法等进行了深入探讨。书中提出46方，分总治法、寻常法、内治法、外治法，是一部较全面的脚气病专著。

元代王好古《阴证略例》，1卷，专论三阴虚寒证。认为阳证易辨而易治，阴证变证复杂。如阴证似阳，阴盛格阳，内阴外阳等，难辨而难治。强调应以口渴、咳逆、发热、大便秘结、小便不通、脉沉细或虽浮弦但按之无力等为阴证的鉴别要点。对阴证治疗，王氏着重保护肾气，增强体质，强调温养脾肾的重要性。

元代葛乾孙《十药神书》，1卷，是治疗肺痨专书，共立10首方剂，分为止血剂、止嗽剂、祛痰剂、补养剂四类，为治疗肺结核提供了可循法则。

二、外科

唐以前称战伤为金创，并无明确的外科、伤科之称。宋代陈自明《外科精要》是外伤科分立的标志。宋金元时期皆有疡科专门设置。这一时期外科学发展的特点主要有：对痈疽疮疡的治疗，重视局部与整体的联系，使辨证论治进一步运用于外科治疗；对肿瘤的病因、症状和防治有了较为明确的认识。

《太平圣惠方》最早载述了“内消”与“托里”治法，并总结出外科痈疽辨别预后的“五善”“七恶”之说。《圣济总录》主张痈疽须内、外兼治；又提出痈疽初起时，要区分疽、痈、疖的差别，按病变过程采用不同治法；手术器械已有刀、针、钩、镊等。

《卫济宝书》1卷，约撰于12世纪初，原撰人佚名，东轩居士增注。书中最早使用了“癌”（此指深部脓肿，并非肿瘤）字。杨士瀛《仁斋直指方论》中描述癌为“上高下深，岩穴之状，颗颗累垂……毒根深藏，穿孔透里”，则具有某些肿瘤的特征。

南宋李迅《集验背疽方》，1卷，指出发疽有内、外之别：外发者体热、肿大、多痛、易治；内发者不热、不肿、不痛，为脏腑深部病患，较难治。这项重要发现表明医家已初步掌握不同性质背疽的发病规律。

南宋陈自明《外科精要》，3卷。陈自明（1190~1270），字良甫，临川（今江西抚州）人，曾任建康府明医书院医谕。此书主要以《集验背疽方》《外科新书》等为基础整理而成，重点叙述痈、疽、发背的诊断、鉴别及灸治、用药等，强调外科用药应根据脏腑经络虚实，因证施治，不可拘泥于热毒内攻之说。这种重视整体和内外结合的治疗思想，是陈氏治疗外科病的显著特点。

元代齐德之《外科精义》，2卷。上卷论疮肿共35篇，下卷载汤、丸、膏、丹共145方。该书在外科疾病的病因、病机和诊断方面都有一些新的观点。齐氏也强调整体观和辨证施治，发展和丰富了外治、内治、内消、追蚀和托里诸法，治疗上灵活应用温罨、排脓、提脓拔毒和止痛等多种方法，较为全面地总结了宋金元时期外科学领域的新成就。

三、伤科

宋金元时期虽未出现伤科专著，但北宋《太平圣惠方》《圣济总录》中记载了不少治伤方剂，对骨折治疗提出“补筋骨，益精髓，通血脉”的原则，强调骨折脱位和复位后外固定的重要性。元代《永类钤方》《世医得效方》中伤科内容，反映了骨伤科的诊疗水平。

元代李仲南《永类钤方》（1331），22卷。最后一卷为“风损伤折”，即骨伤科专篇。在载录唐代《仙授理伤续断秘方》基础上，李仲南增添了许多新经验，其中对头骨、脊柱、胸骨、肱骨、前臂骨、指骨、髌骨、小腿骨的骨折，和颈椎、肩关节、肘关节、髋关节、膝关节、踝关节及髌骨的脱位，在整复和固定技术上均有新发展；所记四夹板固定、竹箍箍住法（用于髌骨骨折，后世“抱膝器”的前身）等均属创造性发明。特别是创制了缝合针——“曲针”，引丝线或桑白皮线由内向外逐层缝合，是缝合技术、器具的首次记载。

元代危亦林《世医得效方》（1337），20卷，是集危氏五世家传的医学经验撰写而成的综合性医著，其中专设伤科，具有很高学术水平。在“正骨兼金镞科”中，除论述各种骨折和脱臼的治法外，有关麻醉法和悬吊复位法记载比较突出。危氏主张骨折或脱位行整复手法前，必须先施行麻醉，待病人不知痛处，方可整复。其麻醉方为“草乌散”，由曼陀罗花、草乌、没药、乳香、川椒等组成。危氏使用麻醉药，剂量根据患者年龄、体质、出血情况而定，反映当时已能严格掌握剂量，既达到麻醉效果，又不危及生命。现代药理研究证实曼陀罗花、草乌确有麻醉止痛作用。日本外科医生华冈青州曾于1805年使用曼陀罗花作为手术麻醉药，比危氏晚了450年。《世医得效方》是世界上最早记载全身麻醉的文献。

关于悬吊复位法，该书记载“凡挫脊骨，不可用手整顿，须用软绳从脚吊起，坠下身直，使其骨自归窠”，然后用大桑皮、杉树皮衬贴，用软物加以缠夹固定。对颈椎骨折脱位，提出“用手巾一条，绳一茎，系在房上，垂下来，以手巾兜缚颏下，系于后脑，杀缚，接绳头”，令患者端坐于大酒坛上，然后以脚踢去坛子，进行牵引复位。这种悬吊复位法是伤科史上的创举。

四、妇产科

宋金元时期，妇产科有突出进步，宋太医局专设产科，元代单列产科兼妇人杂病，出现了一批妇产科医家，产生了妇产科专著，妇产科学基础理论、诊疗方法、养生保健等更加系统完善。

北宋杨子建《十产论》(1098)，因感当时收生者少精良妙手，而致痛伤难产，产妇无辜殒命，胎儿横遭夭折，乃于其临床经验基础上，参阅前人妇产科学说，撰成此书。除正产、催产外，论述了伤产、冻产、热产、横产、倒产、偏产、碍产、坐产、盘肠产等难产情况及处理方法，是论助产最详备的著作之一，对后世影响较大。其中转胎手法是医学史上异常胎位转位术的最早记载。

南宋虞流《备产济用方》(1140)，书中收集了妊娠及产后诸证方药，记载了用全兔脑制成的“神效催生丹”。现代研究已证明兔脑下垂体后叶含有催产素，具有促进子宫规律收缩的作用。

南宋朱端章《卫生家宝产科备要》(1184)，8卷，论述了妊娠、胎产、新生儿护理和妇产科疾病的治疗，辑录了现已佚失的若干妇产科方书内容，至今仍受医家重视。

南宋陈自明《妇人大全良方》(1237)，是宋代最著名的妇产科著作，陈氏对医学理论、伤寒诸证及痈疽外科等均有独到研究，尤精于妇产科。全书24卷，分8门，260余论，1400余方。该书提纲挈领，丰富全面，改变了前代著述“纲领散漫而无统、节目详略而未备”的状态。妇科内容分为调经、众疾、求嗣三门，分别论述了月经生理和月经病的证治、常见妇科杂病的证治；产科则分胎教、妊娠、坐月、难产和产后五门，主要论述妊娠诊断、用药禁忌、产褥期护理、各阶段胎儿发育情况、各种难产及助产方法等。对于妇产科疾病，陈自明强调了妇女月经与冲任、天癸的关系，以及肝、脾两脏在妇科证治方面的重要作用。他将妇女的生理发育和病理变化分为室女、已婚和七七天癸尽数之后三个阶段，对于妇科诸病的病机，陈氏抓住主要病理变化，注重气血逆乱、经脉逆行、五脏功能失常、生化告竭等方面，可谓治病求本。

陈自明总结了宋以前妇产科学的研究成果，并结合自己的临床实践，阐发了妇科疾病的病因病机，对后世妇产科学的发展影响很大。明代王肯堂《女科证治准绳》、武之望《济阴纲目》均以此书为蓝本。

五、儿科

宋金元时期，儿科已经发展成为一个独立专科，北宋太医局中设有“小方脉”，即儿科。这一时期涌现出一批著名儿科医家及著作，儿科学在基础理论、临证诊疗方面都取得了突出成就。

钱乙(1032~1113)，字仲阳，山东郓州东平(今山东东平县)人，从事儿科临床40余年，临证经验丰富。其弟子阎孝忠于1119年把他的理论和经验整理成《小儿药证直诀》3卷。卷上为脉证治法，载小儿诊候及方论；卷中为钱氏小儿医案23例；卷下载诸方，论述儿科方剂的配伍与用法。该书在理论上系统地论述了小儿的生理、病理特点；生理上，“五脏六腑，成而未全，全而未壮”；病理上，“易虚易实”“易寒易热”；治疗上，钱乙主张以“柔润”为原则，反对“痛击”“大下”和蛮补，强调补泻要同时调理，以善其后。

钱乙以五脏为儿科辨证基础，用风、惊、困、喘、虚归纳肝、心、脾、肺、肾五脏的证候特点，并根据五脏辨证纲领，创制了一些儿科专用方剂。如治痘疹初起的升麻葛根汤，治疗小儿心热的导赤散，治脾胃虚弱、消化不良的异功散，以及治肾阴不足的六味地黄丸等，均有较好疗效，为后世医家所常用。对于痘疹（天花）、水痘、麻疹等发疹性儿科传染病已能进一步鉴别，并详载其证候及治法，对后世儿科的理论与实践具有指导作用。《四库全书总目提要》曾予以高度评价：“小儿经方，千古罕见，自乙始别为专门，而其书亦为幼科之鼻祖。后人得其绪论，往往有回生之功。”

北宋董汲《小儿斑疹备急方论》（1093），偏重于小儿痘疹证候辨别及对证用药。

南宋刘昉《幼幼新书》（1150），汇集宋以前方书160余家，是南宋重要的儿科类书，载有虎口三关指纹观察法。

《小儿卫生总微论方》（1156），20卷，无名氏撰。该书记载小儿脐风与成人破伤风为同一种疾病，主张烧烙断脐，以防脐风。该书还载有骈指截除等小儿先天性疾患的治法，并记载有10种不同指纹的形状及其所主证候等，至今被儿科临证所沿用。

南宋陈文中《小儿痘疹方论》（1254），首论痘疹的病源，次论治法，后辑录有关效方，文字简要。

元代曾世荣《活幼心书》（1294），共3卷。卷上将儿科疾病编成歌赋75首；卷中将儿科疾病分别立论43篇，附补遗8篇；卷下信效方，选录切合实用的儿科验方。

六、五官科

宋代眼科和口齿咽喉科已单独设科，金元时期又将后者分列为口齿科与咽喉科。分科不断细化，反映了宋金元时期五官科理论的发展和临床实践的丰富。

眼科在宋金元时期已发展为独立专科。但眼科内容大部分存在于方书、全书之中，专著为数甚少。《太平圣惠方·眼论》首先提出并系统地论述了“五轮学说”。该书将眼科五轮配属五脏，并借助于五行生克关系解释眼科疾病的病机、症状，强调眼科疾病的整体观念。《圣济总录》则载有“八廓学说”及眼科方758首。

《秘传眼科龙木论》提出了内障和外障学说，以72证理论确立眼科疾病的主要证治框架；《银海精微》论述五轮名称、部位、五脏配属，用五轮学说分析病机，指导诊治，收载了眼科内服、外用方药及制法，有较高临床价值。五轮八廓学说、内外障与眼病72证理论的产生是宋金元时期眼科方面的突出成就，临床上针拨内障、钩割针镰等手术操作技术和手法较唐代更为成熟。

元明之交医家倪维德《原机启微》（1370），是现存较早的眼科专著。书中将眼病按病因分为“淫热反克之病”“风热不制之病”等18类，论眼病附方46首。其中，黄连羊肝丸、拨云退翳丸、羚羊角散等，一直为后代医家推崇。

《太平圣惠方》《太平惠民和剂局方》《圣济总录》等大型方书中对耳鼻咽喉口齿疾病的论述和诊治，内容十分丰富；《苏沈良方》对咽喉解剖学进行了较为精确的描述；沈括《梦溪笔谈》有关于人工喉的记载；陈言《三因极一病证方论》对耳鼻咽喉口齿疾病发生的内外因素也进行了详尽的论述。

七、针灸学和按摩科

宋金元时期，针灸学有了很大发展。仅北宋就有约30种针灸学专著，许多综合性医书中也记载了大量针灸学内容。

（一）针灸学

1. 王惟一与针灸铜人

王惟一（约987~1067），或名惟德，籍贯不详，北宋仁宗时为翰林医官、朝散大夫、殿中省尚药、奉御骑都尉。撰《新铸铜人腧穴针灸图经》，制作天圣针灸铜人，被称为“针灸学史上的里程碑”。

医史小故事

天圣针灸铜人：宋代医学标准化的创举

天圣四年（1026），宋仁宗令翰林医官院编撰一部新的针灸学专著，以便重新制定针灸经穴的官方标准，翰林医官王惟一受命组织校订了古代针灸学著作，并结合宋代针灸学新的经验，写成了《新铸铜人腧穴针灸图经》，即《腧穴针灸图经》，共3卷，绘有经脉腧穴图，载腧穴657个，除去双穴有354个腧穴。书成后宋仁宗认为“传心岂如会目，著辞不如案形”，天圣五年下令根据《腧穴针灸图经》铸造针灸铜人。王惟一设计铸造了两具针灸铜人，一座置于医官院，一座放在大相国寺。铜人以成年男子体型为标准，内藏脏器，外壳可拆可装，体表刻有穴位，旁注穴名。穴位深约1.2分，教学或考试时，体表用蜡封闭，内灌水银，针刺中穴即水银出，将医学理论与工程技术完美结合。这是世界医学教育史上实物教学法的一种创举。仁宗随后将书颁行天下，又将其文字和图形刻于石碑，与针灸铜人并列于大相国寺，供民间医生参观学习，铜人之铸造和图经之颁行对厘定穴位、订正谬误、推动针灸学术传播具有重要意义，此举开创了国家主导的医学标准化教育模式。铜人还成为中医国际化的象征，彰显中华科技的传统智慧。

2. 王执中与《针灸资生经》

王执中（约1140~1207），字叔权，浙江瑞安人。南宋孝宗乾道五年（1169）进士，官至从政郎、将作丞、将作监、澧州教授、峡州教授等。精于针灸，撰《针灸资生经》，7卷，卷1总列诸穴，附经穴图46幅；卷2论述针灸法，如定穴、针忌、穴名同异等，特别对灸法记述颇多；卷3至卷7论述各种病证的取穴与施治，收载各科病证193种。他将《千金要方》《太平圣惠方》《新铸铜人腧穴针灸图经》中腧穴主治按病证排列，对腧穴定位进行考证，订正了古代文献中的错误，有很高学术价值。书中提出“同身寸”取穴法，“取男左女右手中指第二节内庭两横纹相去为一寸”，这种取穴标准一直沿用至今，是公认的针灸取穴标准；该书还补入了督俞、气海俞、风市等穴，收入民间验证有效的别穴21个；并重视临床对证配穴治疗，对灸法叙述甚详，是宋以前所仅见因证配穴针灸专著。

3. 窦默与《标幽赋》

窦默（1196~1280），字子声，又字汉卿，河北广平肥乡人，官至翰林院侍讲学士、昭文馆大学士，追封魏国公，谥号文正。以其擅长针灸，元代学者多称窦默为“北默”。《标幽赋》为歌赋体裁，阐述了针灸与经络、脏腑、气血等关系，以及取穴宜忌、补泻手法等。窦氏认为十二经循行流注顺序从手太阴肺经开始，依次是大肠、胃、脾、心、小肠、膀胱、肾、心包、三焦、胆、肝，再流至手太阴肺经，周而复始，循环不息。因此，配穴上十分注意时间性；在疾病的针灸治疗上，常选取膝以下的井、荥、俞、经、合穴，并以《素问》“病机十九条”为依据，阐述疾病关键所在，为临床证治之法则，此书通俗易懂，便于习诵。

4. 滑寿与《十四经发挥》

滑寿（约1304~1386），字伯仁，晚号撄宁生。祖籍河南襄城，后迁居江苏仪征、浙江余姚。自幼习儒学，擅长诗文。从王居中学医，精通《内经》《难经》等。后随高洞阳专学针法，以擅针灸驰名吴楚间。《十四经发挥》系滑寿在元代太医院针灸科教授忽公泰《金兰循经取穴图解》的基础上补注重编，元至正元年（1341）成书，提出奇经八脉中的督、任二脉循行腹背，皆有专穴，应与十二经脉相提并论而成为十四经；通考腧穴657个。滑氏发展了经络学说，“十四经说”至今仍为针灸学者重视与研究。

5. 闻人耆年与《备急灸法》

南宋时期，针灸术盛行江南。槜李（今浙江嘉兴）人闻人耆年认为，针不易传，仓促救人者，惟灼艾为第一，1266年著成《备急灸法》。该书为讨论常见急性病证灸治专著，如诸发、肠痈、溺水、自缢、蛇咬伤等 22 种急证灸治方，每方均记出处，并有简明图说。《备急灸法》总结了作者近50年灼艾灸治的经验，成为针灸学史上第一部灸法救急专书。

宋金元时期出现了子午流注针法，主张依据十二经循行流注的时间规律，结合病证选择不同的穴位，以达到治疗的目的。何若愚《子午流注针经》《流注指微赋》和窦默《流注指要赋》《标幽赋》是论述子午流注的代表著作。

（二）按摩科

宋代太医局取消了按摩科，按摩疗法的发展受到阻碍，但金元时期战事频仍，跌打损伤疾患增多，按摩方面仍有一定成就。《太平圣惠方》记载了近百首膏摩、药摩方，其中摩腰丸、散为治疗腰痛、肾虚开辟了新的临床思路和给药途径。宋代正骨科中不少脱臼伤筋的治疗方法也多属按摩内容。《医说》《伤寒总病论》《苏沈良方》《鸡峰普济方》《夷坚志》等书及一些诗文集中也记载了按摩推拿保健内容。《世医得效方》介绍有舒筋法，《寿亲养老新书》等也都有按摩内容。

第六节　中外医药交流

宋金元时期，我国航海中已应用指南针，海陆交通与对外贸易较前代更为发达。尤其是“海上丝绸之路”的中外交流异常活跃。宋太祖时相继在广州、泉州等地设立“市舶司”，管理海上贸易和药物互市。当时我国与海外60多个国家和地区有通商和贸易往来，中外医学交流空前繁荣，主要体现在医书、医家、药材和医药技术等方面交流。

一、中朝医药交流

宋金元时期，中朝医学在医书、医学人员、药材等方面交流突出，对促进两国医药发展产生了积极作用。

《太平圣惠方》《神医普救方》《图经本草》《和剂局方》等医籍传入朝鲜。朝鲜还翻刻刊行《难经》《川玉集》《本草括要》《小儿巢氏病源》《张仲景五脏论》《肘后方》《疑狱集》等。朝鲜医家崔宗峻以《素问》《本草经》《千金方》《太平圣惠方》《圣济总录》为基础，1226年撰《御医撮要方》，促进了朝鲜医学理论体系形成。而《黄帝针经》等部分宋代已佚医书，则以高丽献出的善本为底本重新颁行。

医学人员往来频繁。宋神宗时先后4次派遣医官及各科医家赴高丽为王室医治疾病、教授医学；哲宗、徽宗朝也曾派医员远赴高丽。高丽忠烈王曾设通文馆，培养翻译人才，推动汉语、蒙语在高丽的应用，带动了医学书籍的传播。元世祖也曾应高丽王室之请，4次派遣医师、太医赴高丽。这些医官、医师去高丽行医，传授中医知识，推动了医学在高丽的传播和应用。

药材交流品种多、数量大。如宋真宗、仁宗、孝宗时，均先后向高丽赐香药、犀角、象牙、龙脑、朱砂、牛黄等。高丽药材输入中国的主要有香油、人参、水银、榛子、石决明、松塔子、防风、白附子、茯苓等。此外，高丽王朝在医政设施、医学教育等方面多仿宋制。

二、中日医药交流

宋金元时期中日政府间医药交往较少，多限于民间僧侣和学者私人往来。

宋初日本整理编写中国医书。如丹波康赖参考宋以前方书200余部，984年编成《医心方》，传播和保存了我国多已散佚的方书；他编著《康赖本草》主要引用《神农本草经》，对日本医学产生了深远影响。日本医家梶原性全（1266~1337）引用大量中国医籍先后撰著《顿医抄》《万安方》。《太平圣惠方》《圣济总录》《太平惠民和剂局方》《伤寒百问》《伤寒类证活人书》《伤寒发微论》等医书先后东渡日本。1241年日僧圆尔辨圆从宋带回医书30余部，藏于普门院书库。

民间僧侣和医者往来较多，不仅有赴日行医者，明庵荣西（1141~1215）还将茶种带回日本，著成《吃茶养生记》，大力推崇茶文化，还曾用清茶一盏治愈了源实朝将军的宿醒病，吃茶之风渐在日本盛行。

我国运往日本的药物主要是麝香、丁香、沉香、薰陆香、诃黎勒、朱砂等，日本输入我国的多为硫磺、水银、鹿茸等。

三、中国与东南亚诸国的医药交流

两宋时期，海上药物贸易发达，东南亚诸国也曾多次遣使来华进献贵重药材和香药。

从交趾国（越南北部）、占城国、安南国、真腊国（柬埔寨及泰国南部）、丹眉流国（马来半岛）、罗斛（今缅甸）、注辇国（印度东南部科罗德尔海岸）、阇婆国、三佛齐等国进口的药物品种丰富，其中以香药为多，如乳香、木香、沉香、檀香、茴香、丁香、安息香、金颜香、苏合香油、降真香、龙涎香、玳瑁、槟榔、胡椒、肉豆蔻、硫磺、腽肭脐、芦荟、没药、血竭等。进口数量也非常大，如南宋建炎四年（1130），泉州输入乳香86000多斤。宋金元时期，我国从东南亚进口的大批香药扩大了中药的品种，丰富了中医临证的治疗方法。

中国药物也源源不断地输往东南亚各国。如经泉州港出口的药物有川芎、朱砂、大黄、黄连、白芷、樟脑、麝香、干姜、硼砂、绿矾、白矾、砒霜等。当时大宗川芎运往盛产胡椒的东南亚国家，对防治当地因采椒所致的头痛病起到了良好的作用。

据《大越史记全书》记载，元代针灸医生邹庚曾在越南行医，以针灸术治愈皇子的半身不遂和皇帝的阳痿，备受皇帝信任，被称为神医，官至宣徽院大使兼太医使。

四、中国与阿拉伯地区的医药交流

宋金元时期，大量阿拉伯药物输入中国，中国也接纳了当时较为先进的阿拉伯医药文化。

中国医药在阿拉伯地区广为传播。《宋会要辑稿》记载，宋代经市舶司由大食商人外运的中国药物60种。阿拉伯香药主要通过对外贸易与进贡两种方式输入中国，品种繁多，数量可观。包括白龙脑、蔷薇水、象牙、无名异、犀角、乳香、龙涎香、阿魏、苏合香等。《宋史·食货志》载："大食蕃客罗辛贩乳香直三十万缗。"阿拉伯等地输入的药物及其制剂有的已成为当时防治疾病的常用药物。阿拉伯一些制剂和治疗方法也在我国流传。如经蒸馏法制取的露剂、金银箔丸衣法等；"大食国胡商灌顶油法"可治"脑中热毒风，除眼中障翳，镇心明目"。

元代，中国与阿拉伯地区的医药交流更为兴盛，形成了以阿拉伯医药为主体的回回医药与中国医药并重的局面。朝廷设立西域医药司、京师医药院、广惠司、回回药物院、回回药物局等专门机构，还翻译《回回药方》等。元代医书很多都收录阿拉伯医方，如舍利别（即糖浆剂）、阿剌吉酒等。

复习思考题

1. 试论"校正医书局"对古医籍整理刊行所起的作用。
2. 宋代法医学有何突出成就？
3. 为何尊钱乙为"幼科鼻祖"？
4. 论述金元医家理论创新的背景、代表医家及其学术争鸣对医学发展的影响。

·参考文献·

1. 李成文，李东阳. 两宋金元中医药文化研究［M］. 北京：中国中医药出版社，2021.
2. 严世芸. 中医学术发展史［M］. 上海：上海中医药大学出版社，2004.

3. 李经纬. 中医学思想史［M］. 长沙：湖南教育出版社，2006.
4. 李成文. 中医史（第二版）［M］. 北京：人民军医出版社，2009.
5. 史冷歌. 宋代皇帝的疾病、医疗与政治［M］. 保定：河北大学出版社，2013.
6. 韩毅. 政府治理与医学发展：宋代医事诏令研究［M］. 北京：中国科学技术出版社，2014.
7. 韩毅. 宋代瘟疫的流行与政治［M］. 北京：商务印书馆，2015.
8. 韩毅. 宋代医学方书的形成与传播应用研究［M］. 广州：广东人民出版社，2019.
9. 孟永亮. 北宋校正医书局研究［M］. 呼和浩特：内蒙古大学出版社，2017.
10. 陈元朋. 两宋的尚医士人与儒医［M］. 台湾：国产台湾大学文史丛刊，1997.
11. 邱志诚. 国家、身体、社会：宋代身体史研究［M］. 北京：科学出版社，2018.
12. 美·费侠莉著，甄橙译. 繁盛之阴：中国医学史中的性［M］. 南京：江苏人民出版社，2006.
13. 方燕. 巫文化视域下的宋代女性——立足于女性生育、疾病的考察［M］. 北京：中华书局，2008.
14. 薛芳芸. 宋代士人通医现象研究［M］. 太原：山西出版传媒集团，2012.
15. 逯铭昕. 宋金元伤寒著述版本研究［M］. 北京：中华书局，2020.
16. 逯铭昕. 宋代伤寒学术与文献考［M］. 北京：科学出版社，2017.
17. 李成文，李东阳. 青囊文丛 两宋金元中医药文化研究［M］. 北京：中国医药科技出版社，2021.

知识图谱

医药学的突出成就与学术争鸣

- 社会历史背景
  - 政府对医药的重视
    - 医政管理和慈善福利机构建立
    - 医学教育机构设置
  - 科技与文化促进医学发展
  - 理学与运气学说影响
- 医学理论的提高主要体现在哪些方面?
  - 古医籍的整理
    - 设立校正医学局——古医籍校勘
    - 宋金元医家对古医籍的整理研究
      - 《黄帝内经》研究
      - 《难经》研究
      - 《伤寒论》研究
        - 全文注释研究
        - 以方类证研究
        - 以方立论研究
        - 以证类文研究
        - 以证案带论研究
  - 病因病机学的发挥——陈言《三因极一病证方论》
  - 诊断学的进展
    - 脉诊——崔嘉彦《脉诀》、施发《察病指南》、滑寿《诊家枢要》
    - 舌诊——《敖氏伤寒金镜录》
    - 指纹诊法——刘昉《幼幼新书》载小儿虎口三关指纹诊法
  - 人体解剖学与法医学进步
    - 人体解剖学——《欧希范五脏图》《存真环中图》
    - 法医学——宋慈《洗冤集录》
- 方药学取得哪些进步?
  - 药物学的发展
    - 综合性本草著作
      - 《开宝本草》与《嘉祐本草》
      - 《本草图经》
      - 《证类本草》
    - 专题本草学研究——《本草衍义》《珍珠囊指掌补遗药性赋》《饮膳正要》
  - 方剂学的贡献
    - 官修方书——《太平圣惠方》《太平惠民和剂局方》《圣济总录》
    - 私撰方书——《博济方》《苏沈良方》《普济本事方》《严氏济生方》
- 金元医家有哪些代表性的学术创新?
  - 刘完素与火热论
  - 张元素与脏腑辨证论
  - 张从正与攻邪论
  - 李杲与脾胃论
  - 王好古与阴证论
  - 朱丹溪与相火论
- 临床各科有哪些主要成就?
  - 内科
    - 《圣济总录》重视风病的证治
    - 《鸡峰普济方》为水肿病的理论研究和临证治疗提供参考
    - 《脚气治法总要》专论脚气病
    - 《阴证略例》专论三阴虚寒证
    - 《十药神书》是治疗肺痨专书
  - 外科
    - 《太平圣惠方》最早载述了“内消”与“托里”治法
    - 《卫济宝书》《集验背疽方》《外科精要》《外科精义》
  - 伤科——《永类钤方》《世医得效方》
  - 妇产科——《十产论》《备产济用方》《卫生家宝产科备要》《妇人大全良方》
  - 儿科
    - 钱乙《小儿药证直诀》
    - 其他：《小儿斑诊备急方论》《幼幼新书》《小儿卫生总微论方》《小儿痘疹方论》《活幼心书》
  - 五官科——《太平圣惠方·眼论》《秘传眼科龙木论》《原机启微》等
  - 针灸与按摩科
    - 针灸学
      - 王惟一与针灸铜人
      - 王执中与《针灸资生经》
      - 其他：窦默《标幽赋》、滑寿《十四经发挥》、闻人耆年《备急灸法》
    - 按摩科——宋代太医局取消了按摩科，一些医书中记载了按摩的内容
- 中外医药交流有什么新发展?——中朝、中日、中国与东南亚、中国与阿拉伯医药交流

第六章　中医学术体系的成熟与创新发展

明—清·鸦片战争前（1368~1840）

学习目标

知识目标

掌握此时期药物学、温病学和解剖学的创新性进步；熟悉此时期中医学在理、法、方、药各方面取得的成就；了解此时期社会历史背景对医学的影响，以及医学教育、中外医药交流状况。

能力目标

能够对不同医学学科的发展特点和成就进行分析和归纳；提高运用传统医学知识解决实际问题的能力。

素质目标

学习温病学派、王清任等医家勇于实践、勇于探索的求真实践创新精神；通过学习人痘接种术对世界的贡献，增强中医药文化自信。

第一节　社会历史背景

1368年朱元璋于应天（今江苏南京）称帝，建立明朝，终结元朝统治。1398年，明太祖病逝，其长孙朱允炆继位为明惠帝。1402年，朱棣发动“靖难之役”，夺取帝位，改元永乐，后迁都北京。1640年，李自成提出“均田免税”的口号，领导农民起义，于1644年攻陷北京，推翻了明朝。同年，清军入关，攻占北京，建立了清王朝，是中国历史上最后一个封建帝制时期。明初至清代鸦片战争发生前属于中国封建社会的后期，国家长期统一稳定，经济发展，文化、科技取得多方面成就，推动了中医学术体系的成熟和新发展。

一、政治稳定与经济发展

明初，国家采取了一系列发展社会生产力的措施。明中期以后，随着商品经济的发展，出现了资本主义的萌芽。南方形成了一批行业集中的工商业城镇，如盛泽镇的丝织业、汉口镇的商业、景德镇的烧瓷业等。明代造纸业和印刷术的进步，为医书的大量刊刻，尤其是大型医书的印刷创造了条件。清朝取代明政权后，经过清代前期的休养生息，社会稳定繁荣。江南地区的经济发展更为迅速，文人荟萃。政府设立太医院、修订《医宗金鉴》等举措，推动医学规范化与官方医学教育体系的完善。乾隆以后全国人口迅速增加，促进了人口的流动和城镇人口集中，为医学的交流提供了条件，医疗需求激增。商品流通促进药材贸易发展，如祁门药材市场的兴盛，为医家临床实践提供丰富资源。但是人口集中也易造成疾病流行。

二、社会思潮与科技发展

（一）儒学与医学深度融合

程朱理学在明清时期得到进一步发展，为士大夫阶层提供了学术与道德的指导。程朱理学主导科举，医学被视为“仁术”，大批科举失意的儒生转向医学研究，如汪机、张景岳等儒医群体崛起，提升了医学理论的文化深度。明代中叶的王守仁确立了“心学”思想，提出“致良知”之说，高扬人的主体性，打破程、朱理学一统天下的局面，成为晚明人文思潮的哲学基础。王守仁提出的“知行合一”观点强调实践的重要性，推动了教育与社会政策的深刻变革，对医学教育也有一定程度的影响。黄宗羲、顾炎武、王夫之等提倡“经世致用”，通过回归先秦儒学（如孔孟、荀子）的实践精神，批判宋明理学的偏离。在这种启蒙思潮的影响下，明清医学在药物学、传染病学以及解剖生理学方面出现革新趋势。

（二）思想控制与考据学派

明朝沿袭科举制度，但在形式和内容上进行了重大变革，实行八股取士。清朝统治者为了巩固统治，强化思想控制，继续推行文字狱。这迫使文人不问世事，埋头于故纸堆，皓首穷经，产生了乾嘉考据学派。乾嘉学派的学者学术研究采用了汉代儒生训诂、考订的治学方法，其文风朴实简洁，重证据罗列而少理论发挥，不以主观想象轻下判断，因而被誉为朴学。其影响到中医学，表现为古代经典著作研究掀起热潮，但同时也压抑了医学的创新精神。

（三）科技发展

明代造纸业和印刷术的进步，为医书的大量刊刻，尤其是大型医书的印刷创造了条件。明清统治者对几千年来浩如烟海的图书典籍进行收集整理和考据，编纂出大型类书《永乐大典》《古今图书集成》，大型丛书《四库全书》以及大型字典《康熙字典》。明清之际的民间也涌现出一大批科技巨著。如李时珍的《本草纲目》、潘季驯的《河防一览》、宋应星的《天工开物》、方以智的《物理小识》以及徐弘祖的《徐霞客游记》。这些作品都达到了当时世界的先进水平，代表了封建社会晚期科学成就的高峰。受此影响，明清中医学总结性著作亦盛况空前。明代炼钢技术的提升使得外科手术器械更加精良。

三、中外交流与西学传入

在明清时期，中外贸易交流与西方传教不仅促进了物质商品的流通，还深刻地影响了文化的传播与交融，中医学的发展传播也受到一定程度的影响。

（一）贸易交流

明清时期，中外贸易主要通过海上航路进行，以明朝的郑和下西洋和清朝的广州十三行为代表。郑和的七次远航（1405~1433）是中国历史上最为宏大的外交活动之一，他的舰队航行至东非、阿拉伯半岛等地，极大地促进了中国与这些地区的交流和贸易。这一时期，中国的瓷器、丝绸和茶叶成为了主要的出口商品。部分中药在对外贸易中进行了商贸往来，而从西方传入的商品则包括香料、绸缎和宝石等。通过交易，西方的工业产品逐渐传入中国，同时中国的传统工艺品和艺术品也走向了世界。

（二）西学传入

伴随着大航海时代的到来，西方传教士纷纷东来，他们一边传播宗教，一边传播西方科学知识，西医学也得到了传播。以利玛窦、汤若望、南怀仁为代表的传教士在中国活动频繁，他们不仅带来了西方的宗教、哲学和科学技术，还在科学技术和文化交流中扮演了重要角色。例如，利玛窦以其深厚的汉学造诣和出色的外交才能，为中西文化交流搭建了桥梁，他向中国介绍了西方的科学知识和先进技术。南怀仁则在清朝康熙帝的支持下，推广了西方的天文学和数学，为清朝的科学研究提供了重要支持。

四、医事制度与医学教育

（一）太医院

明清两朝均设有太医院，只是医官设置名称先后不同。太医院是国家医药行政管理机构，也是皇室医疗单位，负有国家医学教育、医学人才考试选拔、祭祀名医、医官的任免与派遣等功能，并有奉旨诊视皇族大臣疾病的任务。

1. 医学分科

明代太医院分为13科，即大方脉、妇人、伤寒、小方脉、针灸、口齿、咽喉、眼、疮疡、接骨、金镞、祝由、按摩。与元代13科相比，风科改为伤寒，金疮分为金镞和疮疡，杂科改为按摩，取消了禁科。明太医院要求御医各专一种，每科由一到数名御医或吏目掌管，下属有医士或医生。清代医学分科先后合并递减。顺治年间医学分11科，比明代少金镞、祝由、按摩3科，增加痘疹，接骨改称正骨。嘉庆二年（1797）痘疹并入小方脉科，口齿、咽喉合为一科，共计9科，更为简明。嘉庆六年（1801）奉旨将正骨科划归上驷院，由蒙古医生兼充。道光三年奉旨以针灸之法“究非奉君之所宜”，太医院针灸一科永远停止，成为7科。同治五年（1866）又减为5科，即大方脉科（将伤寒、妇人科并入）、小方脉科、外科（即疮疡科）、眼科和口齿咽喉科5科。有些学科归并，有些学科取消，不尽合理。《素问》《难经》《脉诀》《伤寒论》《金匮要略》是太医院医生学习的主要课程。清代以后增加了《医宗金鉴》为主要的教科书和考试内容。

2. 医疗制度

明代太医院御医每天分两班在内府御药房值班，为皇帝和内宫嫔妃服务，遇皇帝出巡，还需随行。清代御药房分东西两所，由太医院医官轮流值班。明代各亲王府、藩王府和接待外宾的会同馆虽有医官，但遇疑难重症常上奏皇帝，由太医院奉旨派员诊治。清代各王公府第和文武大臣，太医院也常奉旨诊视。此外，如发生疫情，太医院有向军队、监狱、边关隘口等处派遣医家治疗的任务。

3. 祭祀名医

明代于每年3月3日或9月9日通祭三皇。洪武二年（1369）以十大名医从祭。嘉靖时于太医院建景惠殿，中奉三皇和四配，东西厢殿共有28名名医配祭。每年春秋两季由礼部官员主持祭祀，太医院官员分献祭品。太医院东、西药房的药王庙和圣济殿的祭祀由太医主持。

4. 考试选拔

太医院医生主要从各地世代业医医生中考选。医生每年分四季考试，三年大考一次。考试合格者，一等定为医士，二等定为医生，还要继续专科学习并参加考试，依成绩决定任职和待遇。不及格者可一年后补考，三次不及格者黜免为民。

外访保举医士，以补充太医院，也是保证太医院医官质量的一项重要措施。明代很多名医都曾举荐到太医院，如戴思恭、楼英、薛铠、李时珍、龚廷贤、薛己、徐春甫、吴崑、马莳、黄元御等曾任职于太医院。

（二）御药局和御药房

明代御药局是专为皇帝服务的御用药事机构，主要任务是监制御用药饵，兼管收储各地进贡的各类药材及各种成药加工制备，它与太医院相辅。又置御医，御医由太医院医官担任，需轮流值班。后改设御药房，由提监、太监理事，分两班掌管御用药饵。此外，还设有专为皇太子服务的东宫典药局。清代无御药局，设御药房供应宫内所需药物的炮制和成药加工。

（三）地方医事制度与医学教育

明代府、州、县均设专职医生，府设医学正科1人，州设典科1人，县设训科1人，负责辖区的医药卫生行政和医学教育。各地还设有惠民药局、养济院和安乐堂。

明代袭宋之旧制，在南北两京及各府、州、县均设地方惠民药局，作为平民诊病买药的官方机构，掌管贮备药物、调制成药等事务，军民工匠贫病者均可在惠民药局求医问药。遇疫病流行，有时也免费提供药物散发。

明朝重视地方医学教育，洪武17年（1384）政府规定府、州、县除设立儒学、阴阳学外，也必须同时设立医学，地方医学校在全国普遍设立。这一举措使得医学教育得以在更广泛的范围内开展，为培养更多的医学人才提供了条件。

（四）明代医户制度与世医承继

明代沿袭元制，将户口分为民、军、医、儒、灶、僧、道、匠等，规定各户必须子袭父业，一入医户，子孙就必须世代业医。明代医户，大多社会地位低下，与乐工、厨师、班匠等同。为防止逃户，规定医生遭遇残废或年逾七十不堪应役时，才许放免。这样，使子承父业的自愿选择变成了指令性制度，也造就了不少医学世家。这种世医承继的方法成为当时培养医生的主要方式。

明清医学承袭宋金元的基础，兼之社会经济发展对医学的推动，基础理论和临床各科进一步丰富和成熟，已进入全面、系统、规范化的总结阶段，产生了一批集古代中医学大成的成果，标志着我国古代医学发展到了新的高峰。中医普及类著作、入门类著作纷纷出现，实用性强的入门书籍广泛流行。医药书籍的数量和质量呈现历史少见的盛况。而本草学、温病学以及解剖学取得了重要的创新和突破。人痘接种术的运用，开创了人类免疫疗法的新纪元。

第二节　医学著作整理研究与刊物出版

一、经典古籍的整理研究

《黄帝内经》《伤寒论》《神农本草经》是中医学术的渊源，历代医家莫不由此出发立论。对其内容的注释阐发研究，就《内经》而论，唐代之后，明清形成高潮；就《伤寒论》而言，两宋以降，明清最为兴盛。这是当时尊经复古思潮导致的医学发展的另一种结果。

（一）《黄帝内经》

明清医家研究《内经》，注释发挥等传统形式居于主导地位。分类编纂，成为这一时期一种新的研究形式。不少注释发挥《内经》的医家也注意结合临床进行阐述，一些简要者常常成为重要的理论入门书。

1.全文注释

明代马莳的《黄帝内经素问注证发微》《黄帝内经灵枢注证发微》（1586）是现存最早的《内经》全注本。学者普遍认为，所注《素问》少有建树，而对《灵枢》多有创见，即汪昂所评“其疏通经络穴道颇为详明，可谓有功后学”，也是《灵枢》最早的全注本。

明代吴崑的《素问吴注》（1594）是对《素问》的全文通注，注文简明，多从临床实际解释经文，阐发医理深入，并进行了一些勘误。

《黄帝内经素问集注》《黄帝内经灵枢集注》（1670）是清代张志聪会同同学、门人数十人，历时5年，经集体讨论而成。论理较详，切近临床。所论多抒己见，两书注释特点是以经释经。

清代张琦的《素问释义》，多采用黄元御的《素灵微蕴》、章合节的《素问阙疑》两家之说，以及林亿的《重广补注黄帝内经素问》作为篇卷变迁校语，偶有发挥，注释较为精练。

2.分类节要注释

由于《内经》文辞古奥，一些内容各篇互见，不便初学，故分类节要编纂成为明清医家研究《内经》的一种重要形式，其中多数简明扼要，便于初学，成为学习《内经》的普及著作。

由滑寿原注、汪机续注的《读素问钞》（1526）是《素问》较早的节注本，分为12类。汪机在滑寿原注基础上作了重要的补充发挥，是学习《内经》的入门书。

张介宾的《类经》（1624）是现存分类注释《素问》《灵枢》最完整者。著者历时40年，“以类相从”，将《内经》全部内容分为12大类，凡390目，共32卷，多从易理、五运六气、脏腑阴阳气血理论阐发经文。文字明白晓畅，注释说理透彻，影响较大。《类经图翼》《类经附翼》是张介宾以图解和论述补充《类经》的著作。

明代李中梓的《内经知要》（1642）节选《内经》原文，分成8类，内容全面简要、注释通俗易懂，是《内经》节要诸书中最为上乘之作。后经薛雪重新校订，并加按语，十分流行。

清代汪昂的《素问灵枢类纂约注》（1686）是以《素问》为主、《灵枢》为辅的选择性分类本。共分为9篇，注释多选王冰、马莳、吴崑、张志聪之言，陈述己见，或节繁辨误，或置疑畅文，务令语简义明，故名曰《约注》。

其他如薛雪的《医经原旨》、沈义彭的《医经读》、陈修园的《灵枢素向节要浅注》等亦属此类。

有关《内经》医论方面的代表作有：明代盛启东的《医经秘旨》（1418）对《内经》中的反治法和权变法进行了重点论述。黄元御晚年集研究《内经》心得写成医论26篇，成《素灵微蕴》（1830）。书中以阴阳升降立说，对张仲景、孙思邈以后医家大加贬斥，有意气之嫌。罗美《内经博议》（1675），为著者综合《内经》内容阐述发挥的文集。

（二）《伤寒杂病论》

1.《伤寒论》的研究

明清有关《伤寒论》的研究空前活跃，著述增加到100余种，学派纷呈，争鸣激烈。其影响甚至远及国外，仅日本有关《伤寒论》的著述即达40余种。

（1）错简重订派　明代以前，学者较注重《伤寒论》在临床的实际应用，以阐发心得或随文诠释为主，无意原文篇章编次等细节。明代方有执研究《伤寒论》别开生面，首倡重编整理之风。

方有执（1523~1593），安徽歙县人，沉潜《伤寒论》20余年，编成《伤寒论条辨》。方有执怀疑原书编次被王叔和“颠倒错乱”，于是将书中某些篇章删削、调整、重订整理。

喻昌（约1585~1664），字嘉言，新建（今江西南昌）人，宗方有执“错简”说。他在方有执纲目学的基础上，著《尚论篇》，提出“三纲鼎立”说及桂枝、麻黄、大青龙三法统领伤寒诸病治法大纲的见解。其后清代医家张璐、黄元御、吴仪洛、周扬俊等续加发挥。

虽然《伤寒论》“今非古是”说有很大的主观因素，“错简”说实质为明清尊经复古之风的产物，但它以尊仲景为号召，力图按仲景原意对《伤寒论》重新考辨，补漏订讹，阐述自己的主张，在一定程度上推动了《伤寒论》的研究。

（2）维护旧论派　“错简”之说难以服众，反对者很快接踵而至，明末清初杭州张遂辰师徒呼声较高。

张遂辰（约1559~1668），字卿子，号相期，又号西农老人，原籍安徽歙县，后迁居杭州，因病习医，后以医自给。张氏主张《伤寒论》应“悉依旧本”、“不敢去取”。《张卿子伤寒论》以成无己注本为基础，再参诸家注释，增以已见而成。

张氏弟子张志聪、张锡驹遵从师说，主张维护原有编次。张志聪著《伤寒论宗印》《伤寒论纲目》，其弟子续纂《伤寒论集注》，主张对原本应“至当不移”，并反对喻昌三纲鼎立之说。张锡驹的《伤寒论直解》（1712）认为，原本是“医中诸书之《语》《孟》也”，尊经之风跃然纸上。张志聪、张锡驹“悉依旧本”的主张受到清代陈念祖的推崇，陈氏承张志聪对原文所划分的章节，主张分经审证。

（3）以方类证派　除上述两派外，一些医家不屑于在原文编次问题上纠缠争论，他们另辟蹊径，提出从方证角度研究运用《伤寒论》，使之更加切合医家临床需要。

清初医家柯琴（1662~1735），字韵伯，浙江慈溪人。撰有《伤寒论注》《伤寒论翼》《伤寒附翼》三书，合为《伤寒来苏集》。他在评说前代伤寒注家的基础上，以方为纲，归纳脉证。徐大椿撰《伤寒论类方》，提出“不类经而类方”，将113方分作13类，以麻桂等主方命名，方下述证治条文。

钱潢和尤怡持按法类证，列正治、权变、救逆诸法。陈念祖将六经之病分为经证、腑证、变证三类，使之更有利于医家辨证。

其他诸家或偏于注，或偏于临床治疗阐述发挥，或偏于普及启蒙，掀起了明清《伤寒论》研究诸家蜂起、各有主张的高潮。诸家论说的实质是希望找到一种提纲挈领地学习和应用《伤寒论》的方法，对《伤寒论》的普及和多途径的研究产生了积极的推动作用。

2.《金匮要略》的研究

《金匮要略论注》（1671），清代徐彬撰。该书博采众家，引经析义，注论结合；运用君臣佐使理论阐发《金匮要略》方义，注意诸方之间的联系与比较，切合临床。是现存最早的《金匮要略》的全注本。

《金匮要略心典》（1726），清代尤怡撰。尤氏在集前贤观点的基础上，根据原书编次，逐条或者数条一节进行注释。忠实原著，删略后人附加的内容，审慎注释原文，不妄加批注，体现了作者严谨的治学态度。该书成为后世注释研究《金匮要略》的范本。

《金匮玉函要略辑义》（1806），日本人丹波元简撰。该书利用乾嘉时期朴学的研究成果，校勘训释原文，并参阅赵以德、徐彬、沈明宗、魏荔彤、尤怡、吴谦等医家注释，结合已见，对后世研究和考证《金匮要略》颇有影响。

（三）《神农本草经》

与明末清初中医文献研究中尊经复古风气相呼应，本草学著作中集中产生了一批辑复注疏研究阐发《神农本草经》的著作。明代卢复于1616年从《本草纲目》中辑复出《神农本草经》，推动了《本草经》的辑复工作。较有代表性的辑复本有清代孙星衍的《神农本草经》（1799）4卷，顾观光的《神农本草经》（1844）4卷，日本森立之的《神农本草经》（1854）3卷。

明末缪希雍的《神农本草经疏》（1625），注重《本草经》等早期药学经典著作的理论阐释，开风气之先，至清代则愈演愈烈，形成了一个以《本草经》为药学研究基础的学派。代表有张志聪的《本草崇原》（1767）、张璐的《本经逢原》（1695）、姚球的《本草经解要》（1724）、徐大椿的《神农本草经百种录》（1736）、黄元御的《长沙药解》（1832）和《玉楸药解》（1861）等。

二、医学全书、丛书、类书、医案的编纂

在明清时期，中医学经历了综合汇通和深化发展的重要阶段，这一时期的中医学医学全书、类书、丛书以及医案的编纂取得了显著的成就。

（一）全书、类书、丛书

清代吴谦等编纂的《医宗金鉴》（1742）是一部具有丛书性质的全书。原书90卷，共分15部，包括《订正仲景全书伤寒论注》《订正仲景全书金匮要略注》《删补名医方论》《四诊心法要诀》《运气要诀》《伤寒心法要诀》《杂病心法要诀》《妇科心法要诀》《幼科杂病心法要诀》《痘疹心法要诀》《幼科种痘心法要旨》《外科心法要诀》《眼科心法要诀》《刺灸心法要诀》及《正骨心法要旨》。该书采集了上自春秋战国，下至明清时期历代医书的精华，1749年即被定为太医院医学教育的教科书，并收入《四库全书》。

明代王肯堂编撰《证治准绳》，于1602~1608年陆续刊印，是一部具有丛书性质的全书。原书共44卷，包括杂病、类方、伤寒、疡医、幼科、女科共计六种，又名《六科证治准绳》或《六科准绳》。该书内容涉及内、外、妇、儿、五官等临床各科的证候治法，每一病证均先述明以前医家的经验，继而阐发自己的见解，收罗广博，整理严谨，持论平正，“博而不杂，详而有要”，是十七世纪流传最广的医学著作之一。

我国现存规模最大、资料最丰富的类书是《古今图书集成》，清代陈梦雷等编撰，于1726年刊行，其中“医部全录”共520卷，辑录自《内经》至清初100余种医籍，分门别类，包括医籍注释、临证各科证治、医家传略、医学艺文与记事等。明代徐春甫所撰《古今医统大全》（1556）是一部较为全面的医学类书。包括历代医家传略、各家医论、脉法、运气、经络、针灸、本草、养生、临证各科证治和医案等内容。

明代王肯堂编辑、吴勉学校订的《古今医统正脉全书》（1601），含《内经》以来至明代44种重要医书，为医学丛书中较有影响者。

（二）医案、医学入门及医史著作

医案是医生在临床实践中积累的宝贵经验，对于中医学的发展具有重要意义。明代江瓘以20年时间编撰《名医类案》（1549），后由其子江应宿又用19年时间续编补充完成。该书选编明以前

历代名医医案及经史百家文献中的重要医案，共计12卷，按病证分为205门，内容涉及临证各科、诊治方药，具体内容分类编排，兼有评议。该书为我国第一部总结历代医案的专著。

清代魏之琇在《名医类案》的基础上，增订为《续名医类案》（1770），收集清乾隆及以前医案5000余例，分为345门，除内、外、妇、儿、五官各科外，收录大量温热病案，按语或引申发挥，或辩驳订正，对读者很有启发。

个人医案著作较有代表性的有《石山医案》《周慎斋医案稿》《孙文垣医案》《王肯堂医案》《易氏医案》《寓意草》《临证指南医案》《吴鞠通医案》《吴门治验录》等。

明清时期医学入门类书籍层出不穷。代表作有李梴的《医学入门》（1575），陈嘉谟的《本草蒙筌》（1565），汪昂的《汤头歌诀》（1694）、《本草备要》（1694）、《医方集解》（1682），程国彭的《医学心悟》（1732），陈修园的《医学实在易》（1844）、《医学三字经》（1804）、《时方歌括》（1802）等。

最早出现的医史类专篇文献，可以追溯到《史记·扁鹊仓公列传》。最早的医史专著，当为宋代周守忠《历代名医蒙求》（1220）。明清时期有关医史方面的著述有所增多。李濂编撰的《医史》（1513）、王宏翰编撰的《古今医史》（1697）均为代表性专著。陈梦雷《古今图书集成·医部全录·医术名流列传》所载的一些医家传记资料等，也有较高的文献价值。

三、医学刊物与医学团体

（一）最早的中医杂志——《吴医汇讲》

18世纪末苏州医家唐大烈编辑出版《吴医汇讲》，从乾隆五十七年（1792）至嘉庆六年（1801），连续10年间，将苏州、无锡、常熟、太仓等地医家的文章结集，先后出版《吴医汇讲》11卷，合订为1册，共登载41位作者的94篇文章，成为我国最早具有医学杂志性质的刊物。

《吴医汇讲》卷首有唐氏《自序》及凡例7条，说明收编文稿的范围、内容、体裁、刊载次序等有关问题，据此有助于了解刻刊的宗旨和特点。它的主要特点是内容广泛，登载文稿涉及医学的多方面领域，不拘体裁。诸如理论探讨、经验交流、随笔、考据等多种形式，不一而足。同时重新意，要求“发前人所未发”，不作人云亦云之说。另外还提倡学术民主，选编文章不以作者年龄、资历分先后，按来稿的早晚定次序。对不同的学术观点，只要“能通一理”，则“两说并存”。每篇文章前均简要介绍作者的基本情况。

《吴医汇讲》及时推出了很多有学术价值的文章，如叶天士的《温证论治》，促进了温病学说的交流和发展，也较为集中地反映了江南地区，尤其常州地区医家的经验，以及疫病流行与治疗情况。

（二）最早的民间医学团体——“一体堂宅仁医会”

隆庆二年（1568）或稍前，徐春甫在北京建立了我国民间最早的学术团体——“一体堂宅仁医会”。当时徐春甫客居京城，“集天下之医客都下者，立成宅仁医会”，先后参加者有46人，多数来自安徽，如徐春甫之师汪宦、新安名医巴应奎等，还有来自江苏、河北、湖北、四川、福建等地的名医。医会的宗旨在于探讨医药学术，要求会员深入研究《内经》《伤寒论》等医籍，切磋医术，精益求精，讲求医德修养，深戒徇私谋利，会员之间真诚相待，团结互助。

医会提出22项会款，即诚意、明理、格致、审证、规鉴、恒德、力学、讲学、辨脉、处方、存心、体仁、忘利、自重、法天、医学之大、戒贪鄙、恤贫、自得、知人、医箴、避晦疾。从治学内容、方法、态度到医家应有的思想素质、道德品质、处事接物方法、对待患者的态度等都有具体规定。由此可见，该会是有明确章程宗旨约束，有一定数量成员参加的早期医学学术团体组织。医会注重提升医生的职业道德和人文关怀精神，至今仍具有指导和借鉴意义。

第三节　方药学的发展

一、药物学的发展与探索

（一）综合类本草

1.《本草纲目》

明代李时珍的《本草纲目》是我国古代药物学发展的巅峰之作。李时珍（1518~1593），字东璧，号濒湖山人。出生于蕲州（今湖北省蕲春县）世医之家，自幼习儒，14岁中秀才，后科考不第，致力于医药。从嘉靖三十一年（1552）到万历六年（1578），历时27年，三易其稿，撰成《本草纲目》52卷。另著有《濒湖脉学》（1564）、《奇经八脉考》（1572）等。

《本草纲目》的成就：

（1）集明以前药物学之大成　《本草纲目》以《证类本草》为蓝本，全书共收载药物1892种，大部分是将《证类本草》药物删繁去复而成，新增药物374种。他搜罗药物"不厌详悉"，广泛请教药农、野老、樵夫、猎人、渔民，并赴湖南、广东、河南、河北、安徽、江苏、江西等地进行考察验证，"绳谬补遗"，补充了许多新的药物资料，纠正了以往本草学中的不少错误。是古代本草学集大成之作。

（2）创先进的药物分类法　李时珍按"物以类聚、目随纲举"的原则将药物依自然属性进行归纳，即"水、火、土、金石、草、谷、菜、果、木、服器、虫、鳞、介、禽、兽、人"，共16部为纲，其排列原则是"从微至巨""从贱至贵"，建立了古代先进的药物分类体系。各部之下又再分为若干类，如草部分为山草、芳草、隰草、毒草、蔓草、水草、石草、苔类、杂草等11类，共60类。"总体为纲，部分为目"，如标桑为纲，桑根白皮、皮中白汁、桑椹、桑叶、桑枝、桑柴灰等俱为目。纲目体系贯穿全书。这是当时最为先进的药物分类法。

（3）科学地论述药物知识　李时珍在论述药物时，以"标名为纲，列事为目"，采用校正、释名、集解、正误、修治、气味、主治、发明、附录、附方等体例，对每味药物进行了详细的考证和阐述，涵盖了药物的名称、产地、品种、形态、炮制、性味、功效、主治等。尤其是“发明”一项，多为李时珍本人对药物观察、研究及实际应用的理论阐述和经验总结。书中注重对药物品种的考订，如实为两药而混为一物或本为一物误为两药的谬误，都予以纠正。

（4）保留了大量的古代文献　李时珍在编纂过程中“书考八百余家”，辑录了大量的16世纪以前的医药文献，为后世留下了宝贵的文献资料。有些书籍早已亡佚，得益于该书的收载，使我们今天尚能得窥一斑。

（5）丰富了自然科学知识 《本草纲目》也是一部中国古代自然科学知识的百科全书，除包含了人体生理、病理、卫生预防等内容，还涵盖了植物学、动物学、物理学、天文学、气象学等领域的丰富知识。书中第一次提出“脑为元神之府”的著名观点。

李时珍编著《本草纲目》体现了他严谨的治学态度和锲而不舍的创新精神。自1596年刊刻行世后，屡经再版，影响深远，不仅在国内流传，还流传到朝鲜、日本等国，先后被翻译成日文、朝文、拉丁文、英文、法文和德文。英国科技史专家李约瑟在《中国科学技术史》中指出：“毫无疑问，明代最伟大的科学成就，就是李时珍那部登峰造极的《本草纲目》”。

2.《本草纲目拾遗》

成书于乾隆三十年（1765），清代赵学敏撰。是继《本草纲目》之后又一部重要的本草著作。赵学敏（约1719~1805），字恕轩，号依吉，钱塘（今杭州）人。赵学敏家中收藏有诸多医书，园中种植多种药材。他自幼“性好博览”，“间亦涉医”，逐渐对医学产生兴趣，遂放弃科考矢志医学。积近40年之力，查阅了600余种文献，采访200余人，并亲自栽种药物，编成此书。全书正品716种，属《本草纲目》未载或叙述不清者；附品205种，以浙江地区药物为主，也旁及边远地区、沿海、国外药物。编写体例仿《本草纲目》，除去“人部”，将“金石部”分开为“金部”和“石部”，又增加了“藤部”和“花部”，共18部。

该书较早地提出了生物因环境差异会出现物种的变异。如说“物生既久，则种类愈繁”，并列举了石斛、白术等药的地产差异。他把这种现象称为“变产”。另外，他还记录了人工培育的新植物品种。书中记载了“三生萝卜”、改造珠参代辽参法等等。

（二）专题类本草

明清时期，由于药物数量的不断增多，用药经验的不断积累，本草的专题性研究开始兴盛。比较重要的成就分述如下：

1.食物本草

食疗与中药关系密切，尤其是其中植物鉴定和服用效果更受医药界关注。明藩王朱橚1406年主持编撰《救荒本草》，重在介绍可食用的野生植物，收录可食植物414种，各附一图，并述产地、形态、性味、良毒及食用方法。该书是一部药食两用的本草著作，在农学、药物学及植物学方面均有较大价值。

2. 地方本草

《滇南本草》(约1476),通常认为系明初兰茂(字廷秀,号止庵)撰。该书版本很多,收药数目不一,最多者达458种。土茯苓为该书首次记载。书中反映了较多的民族药物及用药经验,对云南植物药的品种考订很有参考价值,是一部富有地方特色的本草著作。

3. 普及性本草

《本草备要》清代汪昂撰,初成时间不详,增订复刻于清代康熙甲戌年(1694年),8卷。汪氏明确指出该书并非专为医林而作,“要令不知医之人读之了然,裨益实用”。收载常用药402种,文字精炼,明白易晓,切合实用。《本草备要》是清代流传最广的普及性本草著作。

4. 配伍专论本草

《得配本草》,清代严西亭、施澹宁、洪辑庵三位医家合著,刊于1761年。全书10卷,收载药物650种,分为25部。每味药物,除了简述药物的性味、主治、功用外,着重阐述药物在治疗中的协同作用,将药物配伍分为得、配、佐、使、合、和、君等类别。是现存首部全面系统论述药物配伍的本草专著。

此外,较为著名的本草著作还有明代陈嘉谟《本草蒙筌》(1565)与《本草品汇精要》,前者特点是“颇有发明,便于初学”。沈金鳌《要药分剂》(1773),姚润《本草分经》(1840)。《本草品汇精要》,该书列目详细,叙述精当,绘图考究,具有较高的学术价值,是明代唯一一部由政府组织编纂的本草著作。明清两代,各种本草著作近200部,几乎为清以前历史上全部药物著作的一半,足以证明明清药学发展之盛。

(三)炮制专书

在明清时期,中医药炮制技术取得了显著的创新与进步。

明代本草中常有炮制内容,《本草纲目》药物下就专列“修治”一项。此时期关于炮制的内容十分丰富。明代炮制专书有缪希雍撰《炮炙大法》(1622),载药439种。该书以《雷公炮炙论》为基础,叙述了400余种药物的炮制方法和炮制所用的材料,以及炮制后药物的性质变化等,兼及产地、采药时节、药物鉴别、服药次序、服药禁忌以及药物配伍应用的相须、相畏关系等,是明代重要的炮制学专著。张仲岩撰的《修事指南》(1704)属清代炮制专书。有总论,有各论,其内容主要辑自《本草纲目》。

二、方剂学的发展与理论深化

(一)综合性方书

《普济方》(1406年)为朱元璋第五子朱橚与教授滕硕、长史刘醇等编撰。原书168卷,在流传中部分散佚,清乾隆年间编纂《四库全书》时将其收入,改编为426卷,共1960论、2175类、778法,载方61739首,原本尚有插图239幅。该书对明以前的医方进行了全面系统的搜集整理和论证研究，不但收录了各家方书，还转载了传记、杂说及道藏、佛典中的有关内容，保存了大量古代医学文献，内容丰富，是我国古代最大的一部方书。

（二）方剂学的系统构建

唐宋以降，方书在积累验方的同时，也记录与病证相关的病因、症状和临床各科治疗方法，一些方书实际上成为包括临床各科治疗经验的著作。但对方剂本身的组成与变化，以及方义等理论研究则关注不够。金代成无己的《伤寒明理论·药方论》开方论之先河。明代方书自《普济方》后由博返约，开始讨论方剂的源流传变，更加重视方剂的分类、功效、方解等方剂学理论，在方剂学理论进入成熟和规范阶段的同时，选方的实用化和简约化趋向也日益显著。

明代吴崑的《医方考》（1584）为方剂学专著中具有开拓意义的著作。它上承成无己方论传统，下开明清方论专著先河，以讨论方解为主要内容。全书收方700余首，按病证分为72门，每证前有短叙，略叙选方范围，后列方名、药物组成、适应证，再以主要篇幅讨论方解，详考古方之制，精研治病之理，实现了方书从以病证为核心向以方论为核心的转化，成为明代影响较大的方论专著，是医家掌握方剂组成变化原理的重要参考。

清代罗美的《古今名医方论》（1675），精选实用名方150余首，选辑名医方论200余则，详论药性、方剂配伍和命名、适应证等，使医家论一病不为一病所拘，明一方而得众方之用，进一步突出了方论在方剂专著中的地位。后吴谦的《医宗金鉴》以本书为基础增减成《删补名医方论》，进一步扩大了影响。

清代汪昂的《医方集解》（1682），载正方377首，附方488首，按方剂功效分21门，汪氏摒弃按病证分类的传统模式，改按方剂功效分门别类，共分为21门。每方注明来源，辑考历代医论以详析医理、方义，精当切实，成为中医方剂学专著定型规范的重要著作。该书成书后广为流传，先后刊行60余次。汪昂特别强调方解在方剂专著中的意义，认为只有掌握了方解，才能抓住方剂的要害，灵活加减变化；"否则执方治病而病不瘳，甚至反以杀人（者）"。从而使方解在方剂学专著中的地位进一步确立。书中所选各方药味简练，组方谨严，并通过附方对主方的药味加减变化，使选方的实用性进一步加强。1761年吴仪洛以《医方考》和此书为蓝本撰成《成方切用》。

明清时期方书激增，有单方、验方，也有研究古方的书籍，形成了方书全盛的局面。明清医家重视方剂学本身理论的讨论，加强了医家临床选方、用方的理性思考，推动了方剂学的普及和深化。

第四节　医学理论和实践的新发展

一、温病学说

明清时期，城市发展及人口集中为疾病的流行创造了条件。据文献记载，明代276年间共爆发了64次大疫，而清代267年中则发生了74次大疫。面对这一严峻形势，医学界不得不转向传染病防治新领域的研究，由此推动了温病学的诞生。

（一）温病学说的形成与发展

中医学中，温病是多种外感急性热病的总称，主要包括传染性和非传染性两类，以传染性为主。《黄帝内经》已记载有外感热病。继《内经》之后，《难经·五十八难》有“伤寒有五，有中风、有伤寒、有湿温、有热病、有温病”之论，将温病归属于广义伤寒。张仲景在《伤寒杂病论》中说：“太阳病，发热而渴，不恶寒者为温病。”对温病有较为明确的论述。

隋代巢元方在《诸病源候论》里记载了温病34候，指出：“此病皆因岁时不和，温凉失节，人感乖戾之气而生病，则病气转相染易，……故须预服药及为法术以防之。”提出“乖戾之气”为温病的致病因素，明确其有“转相染易”的传染病特征。孙思邈在《千金方》里载录有一些治疗温病的方剂。刘完素主张以寒凉药治疗热性病，创制了双解散、防风通圣散等临证方剂，突破了以往对外感热病初起时一概用辛温解表和先表后里的习惯治法。元代医家王履在《医经溯洄集》中指出：“温病不得混称伤寒。”又说：“时行……温疫等，决不可以伤寒六经病诸方通治。”上述历代关于温病的零散材料有许多是有启发性的，为温病学说从伤寒学说中分离出来，走上独立发展的道路打下了基础。

在创立温病学说方面作出杰出贡献的当属明末著名医家吴有性，清代医家叶桂、薛雪、吴瑭、王士雄等人为温病学说的进一步发展、成熟作出了不同程度的贡献。

（二）主要温病学家和著作

1. 吴有性与《温疫论》

吴有性（约1580~1660），字又可，江苏吴县人。吴有性毕生以医为业，亲身经历了崇祯十四年（1641）流行于河北、山东、江苏、浙江等省的温疫。他通过亲自观察和诊病施药，在继承前人温病论述的基础上，结合自己的实践经验，创造性地提出“守古法不合今病”的见解，编著了我国第一部温病学专书《温疫论》(1642)。

主要内容与学术贡献：

(1) 指出温疫的病因为“戾气”。《温疫论》原序说：“夫温疫之为病，非风、非寒、非暑、非湿，乃天地间别有一种异气所感。”他在书中又称这种异气为杂气、戾气、疠气、疫气。吴有性创立的“戾气”说，突破了既往对温病病因的认识，并指出“戾气”是物质性的，具有强烈的传染性，其所导致的疾病同样可用物质的药物治愈。

(2) 阐述了温疫的感染途径和发病条件。吴有性提出戾气致病是“从口鼻而入”，突破了前人关于“外邪伤人皆从皮毛而入”的笼统观点。温疫有强烈的传染性，“无问老幼，触者皆病”。人体受戾气侵袭后是否发病、病情轻重、传染性强弱，取决于戾气的强弱，并与人体的正气强弱有关。

(3) 指出温疫致病的特异性。吴有性观察到人类的疫病和禽兽的温疫是由不同的戾气所引起的。“然牛病而羊不病，鸡病而鸭不病，人病而禽兽不病，究其所伤不同，因其气各异也。”这个

"异"字说明吴有可已关注到了病原致病的特异性问题。《温疫论》还指出，疔疮、发背、痈疽、丹毒及斑疹、痘疮等皮肤感染疾患都是感受戾气所致。为进一步区分各种呼吸道传染病奠定了基础。

（4）丰富了温疫的治疗方法。《温疫论》详细论述了温疫的各种传变及治法。全书贯穿"客邪贵乎早逐"的观点，反对"下不厌迟"的传统观念，创立达原饮、三消饮、清燥养荣汤等名方，后期用梨汁、藕汁、西瓜汁补充津液，对后世治疗温病注意保养津液的学术观点有很大的启发。

我国明代，在没有显微镜观察到细菌、病毒等致病微生物的情况下，吴有性科学地预见其存在，并对温病的病因、传染途径等进行了有深刻见地的探索。他为创立温病学说所作的贡献应当充分肯定；他的创新思想更应当赞扬，并值得后人发扬光大。

2.叶桂与《温热论》

叶桂（1667~1746），字天士，号香岩，江苏吴县人。他出生于世医之家，祖父叶时、父亲叶朝采都是当时的名医。幼承家学，长大后仍好学不辍，14岁父亲去世后跟随父亲的门人朱某习医，10年中曾先后师从17位有名望的医生，终成一代名医。他一生忙于诊务，擅长治疗时疫和痧痘等证，而无暇著书。晚年由他的学生顾景文据其面提口授，整理成《温热论》（1774）。门人华岫云搜集整理叶氏临证医案，编成《临证指南医案》。《叶氏医案存真》《未刻本叶氏医案》均为叶氏门人收集整理而成。

《温热论》主要内容与学术贡献：

（1）阐明了温病的病因及传变途径。叶天士明确提出"温邪"是导致温病的主因，继承了吴又可"邪从口鼻而入"的观点，概括温病的传变途径是"温邪上受，首先犯肺，逆传心包"。温邪首先犯肺，由卫分到气分，再入营分、血分，为顺传；温邪直中心包，内陷营血，为逆传。"逆传心包"理论，是对温病传变规律认识的一大创见。

（2）创立了卫气营血辨证体系。建立卫气营血辨证作为温病辨证论治的纲领，补充了传统的六经辨证和八纲辨证的内容。提出"大凡看法，卫之后方言气，营之后方言血"的新理论，并明确温病由浅入深"卫、气、营、血"四个阶段，确立了温病的治疗原则。"在卫汗之可也，到气才可清气，入营犹可透热转气，如犀角、玄参、羚羊角等物，入血就恐耗血动血，直须凉血散血，如生地、丹皮、阿胶、赤芍等物。"

（3）发展了温病的诊断和治疗方法。在温病诊断方面，详述辨舌、验齿、辨斑疹与白痦等在温病诊断上的意义，为强化温病临床诊断方法的可操作性也作出了贡献。

3.薛雪与《湿热条辨》

薛雪（1681~1770），字生白，号一瓢，江苏吴县人。与叶桂是同时期的名医。出身书香世家，师从名儒叶燮，自幼习诗文书画，善拳勇，曾两征博学鸿词科不就。后因母患湿热病，乃潜心医学，擅长治疗湿热病，著《湿热条辨》。此书是湿热病的专著，开温病学说中专门病证研究之先河。

主要内容与学术贡献：

（1）指出了湿热病的病因、病机与分类。提出"湿热之邪，从表伤者，十之一二；由口鼻入者，十之八九"。"湿热证，始恶寒，后但热不寒，汗出，胸痞，舌白，口渴不引饮。"此条乃湿热证之提纲也。“湿热病属阳明太阴经者居多，中气实则病在阳明，中气虚则病在太阴”。病阳明者中气实，其证热重于湿；病太阴者中气虚，其证湿重于热。湿为阴邪，遏郁卫阳故恶寒，湿邪郁久化热，湿热相合故但热不寒。

（2）阐述了湿热病的辨治方法。薛雪指出，湿热病治疗，关键在疏利三焦，宣畅气机。湿热在表，分阴湿伤表和阳湿伤表；湿热内伤，分为湿热俱盛、湿重于热、邪滞三焦以及湿热变证等，灵活辨治，成为后世湿热病治疗的准绳。

医史小故事

医者仁心化芥蒂：叶桂与薛雪的杏林佳话

《清史稿》记载，叶桂“切脉望色，如见五藏”“治病多奇中”，名满天下；同里薛雪“博学多通，于医时有独见。断人生死不爽，疗治多异迹。”

乾隆年间苏州爆发瘟疫，官府设立医局，当地名医轮流坐诊。某日，一位因全身浮肿的更夫求医，薛雪诊脉后断言“病重难治”，但随后赶到的叶桂却诊断为蚊香中毒，仅用两剂药便治愈患者。薛雪认为叶桂有意羞辱自己，愤而将自家屋舍取名“扫叶庄”；叶桂得知后亦不甘示弱，改书房为“踏雪斋”，二人势同水火。转机出现在叶桂母亲突发高热之际，叶桂因顾忌母亲年迈，用药踌躇不决。薛雪闻讯后直言：“此乃白虎汤证，须重用石膏。”叶桂采纳建议，母亲转危为安。次日他亲赴“扫叶庄”长揖致谢，薛雪亦愧然摘匾，两位大家冰释前嫌，终成知己。

以上故事广为流传，但《清史稿》未载，是否真实有待考证。不过，《清史稿》中对薛雪的记述或可窥见端倪：“生平与桂不相能，自名其居曰扫叶庄。然每见桂处方而善，未尝不击节也。”

叶薛二人，从“扫叶踏雪”的意气之争到共研医理、共同推动温病学发展的杏林佳话，一方面说明了医者仁心，守初心者终能化干戈为玉帛；另一方面也印证《礼记》“独学而无友，则孤陋而寡闻”的真理，启迪后人在学术和真理面前当放弃门户之见，虚怀若谷，融通精进。当今，中医药院校教育与师承流派并存，新一代中医人更应开放胸襟，打破学术壁垒，让古老的岐黄之术焕发新的生机。

4.吴瑭与《温病条辨》

吴瑭（约1758~1836），字鞠通，江苏淮阴人。因年轻时父亲病逝，立志学医。看到温疫流行，故深研吴有性、叶桂等人的医著，决心弥补其不足，1798年撰《温病条辨》。

主要内容与学术成就：

（1）确立温病学说的研究范围。吴瑭将温病分为九种：风温、温热、温疫、温毒、暑温、湿温、秋燥、冬温、温疟。认为温疫只是九种温病之一，具有强烈的传染性，而其他八种，则可从季节及疾病表现上加以区分。

（2）创温病三焦辨证体系。吴鞠通认为，温病是自上而下传变，“温病由口鼻而入，鼻气通于肺，口气通于胃。肺病逆传，则为心包。上焦病不治，则传中焦，胃与脾也。中焦病不治，即传下焦，肝与肾也”。把温病传变与脏腑病机联系起来，作为温病的辨证纲领，补充和完善了叶桂的卫气营血辨证。

（3）提出温病不同阶段的治则、治法与代表方。吴氏提出“治上焦如羽，非轻不举；治中焦如衡，非平不安；治下焦如权，非重不沉”的治疗原则。确立了清络、清营、育阴等治法，提出温病不同阶段的治疗方剂：在卫用银翘散、桑菊饮；入气服白虎汤、承气汤；在营施以清营汤、清宫汤；入血则饮犀角地黄汤等，为温病学说理、法、方、药系统的完善作出了重大贡献。

5. 王士雄与《温热经纬》

《温热经纬》王士雄（1808~1867），字孟英，晚字梦隐，号半痴山人，浙江杭州人，出生于世医家庭，曾祖父为名医王学权，14岁丧父，靠舅父资助得以习医。王氏少年时即手不释卷，其书斋曰“潜斋”。他勤于实践，看到当时疫病猖獗而潜心钻研温病学说，临证治病，屡起沉疴。著有《霍乱论》（1838）、《温热经纬》（1852）、《随息居饮食谱》（1861年）等。王氏医德高尚，以济世活人为己任。张养之尝赞曰：“孟英之手眼，或可得而学也；孟英之心地，不可得而及也。”

《温热经纬》主要内容与学术贡献：

（1）集温病学之大成。《温热经纬》以《内经》《伤寒论》中有关温病条文为经，以叶桂、薛雪、陈平伯、余霖等医家之论为纬，辑集各家医论，并附述自己的见解编成，使温病学说遂成系统。

（2）将温病分为新感和伏气两大类。《温热经纬》将温病分为新感和伏气两类，新感温病由表及里，由卫气及营血；伏气温病则是由里出表，由血分达气分。他侧重阐发伏气温病，对新感温病主张遵循卫气营血辨证治疗。

此外，王孟英在《霍乱论》中，将霍乱分为时疫霍乱和非时疫霍乱两类，指出时疫霍乱的病因主要是一种疫邪，多由饮水恶浊所致，故应采取疏通河道、广凿井泉等卫生预防措施，这在今天看来仍是十分科学的。他系统总结了霍乱的辨治规律，创制了蚕矢汤、连朴饮等方剂。

明清时期，对温病学说发展作出贡献的还有汪机、戴天章、余霖等众多医家。

温病学说在明清时期的形成与发展，标志着中医有关传染病学研究的新成就。它既是新的社会条件的产物，也是这一时期众多医家尊重实践、勇于开拓创新的成果。

二、人痘接种术

（一）天花的流传与人痘接种法的发明

人痘接种法是预防天花的一种重要的免疫疗法。

天花，中医称痘疮，是一种由天花病毒引起的严重危害人类尤其是幼儿和青少年健康并危及生命的烈性传染病。其病毒主要通过接触和飞沫在患者和健康人之间迅速传播感染。1980年5月8日，世界卫生组织（WHO）宣布在全球范围内消灭了天花。

大约在公元1世纪时，天花传入我国。据认为是由战争俘虏传入，我国古典文献称之为“虏疮”，《肘后救卒方》即有记载。以后的中医文献对天花还有不少称谓，如豌豆疮、斑痘疮等。

一千多年来，人们对流传广、危害烈的天花一直没有很好的治疗和预防方法。

明朝后期，社会生产的发展导致城镇人口密集，工商业兴旺，南北交通发达，人员流动性增大，天花流行更为严重。许多人因患天花而死亡，更多的人因患天花在脸部留下瘢痕。我国人民和医家在同天花的长期斗争中逐渐摸索出治疗天花的方药，并积极探索预防天花感染的方法。

1727年俞茂鲲著《痘科金镜赋集解》，书中记载：“又闻种痘法起于明朝隆庆（1567~1572）年间宁国府太平县，姓氏失考，得之异人丹家之传，由此蔓延天下，至今种花者，宁国人居多。”张琰1741年撰《种痘新书》称：“余祖承聂久吾先生之教种痘箕裘，已经数代。”可以推断，我国预防天花的人痘接种法，最迟在16世纪就已经开始普及了。

张璐的《张氏医通》（1695）和吴谦的《医宗金鉴》（1742）记载的人痘接种法有4种形式：

1. 痘衣法

将天花患者穿的内衣拿给未出天花的人穿，使其产生免疫力。

2. 痘浆法

用棉花蘸染天花患者所出痘疮里的浆液，然后将棉花塞入未出天花者的鼻腔内，使其获得免疫力。

3. 旱苗法

取下处于痊愈期的天花患者的痘痂并研细后，用银管吹到未患天花儿童的鼻腔内，所用痘痂要求光圆红润，使其产生天花反应，以获得免疫力。

4. 水苗法

把上述研细的痘痂用水调匀，以棉花蘸后塞入未患天花儿童的鼻腔内，使其产生天花反应，获得免疫力。

人痘接种法，就是通过直接从天花病人身上取得痘苗（天花疫苗），接种到未出天花的人身上，使其出现天花反应，获得免疫力，从而避免感染重症天花危及生命和健康的方法。痘衣法最原始，简便易行，但成功率较低。痘浆法将患儿痘疱挑破，直取其浆接种，传染既烈，且损患儿甚重，被斥为“不仁”。后两种接种法，由于所采用的痘苗是天花患者痊愈期的痘痂，天花病毒的毒力已减弱，接种后多能产生天花反应，而达到获得免疫力的预期目的。据《种痘新书》载：“种痘者八九千人，其莫救者，二三十耳。”治愈率达99%以上。因此，后两种人痘接种法在我国城乡逐渐流传开来，成为预防天花的有效措施。它不但在民间应用，也被清朝统治者采用并诏令推广。

痘浆法、旱苗法和水苗法从应用途径来讲均为鼻苗法，从对痘浆或痘痂的处理方法来讲又都为“生苗”法，亦被称为“时苗”法。后来人们把患儿痘痂研粉为“种苗”，反复传代培养，可以保留免疫抗原性而减低其毒力。收取苗种要及时用纸包固，纳小竹筒中，并塞其口，不令泄气，或密闭于新瓷瓶内，置洁净之所，清凉之处。依法藏蓄，春天可保存三四十日，夏天可保存二十余日，冬天可保存四五十日。这种比较安全的“种苗”也被称为“熟苗”。

（二）人痘接种法的影响

人痘接种法不仅在我国广泛应用，还先后传往亚、欧各国。如1653年前后我国医家戴曼公将人痘接种法传往日本。据1847年俞正燮撰《癸巳存稿》载：“康熙（1662~1722）时，俄罗斯遣人至中国学痘医。”人痘接种法也传入朝鲜、土耳其及英国等地。据英国1917年出版的《医学史》（History of Medicine）记载，18世纪初，英国驻土耳其公使蒙塔求（Montague）的夫人在君士坦丁堡看到当地人为儿童接种人痘预防天花有效，也给自己三岁半的独生子接种人痘，后来她又把人痘接种法传回英国。人痘接种法又从英国传往其他国家。

人痘接种法是我国古代在传染病研究上取得的又一项重大成果，也是我国医学对世界医药卫生事业作出的一个重大贡献，被世界医学界称为“人工免疫的先驱”。

1788年，英国医生爱德华·詹纳（Edward Jenner）在挤牛奶的女工身上得到灵感，发明了牛痘接种术。1805年，牛痘接种术传回中国，嘉庆二十二年（1817），邱熺撰成《引痘略》一书刊行，牛痘由广东逐渐传遍全国。中国人从发明人痘，到接受国外传来的牛痘接种法，说明中国人不仅能发明创造，而且善于接受新生事物。

三、解剖学

人体解剖学是研究人体形态、结构及其发生、发展规律的学问，是医学等科学的一门基础学科。《灵枢·经水》载：“若夫八尺之士，皮肉在此，外可度量切循而得之，其死可解剖而视之。”最早提出了“解剖”一词。然而，由于封建礼教的束缚及诸多历史文化原因，始终发展缓慢，其中错误认识历代沿袭。至清代，王清任开展了对人体解剖学的探索，并取得了一定的成绩。

王清任（1768~1831），又名全任，字勋臣，河北玉田县人。他在长期行医的实践中认识到，要掌握好医学，首先要对人体脏器组织和功能有正确的了解，他说：“业医诊病，当先明脏腑。”强调“著书不明脏腑，岂不是痴人说梦；治病不明脏腑，何异于盲子夜行”，于是开始对解剖学细加研究。研究中他发现了前人医著中对人体脏器的描述存在许多矛盾和错误，于是他从30岁起经常到义冢、刑场观察尸体，面对义冢里被野狗撕咬残存“破腹露脏”的病儿弃尸，“初未尝不掩鼻，后因念及古人所以错论脏腑，皆由未尝亲见，遂不避污秽、每日清晨，赴其义冢，就群儿之露脏者细视之”，“十人之内，看全不过三人，连视十日，大约看全不下三十余人”。通过长期观察，王清任绘制了人体内脏图形，并以文字叙述脏器的生理结构，加上自己多年的临床经验，于1830年撰成《医林改错》上、下卷。书中正确载明：“胸中隔膜一片，其薄如纸，最关紧要。”这在中医学史上是第一次描述了膈肌。他对古人的“肺有二十四孔”“脾闻声则动”“尿从粪中渗出”等解剖、生理学方面的错误加以纠正；还指出“灵机记性，不在心在脑”，肯定了脑主司思维记忆的功能。王清任的探索取得了很多成绩，如描述主动脉和静脉及其分支、气管两个分支插入两肺、胆总管及其开口、视神经等。

由于王清任观察的尸体内脏多是残缺不全的，因而他所观察到的及书中所描述的也存在一些错误，如他说的“心无血”“头面四肢按之跳动者，皆是气管”等。王清任在《医林改错》的自序里谦虚地声明：“其中当尚有不实不尽之处，后人倘遇机会亲见脏腑，精察增补，抑有幸矣!”表明王清任是抱着认真严谨的态度去开展脏腑探索工作的。因受当时社会历史条件、文化传统和科学水平及其工作条件恶劣等多方面制约，他不可能达到科学观察和实验的境界。然而，他所表现出来的探索精神和实践精神，留给我们更深刻的多方面启迪。

医史小故事

医学求索：王清任的膈肌实证研究

王清任《医林改错》中关于“胸中隔膜”的记载是中医学史上第一次描述膈肌，具有重要的意义；而王清任关于膈肌的探索实证过程和执着“求真”的精神，也令人感慨。

王清任在阅读古医籍发现，古人关于“三焦”的描述存在很多矛盾，究竟何为“三焦”，有形抑或无形，莫衷一是。嘉庆二年，他在滦州稻地镇的义冢观察因疫病致死的儿童尸体时，发现人体体腔内存在一道膈膜，为上下分界。然而，由于膈肌本身薄如蝉翼，他看到时都已破坏，“未能验明在心上心下、是斜是正，最为遗憾。”为探明隔膜究竟，他在数十年间多次赶赴刑场观察被剐的犯人尸体，却始终“未能审验明确”。直至道光9年，才从一位久经沙场的武官——江宁布政司恒敬口中访验得知人体隔膜的确凿形状和位置。至此，王清任“于脏腑一事，访验四十二年，方得的确，绘成全图。”他在《医林改错》中描述道，“隔膜以上仅止肺、心、左右气门，余无他物。其余皆隔膜以下物，人身隔膜是上下界物。”

王清任对膈肌的探索，不仅改写了中医解剖学认知，更以“敢疑古、勇求实”的精神为后世树立了学术标杆。正如梁启超所评：“王勋臣诚中国医界极大胆革命论者”，其探索历程至今仍是医学教育中科学精神与人文品格的鲜活教材。

王清任还有一大贡献，就是在观察尸体时，发现停留在全身各处的“瘀血”，并据此创制一系列活血化瘀方剂，如血府逐瘀汤、通窍活血汤、少腹逐瘀汤、补阳还五汤等，丰富了活血化瘀的治法方药，对后世临床实践有重要指导作用。

四、诊断学

明清时期，在舌诊、问诊、脉诊等方面均有较大发展，并创立了八纲辨证、卫气营血辨证、三焦辨证，且得以广泛应用。

（一）望诊

清代汪宏撰写的《望诊遵经》（1875）是望诊的专著。作者特别强调望诊的重要性，认为望诊乃四诊之首。全书望诊内容丰富，堪为望诊大全之作。

明清时期以舌诊研究最为突出，多为承先启后之作。申斗垣著《伤寒观舌心法》，运用分经、运气等理论，把舌和证联系起来，并绘制舌象图135种，对舌诊的发展贡献颇大。康熙七年（1668），张登以《伤寒观舌心法》为底本，参入其父张璐临床经验，编著成《伤寒舌鉴》。书中根据舌质和舌苔的深浅、兼杂、润燥、偏全及形态不同，分为白苔、黄苔、黑苔、灰舌、红舌、紫舌、霉酱色苔、蓝色舌、妊娠伤寒舌等9类，绘图120幅，可谓舌诊史上的重大发展。

（二）问诊

李梴在《医学入门》（1575）详列问诊56条。张三锡《医学六要》（1609）将李梴的56问，简化为26问。张介宾再予简化，编成“十问歌”：“一问寒热二问汗，三问头身四问便，五问饮食六问胸，七聋八渴俱当辨，九因脉色察阴阳，十从气味章神见”。清代陈修园在此基础上增加妇儿内容，流传更广。

（三）脉诊

影响最大的是李时珍的《濒湖脉学》（1564）。李时珍在明以前脉学著作的基础上，由博返约，以歌诀形式介绍了27种脉的脉象特点、鉴别及所主疾病，便于学者理解与诵读，流传甚广。

脉诊专著还有吴崐《脉语》、李中梓《诊家正眼》、王道纯《脉诀四言举要》、莫熺《脉学入门四言举要》、李廷昰《脉诀汇辨》、周学霆《三指禅》等。

（四）辨证理论

明清时期，中医临床辨证进一步发展完善。孙一奎在《赤水玄珠》中指出，“凡证不拘大小轻重，俱有寒、热、虚、实、表、里、气、血八个字。”张介宾明确提出以阴阳为总纲，统领六变，“六变者，表、里、寒、热、虚、实是也，是即医中之关键。”确立八纲辨证纲领，产生了较大影响。清代程国彭在《医学心悟》中专列“寒热虚实表里阴阳辨”。八纲辨证的确立，使中医临床辨证理论更加完备，学者得以执简驭繁。

明清时期传染病肆虐，以往的六经辨证、脏腑辨证已不能满足临床诊治需要，叶天士创卫气营血辨证，吴鞠通创三焦辨证，大大提高了外感温热病的诊疗水平，补充和完善了中医辨证理论。

第五节　临床各科的成就

明清时期，中医学各科的辨证论治体系已趋于成熟，临床各科的发展都有了长足的进步。

一、内科

明清时期内科学主要表现为围绕医学理论与古代医家学说及其医疗经验出现不同学术流派及其学术思想争鸣，内科杂病理论和辨证论治水平较前代明显提高，综合性医著空前增多。

（一）温补学派及与之争鸣者

明代，温补派医家薛己、张介宾、赵献可等针对刘完素、朱震亨的医学主张展开论争，他们强调温补肾阳在养生与治病上的重要性，反对以寒凉药攻伐肾阳。清代医家徐大椿、陈修园则针对张介宾、赵献可的医学主张提出了反对的观点。

1.薛己与《内科摘要》

薛己（1488~1558），字新甫，号立斋，吴县（今江苏苏州）人。因受医学世家影响（其父薛铠擅医，曾任太医院院使），医学造诣较深，著述甚多。其著《内科摘要》是我国医学史上第一本以内科命名的医籍。全书以医案为线索，共载病案21类，209例，是一部理、法、方、药结合较好的内科医案著作。其学术思想主要受张元素、李杲的影响，注重脾胃虚损证，又受王冰、钱乙的影响，重视肾中水火与脾胃的关系，因而脾肾并举，注重温补，以补中益气丸和肾气丸为治。薛己兼通内、外、妇、儿、眼、口齿等科，他的很多医著后被编辑为《薛氏医案》。

2.张介宾与《景岳全书》

张介宾（约1563~1640），字景岳，又字会卿，号通一子，浙江山阴（今绍兴）人。少年时随父到京师，曾学医于金英。青年时从戎幕府，中年后再度“肆力于轩岐”。其医学主张，主要是反对刘完素和朱震亨以寒凉药攻伐肾阳，认为真阳、真火是生命之大宝，经常维护尚不足，岂可滥事攻伐？针对朱震亨“阳常有余，阴常不足”的观点，提出了“阳非有余”“真阴不足”及“人体虚多实少”等观点，主张温补肾阴肾阳，慎用寒凉与攻伐方药，创立了左归丸、右归丸以代替六味丸和八味丸加强补肾之力，对后世产生了较大影响。晚年撰著的《景岳全书》（1640）是一部综合性医籍，其中“伤寒典”与“杂证谟”各卷所论述的病证，大多属于内科疾病的内容，有不少正确的见解。如指出“卒倒”非风，主要由真阴亏损、元气虚脱所致，治疗上“只当培补元气为主”。

3.李中梓与《医宗必读》

李中梓（1588~1655），字士材，又字念莪，华亭（今上海松江人）人。在李杲、薛己、张介宾诸家的影响下，提出了“肾为先天之本，脾为后天之本”“气血俱要，补气在补血之先”“阳阴并需，而养阳在滋阴之上”“乙癸同源、肝肾同治”等概括性论断。对脾肾的治疗，他提出：“治先天根本，则有水、火之分。水不足者用六味丸，壮水之主以制阳光；火不足者用八味丸，益火之源以消阴翳。治后天根本，则有饮食、劳倦之分。饮食者，枳术丸主之；劳倦伤者，补中益气丸主之。”其重视脾肾互济同治的学术主张，具有较大理论意义和实践价值。所著《医宗必读》（1637）较详细地论述了医学源流及业医应有的知识、脏腑经络的生理病理及35种内科杂病的诊断与治疗。

4.赵献可与《医贯》

赵献可（16世纪下半叶）字养葵，鄞县（今浙江宁波）人。他对薛己的温补学说十分推崇，进一步发挥命门之说、认为命门是人身之主和至宝，强调“命门之火”的重要性。其著《医贯》（1687）的用意，即是以保养“命门之火”的论点贯穿于养生与治疗等一切问题之中。因此，其用药也多采用六味丸、八味丸等补阴补阳方剂。但赵献可过分强调温补命门的主张，不免有些偏颇。

5.徐大椿与《医贯砭》、陈念祖与《景岳新方砭》

清代，徐大椿（1693~1771）、陈念祖（约1753~1823）对温补派医学主张提出了反对观点，对温补派用峻补辛热药剂力加抨击。徐大椿认为，温补派“全不知古圣制方之义，私心自用，著书成家”。“古人病愈之后，即令食五谷以养之，则元气自复，无所谓补药也”。“若果元气欲脱，虽浸其身于参附之中，亦何所用”？其撰《医贯砭》（1764）一书，对《医贯》的论述予以猛烈的贬斥。陈修园则仿效徐大椿，撰写了一部贬斥温补派的专著《景岳新方砭》（1804），对张介宾的温补学说力加抨击。徐、陈两医家针对温补派的评述，对纠正滥用温补的偏向无疑起了一定作用，但囿门户之见，也难免失于偏颇。

（二）综合性医著及代表人物

明清时期内科学方面的发展还表现在不少医家能兼取历代医家之长，吸取家传经验，结合自己的临证实践，完善对疾病的认识，著成综合性医著。主要有以下方面的代表人物。

1.《医学正传》（1515）

作者虞抟（1438~1517），字天民，自号花溪恒德老人，浙江义乌人。出身于医学世家，自幼颖悟，先习举子业，后因母病而继承家业，转攻岐黄。他为了“使后学知所适从，而不蹈偏门以杀人”，以《素问》《难经》为主要依据，吸收各医家学说，结合自己40年临证经验，著成《医学正传》。书前首列“或问”50条，阐明前人未尽之意，然后分门论证。每门先论证，次脉法，次方治。并附以家传方、己所亲验方、验案及其心得体会。虞抟推崇朱震亨，发挥朱氏“阳常有余，阴常不足”，用来阐发气与血的关系，认为阳有余是气中之阳有余和血中之阳有余，阴不足是指气中之阴不足和血中之阴不足；治疗上把人参、黄芪作为补血必备之品，谓其能寓气而生血，熔李杲、朱震亨之学为一炉。

2.《明医杂著》（1549年）

作者王纶，字汝言，号节斋，明代慈溪（今浙江宁波）人，官至右副都御史。因父病学医，善究医理，宦余为人治病，常获良效。晚年著《明医杂著》（1549），论述发热、痨瘵、泄泻、痢疾、咳嗽、痰饮、风证等内科杂病，以及妇、儿、眼、耳、鼻、齿等各科病证的辨证论治。王氏学宗丹溪，融汇朱、李（东垣）等诸家学术思想，提出“外感法仲景，内伤法东垣，热病用河间，杂病用丹溪”，对后世有一定的指导意义。

3.《杂病证治准绳》（1602）

作者王肯堂（1549~1608），字宇泰，号损庵，又号念西居士，金坛（今江苏常州）人。著《六科准绳》。其中《杂病证治准绳》分为论述黄疸、咯血、便血、腹泻、眩晕、头痛、狂、癫、疠风、目痛、雀盲等各种杂病。全书以证治为主，每证引《内经》《伤寒论》及金元医家学说，结合己见论述，内容丰富，条理清楚，议论持中，选方精审，为临床医生所推崇。

4.《寿世保元》（1615）

作者龚廷贤（1522~1619），字子才，号云林，江西金溪（今江西抚州）人。承袭父业，曾任太医院吏目。著作颇丰，以《寿世保元》（1615）最为精详。全书分为10卷，内容涉及脏腑、经络、诊法、治则、药性、病证、方剂、民间单验方、急救、气功、食疗、养生、杂治、灸法等，并附方药和医案，取材广泛，选方大多切于实用。如对中风的防治有独到见解，“中风者，俱有先兆之症，凡人如觉大拇指及次指麻木不仁，或手足少力，或肌肉蠕动者，三年内必有大风之至……当预防之，宜朝服六味地黄丸或八味丸，暮服竹沥枳术丸与搜风顺气丸，二药间服，久而久之，诸病可除。”龚氏首先命名了“五更泻”，将病因归为肾虚。

5.《症因脉治》（1641）

作者秦昌遇，字景明，上海人，生活于明代天启年间。秦昌遇强调临证应“先辨其症，次明其因，再切其脉，据症、据因、据脉用治”，才能“节节可证，而法不谬施”，为初学者提供一个清晰而完整的辨证论治思路。除卷首6篇医论，该书卷1至卷4主要论述临床常见病证43种，对每种病证辨症求因，审脉施治，症因脉治，分列明晰，有较高的实用价值。

6.《证治汇补》（1687）

作者李用粹，又名惺庵，字修之，清代上海人。汇集清初以前历代医家对内科杂病的证治经验，并补入作者的心得体会。书共8卷，分列提纲、内因、外体、上窍、胸膈、腹胁、腰膝、下窍八门，共82种病证。辨析各种病证的病因、诊断、治法、方药，切于实用。作者推崇朱震亨对气、血、痰、郁的论述，并加以发挥。

（三）病证专书

这一时期内科学发展的另一特点是有关虚劳证治的专书大量出现，主要有：

1.《红炉点雪》（1630）

撰著者龚居中，字应圆，明代金溪人。《红炉点雪》重点阐述了阴虚火动的虚损病证，认为虚损痨瘵最主要的致病因素是痰火，病机为精气血液耗伤，致使阳盛阴亏，火炎痰聚。痰火之中，则火为痰之本，痰为火之标，而阴虚又为致火致痰之本。全书以水亏火炽金伤立论，提出益水清金降火的治疗法则，而尤重肺肾二脏，这是元代葛可久《十药神书》所述劳证多由“火乘金”论的进一步发展。龚居中还指出“颈项结核，或腹胁痃癖”是痨证将成的征兆。

2.《慎柔五书》（1636）

撰著者胡慎柔（1572~1636），毗陵（今江苏常州）人，幼年寄宿僧舍，精通佛教典籍及儒家经史。该书将虚劳分为虚损和痨瘵，认为损病自上而下，最终传至脾肾；痨病自下而上，最终传至脾肺，二者不可混治。其虚劳论治以培补脾胃，以甘淡为法，对后世治疗慢性虚劳病有一定的临床指导价值。

3.《理虚元鉴》（约1644）

撰著者汪绮石，明末医家，生平居里已无从考证。该书对虚劳进行论治，提出治虚劳的“三本二统论”。“三本”指肺、脾、肾，治法为清肺、调脾、补肾。其施治顺序应“先以清金为主，金气少肃，则以调脾为主，金土咸调，则以补肾善其终”。同时，又将虚劳的阴虚、阳虚两类病证分别统之于肺、脾两脏，即所谓“治虚二统”。该书详于论肺，创立的清金保肺的治则更具独见，对后世治疗以痨瘵为主的虚损病证深有影响。

内科杂病比较著名的还有：尤怡《金匮翼》（1768），论述简明，切于实用。林佩琴《类证治裁》（1839），主要论述内科杂病、妇科、外科等病证的证治。卢之颐《痎疟论疏》（1657），系总结前人有关治疗疟疾的专书。熊笏《中风论》（1821），介绍养阴清热治疗中风的经验。喻昌《医门法律》（1658），叙述腹水症状及其病因。王清任的《医林改错》（1830），强调补气活血与活血逐瘀两个原则，创通窍活血汤、血府逐瘀汤、膈下逐瘀汤和补阳还五汤等活血逐瘀方剂，至今被广泛应用于冠心病、中风后遗症等的临床治疗。

二、外伤科

明清时期，外科、伤科学均有明显的进展，主要成就有三：一是对外科理论方面的探讨被日益重视，形成了不同的流派；二是发明了一些外科手术与伤科医疗用具；三是出现了麻风病和梅毒病专著。

（一）外科

1. 正宗派

以陈实功《外科正宗》（1617）为代表的称为“正宗派”。陈实功（1555~1636），字毓仁，号若虚，崇川（今江苏南通）人。陈实功认为“内之证或不及于其外，外之证则必根于其内”，故“痈疽虽属外科，用药即同内伤”，故其在治法上主张内外并重，内服药与外治法兼施，“消、托、补”三法相结合。内治重视脾胃，善养气血，外治方面常用腐蚀药品，或用刀针清除坏死腐肉，放通脓管，强调扩创引流，使毒外出。同时，他还设计制造了许多简单而有效的器械，提高了各种外科手术的水平。如治疗误吞针铁、骨刺鲠于咽部，用一个像龙眼大小的麻线团，系上丝线，用温水淋湿，让患者急速吞下，然后扯住留在外面的丝线，徐徐拉出，针、铁、骨刺就会刺入麻团而被扯出。如骨刺难以扯出，就用“乌龙针法推之”，即用烧软的铁线裹上龙眼大的黄蜡，外用丝线缠好，推入咽喉内鲠骨之处，骨刺就会顺着被推到胃部。又如摘除鼻痔，用细铜箸两根，端各钻一孔用丝线穿扎，彼此相距几分，使用时将箸头伸入鼻内痔根上，然后将管线绞紧，向下拔，痔就应手而落。此外，陈实功在截肢、气管缝合、落耳再植、下颌骨脱臼复位等大小外科手术，以及对痔瘘采用枯痔散、枯痔钉、护痔膏、挂线等外治疗法方面都有不同程度的提高。

《外科正宗》对皮肤病、肿瘤也有不少记载，如最早提到奶癣病名，以及粉瘤、发瘤与失荣，它描述失荣为：“其患多生肩之以上，初起微肿，皮色不变，日久渐大，坚硬如石，推之不移，按之不动，半载一年，方生阴痛，气血渐衰，形容瘦削，破烂紫斑，渗流血水，或肿泛如莲，秽气熏蒸，昼夜不歇，平生疙瘩，愈久愈大，越溃越坚，犯此俱为不治。”这是最早对颈部恶性肿瘤（包括原发与转移）的详细记载。

2. 全生派

以王维德《外科症治全生集》（1740）为代表的称为“全生派”。王维德，字洪绪，号林屋山人、定定子，吴县（今江苏苏州）人。其自幼学医，继承曾祖若谷之学，通晓内、外、妇、儿各科，而尤以外科见长。他把外科病证分为阴阳两类，认为“痈发六腑”“疽发五脏”，痈、疽二证截然两途，不可混称。因痈发六腑，其毒浅，多为火毒之滞，属阳属实；疽发五脏，其根深，因寒痰之凝，阴毒深伏，属阴属寒。在治疗上，阳证的治法当用寒凉；阴证的治法乃“阳和通腠，温补气血”，强调“以消为贵，以托为畏”，反对用寒凉清火之品治疗阴证，并创制“阳和汤”“犀黄丸”等用于阴证的外科疾患。用于消肿散结的小金丹，确有一定疗效，现今的小金片就是依据小金丹减味制成。对痈肿等外科疾患，他反对施用刀针和腐蚀药治疗，认为陈实功一派“尽属刽徒”，则有些绝对化。与“全生派”主张相近的著作有汪机的《外科理例》（1531），强调外科病若“治外遗内，本末倒置，殆必误人”。治疗主张以调理元气为先，固其根柢，不轻用寒凉攻剂和刀针之术，并提出托里、疏通、和营三大法则。讲求立法用药，随证变通，不拘成方。薛己的《外科枢要》（1571），对全身30余种疮疡证治作了阐述，并附以验案。特别是书中对筋瘤、血瘤、肉瘤、气瘤和骨瘤进行了描述。

3. 心得派

以高秉钧的《疡科心得集》（1805）为代表的称为“心得派”。高秉钧（1755~1827），字锦庭，锡山（今江苏无锡）人。高秉钧强调疡证同样需求本论治，求本之法有二：一是病因，内伤七情、外感六淫、饮食劳倦、跌打虫兽伤等不内外因；二是辨证，除辨阴阳、表里、寒热、虚实外，还要辨脏腑经络。受温病学说的影响，他认为痈疡之证“在上部者俱属风温、风热……在下部者俱属湿火、湿热……在中部者多属气郁、火郁”。对热性痈疡和疔疮等，采用紫雪丹、至宝丹及犀角地黄汤治疗。

4.《疡医证治准绳》（1608）

该书为王肯堂编著，记载了多种外科手术的方法，其中许多是中医外科史上的最早记载。如气管吻合术：“凡割喉者……以丝线先缝内喉管，却缝外颈皮，用封口药涂敷，外以散血膏敷贴，换药。”耳廓外伤整形术：“凡耳斫跌打落，或上脱下粘，内用封口药，外用散血膏敷贴及耳后，看脱落所向，用鹅翎横夹定，却用竹夹子直上，横缚定，缚时要两耳相对，轻缚住。”

5. 麻风病专著

最早的麻风病专书是沈之问撰著的《解围元薮》（1550）。由沈之问的祖父沈怡梅收集治疗麻风病秘方，其父沈艾轩补充，沈之问本人总结麻风病诊治经验而成。书中详述麻风病的病因、证候、防治，记载了丰富的防治麻风病的方药。着重论及麻风病的传染性与预防，所介绍的大枫子治疗麻风病的经验，纠正了以往所持的多服大枫子将造成失明的错误论点。

6. 梅毒病专著

较早的梅毒病专书是陈司成（字九韶）撰著的《霉疮秘录》（1632）。典型的梅毒病在我国的出现大约是15 世纪或稍前从国外传入，因其外观似杨梅，被称为“杨梅疮”。陈司成继承祖辈医业，对梅毒病进行了深入的调查研究，除证实此病主要由接触传染外，还发现间接传染。书中记述了梅毒不同病期的症状，提出了用丹砂、雄黄等含砷的药物治疗，这是世界医学史上最早应用砷剂治疗梅毒的记载。

此外，申斗垣《外科启玄》(1604)、祁坤《外科大成》(1665) 也是当时较为著名的外科专著。

(二) 伤科

1.《正体类要》(1529)

明代薛己所撰，记述了正骨手法19条及外科方剂等，强调骨伤论治应遵循八纲辨证，用药以补气血、养血和血为主。书中介绍了仆伤、坠跌、金创与烫伤三类病的医案共64种病证，由于论述比较简明实用，后来《医宗金鉴・正骨心法要旨》(1742) 主要以此书为参考，并绘有多种治疗骨损伤的用具图。

2.《医宗金鉴・正骨心法要旨》(1724)

吴谦等撰，系统总结了清以前治疗的理论和经验。内治以薛己《正体类要》为蓝本，外治突出整骨手法和器具治疗。总结归纳骨折整复的摸、接、端、提、按、摩、推、拿八种手法，列举腰柱、通木、抱膝、竹帘、夹板等固定器具。附图27幅，载方91首，图文并茂，强调手法、固定、用药的有机统一，简明易懂，流传甚广，对后世伤科学发展影响大。

3.《伤科汇纂》(1815)

胡廷光撰，该书汇辑了清以前丰富的伤科文献资料，有方剂1000余首，插图10多幅。对骨伤的复位指标、术后功能锻炼都有正确的认识。

这一时期的伤科方书还有很多，如《跌损妙方》《救伤秘旨》《江氏伤科方书》，以及日本人写的《中国接骨图说》等。

三、妇产科

明清时期妇产科的证治积累了不少新经验，著述很多，现存有100余种，较著名的有以下几部：

1.《女科证治准绳》(1607)

王肯堂编著。该书主要辑录薛己校注的陈自明《妇人大全良方》的内容著成，分治法总论、调经门、杂证门、胎前门及产后门五大类，书中汇集50多位医家的妇产科论述及方药，对明代以前女科学术成就作了较系统的整理，是一部资料丰富的妇产科著作。如开卷“治法通论”阐述“四物汤”的应用时提出春服倍川芎，夏服倍芍药，秋服倍地黄，冬服倍当归。

2.《济阴纲目》(1620)

编著者武之望（约1552~1629），字叔卿，号阳纡，陕西临潼人。因幼年多病，自习岐黄，《内经》以下至金元诸家医籍无不熟读，遂精于医。素仰王肯堂之《证治准绳》，以其旁搜博引，古今悉备，乃删其杂证，专以女科成《济阴纲目》，后经清代汪淇于1665年笺注并加以改订，成为广泛流传的妇科专著。全书以调经、经闭、血崩、赤白带下、虚劳、积聚癥瘕、求子、浮肿、前阴诸疾、胎前、临产、产后、乳病等13门分述妇产科疾病，每症都有论有方，并加注释。在遣方用药上，所用方剂既有经方、时方，又广集单方、验方，便于临床应用。

3.《傅青主女科》(1827)

清代极具影响的妇产科著作，系后人将傅山有关女科病证的论述与证治经验和其他医家论述辑录而成。傅山（1607~1684），字青竹，后改青主，号公之它、朱衣道人等，阳曲（今山西太原）人。他博涉经史百家，工于诗文书画，擅医。因多方面均有较深造诣，声誉甚高。明亡后，居土穴养母，坚不仕清，其著述多隐去自己真名。全书2卷，对妇女带下、血崩、种子、妊娠、正产、小产、难产、产后诸病均有简要论述，处方药味不多，理法严谨。首创“肝郁”辨证，认为女子以血为本，肝为藏血之脏，乃主情志之官，肝郁的发生与肝血的亏损有关。论肝郁的发病及转归，始终着眼于正虚，辨证立足于肝、脾、肾，为女科郁证的诊治开创了新思路。对于带下病提出“带下俱是湿证”的观点，强调祛湿为治带之本。主张宜合理照顾妇科病多气血亏损的特点，使用平肝和胃理脾的治疗方法，适当配合补虚药物，对妇科临床很有实际意义。所创制的完带汤、易黄汤、清经散、两地汤、开郁种玉汤等均为妇科名方，至今仍广泛使用。

4.《达生篇》(1715)

清亟斋居士撰。该书以简要而通俗的文字记述了产前事宜、产后要旨、毓胎避忌和胎产、临产、产后等诸病的治疗方药。特别提出临产时的“睡、忍痛、慢临盆”六字诀，认为不仅产妇需要掌握，其家人也应有所了解。因此，该书不仅是一部产科专书，也是一本介绍临产卫生知识的读物。

四、儿科

明、清时期，儿科病证的诊治水平日益提高，理论系统日臻完善，特别是对痘疹的防治医家都很重视。重要著作有以下诸部：

1.《保婴撮要》(1556)

撰著者薛铠，后由其子薛己整理并增补刊行。全书共载病证200余种，每种疾病之后均附验案，且论病条目清晰，辨证详尽，施治得当。重视乳母对婴儿身体与健康的影响，强调乳母应“慎七情六淫、厚味炙煿，则乳汁清宁，儿不致疾；否则阴阳偏胜，血气沸腾，乳汁败坏”，必致乳儿患病。对于小儿调治则提出“未病则调治乳母，既病则审治婴儿，亦必兼治其母为善"，对后世颇有影响。

2.《万密斋医学全书》(1549)

作者万全（约1495~1580），字事，号密斋，湖北罗田人。祖父万杏坡，父万筐，皆以医名，尤精于儿科，故当时有“万氏小儿科”之称。万全总结祖辈及自己的医疗经验，编撰成《万密斋医学全书》10种。其中儿科著作有《幼科发挥》《片玉心书》《育婴家秘》《痘疹心法》《片玉痘疹》。万全从丹溪之学悟出小儿五脏生理、病理的特点是“肝常有余，脾常不足；心常有余，肺常不足，肾常不足”。在治疗上宗钱乙之学，重视小儿脾胃的调理。调理之法，一是“调乳母，节饮食”，二是用药平和，攻补当慎。主张“调理但取其平，补泻无过其剂”，并力倡“攻补兼用，不可偏攻偏补”。在遣方用药上，他喜用丸散之剂，或以汤剂煎煮丸散同服以增强药力，或用引经药煎汤冲服丸散。万氏总结家传验方牛黄清心丸、玉枢丹、安虫丸等100余首，至今为临床沿用。

3.《幼科证治准绳》(1607)

王肯堂编著。该书以五脏为纲论述儿科各种疾病，并突出了麻、痘、惊、疳儿科四大症，内容非常丰富。此外，书中还记载了婴儿先天性肛门闭锁的开通手术："……肛门内合，当以物透而通之，金簪为上，玉簪次之，须刺入二寸许，以苏合香丸纳入孔中，粪出为快。"在整理中医学儿科文献方面也做出了重要贡献。

4.《幼幼集成》(1750)

撰著者陈复正，字飞霞，清乾隆时广东罗浮山道人。该书详述儿科各类疾病的诊断及治疗，反对"小儿为纯阳之体"之说，主张"固护元气，扶补脾胃"的治疗原则。对于小儿痉病提出独到见解，伤寒病痉为"误搐"，杂病致搐为"类搐"，竭绝脱证为"非搐"。然后条分缕析，分论其证治。在诊断方面，重视指纹望诊，概括归纳为"浮沉分表里，红紫辨寒热，淡滞定虚实"，后世儿科医家多沿用之。

五、五官科

明清时期，中医五官科学的发展，主要集中在眼科学和喉科学两方面，它们在基础理论和临床方面都有很大发展。

（一）眼科

眼科的著作无论数量与质量都远超前代，主要有：

1.《原机启微》(1370)

又名《元机启微》。作者倪维德（1303~1377），字仲贤，号敕山老人，吴县（今江苏苏州）人。该书共2卷。论述了眼睑炎、倒睫、眼出血、内障、瞳孔散大等多种眼病的治疗方法，所载方剂如黄连羊肝丸、磁朱丸、石斛夜光丸、拨云退翳丸、羚羊角散等一直为后世医家所推崇。

2.《审视瑶函》(1644)

又名《眼科大全》。撰著者傅仁宇，字允科，明代秣陵（今江苏南京）人。该书记述了眼科医案、五轮八廓、眼与脏腑经络的关系、眼科疾病108证的证因治法，附300余方；介绍了金针拨障术的手法及钩、割、针、烙、点、洗、敷、吹等眼科外治法；并详述了用药宜忌和眼科针灸疗法等。书中对宋元以来的眼科临床经验进行了总结，内容丰富，是明末一部影响较大的眼科专著。

3.《银海指南》(1810)

又名《眼科大成》。撰著者顾锡，字养吾，清乾隆年间桐乡（今浙江嘉兴）人。该书阐述了眼的生理结构、五轮八廓，眼病的病因病机、症状辨析、治疗原则、常用方药。提出眼病大抵以肝肾为本，舍本而从标皆非正法。用方则宗李杲、朱丹溪、张景岳，擅长内治，忌用针刺、割及炮烙，系眼科中擅长内治者。

此外，王肯堂的《杂病证治准绳》记载了眼科证候170余种，并最早记载了色盲，称为"视赤如白证"，描述其症状为"视物却非本色也……或观太阳若冰轮，或睹灯火反粉色……"所述甚为正确。

（二）喉科

喉科的发展也比较显著，代表性的著述有：

1.《口齿类要》（1529）

撰著者薛己，该书记载了口、齿、舌、唇、喉疾病的辨证治疗，兼以论治误吞水蛭、诸虫入耳、蛇入七窍、诸虫咬伤、男女体气等疾病。附有治验医案，卷末附方，是现存最早的中医口齿科专书。

2.《重楼玉钥》（1838）

撰著者郑宏纲（1727~1787），字纪元，号梅涧，安徽歙县人，后经同里方成培及其子郑枢扶增订，刊于1838年。书中简要地介绍咽喉部解剖生理，着重论述了白喉、烂喉痧等急性疫喉的证治与预后，指出："喉间起白如腐一症，其害甚速。……自二十年来，患此症者甚多，惟小儿尤甚，且多传染，一经误治，遂至不救。虽属疫气为患，究医者之过也。按白腐一证，即所谓白缠喉是也……经治之法，不外肺肾，总要养阴清肺，兼辛凉而散为主。"同时详细分辨了喉证表里虚实的诊断鉴别，附方养阴清肺汤为治疗喉证的著名方剂。

六、针灸学与推拿学

（一）针灸学

针灸学在明代继续有所发展，这一时期的主要成就：一是对前代的针灸文献进行广泛的收集整理，出现了许多汇编性的著作；二是对针刺手法的研究，形成了20多种复式补泻手法，并且围绕手法等问题展开了学术争鸣；三是灸法从艾炷的烧灼向用艾卷的温热灸法发展，后来又发展为在艾卷中加进某些药物，辨证施灸；四是对于历代不属于经穴的针刺部位进行了整理，形成了"奇穴"一类。清中期以前出现大量针灸歌赋和简便易行的灸法。道光二年（1822），道光帝下令："针灸一法，由来已久，然以针刺火灸，究非奉君之所宜，太医院针灸一科，着永远停止。"此后针灸疗法仍在民间流传与运用，但针灸学的发展受到了一定程度的阻碍。

明清时期比较著名的针灸学著作如下：

1.《针灸大全》（1439）

徐凤著。汇集了历代有关针灸学的文献资料。全书6卷，包括针灸理论、穴位、针刺法与灸法、子午流注等，并附有插图，所选歌赋，如"四总穴歌""千金十一穴歌""经脉气血多少歌""席弘赋""灵光赋"短小精悍，实用性强。

2.《针灸聚英》（1529）

又名《针灸聚英发挥》。作者高武，字梅孤，鄞县（今浙江宁波）人。通天文、乐律、兵法，嘉靖年间考中武举。晚年专门研究医学，尤其精于针灸。鉴于针灸穴位在男、女、儿童身上存在的某些差异，他曾设计铸造了男、女、儿童铜人各一座，以作为定穴之标准。他汇集了《难经》《内经》《明堂针灸图》《膏肓灸法》《金兰循经》《资生经》《十四经发挥》等16部针灸医籍的资料，结合自己的经验写成《针灸聚英》一书。全书共记载内、外、妇、儿、五官等各科疾病113种，收载针灸处方的歌赋65首。此外，该书论证了进针后应施用的各种辅助手法，如动、退、搓、进、盘、摇、弹、捻、循、扪、摄、按、爪、切14种，以及用这些手法组成的复合手法，如烧山火、透天凉等。书中对当时针灸禁忌方面的迷信说法进行了批判。

3.《针灸问对》(1530)

又称《针灸问答》。作者汪机。该书以问答的形式阐述了针灸学的基本理论，并谴责了某些不负责任的医疗作风。指出"用针必先诊脉"，反对"医者不究病因，不察传变，惟守某穴主某病之说"，强调据证列法，法随证变，"病变无穷，灸刺之法亦无穷"。

4.《针灸大成》(1601)

作者杨济时（1552~1620），字继洲，浙江三衢（今浙江衢州）人。出身于世医之家，祖父曾为太医。杨继洲由儒而医，潜心攻读，尤擅针灸。他对16世纪以前的针灸文献进行辑录，在祖传《卫生针灸玄机秘要》一书的基础上结合自己的心得经验编著成《针灸大成》，他曾三针治愈山西监察御史赵文炳的痿痹顽疾，故书稿完成后，由赵文炳资助刊行。全书10卷，内容全面，博采诸家有关针灸学的内容，主张治病针、灸、药缺一不可；重视经络学说，提出"宁失其穴，勿失其经"；重视补泻手法，强调"巧妙玄机在指头"，将前人针刺14法概括为"杨氏补泻十二法"，是明以前最完备的一部针灸专著。至今各种版本已达50余种，并被译成德、法、英、日等国文字，受到世界许多国家医学界的重视。

（二）推拿学

"推拿"一词，始于明代。明代太医院设按摩科作为十三科之一，使按摩术得到长足发展。后至明隆庆五年（1571年）太医院取消按摩科后，按摩转以婴幼儿为主，形成了独具特色的小儿推拿体系。如龚廷贤的《小儿推拿活婴全书》(1604)、周于蕃的《小儿推拿秘诀》(1605)、龚居中的《幼科百效全书》(1624)等。清代小儿推拿著作大量涌现，其中以《小儿推拿广意》(1676)流传较广，作者熊应雄。该书注重将小儿生理特点与推拿理论相结合，详论推拿理论与手法在小儿疾病中的应用，附推拿手法图20余幅，载方180余首，图文并茂，通俗易懂。

此外还有骆潜庵的《幼科推拿秘书》(1784)、夏云集的《保赤推拿法》(1885)、张振鋆的《厘正按摩要术》(1888)等。《厘正按摩要术》是对明代周于蕃《小儿推拿秘诀》的进一步"厘正"而成，内容有所增补，从诊断到手法都作了系统的整理。清代按摩的另一特点是把按摩手法扩大到正骨的领域，形成了"正骨八法"，使按摩在正骨的治疗中发挥作用。

第六节　中外医药交流

从明代至清代第一次鸦片战争爆发前，中外医药交流主要有三条途径：东亚各国医生来中国学习，返国后著书立说，为中医药在本国的传播和发展作出贡献；郑和出使西洋，促进了中国与南太平洋、印度洋、红海、东非等沿岸各国的医药交流；西方来华传教士推动了中西医药文化交流。

一、中朝医药交流

明代，朝鲜政府常聘请中国医生诊病和教授医药知识，并派遣本国医生到中国学习。1617年朝鲜内医院教习崔顺立等就医学疑难问题来中国求教，答疑及讨论内容由明代太医院御医傅懋光以问答形式撰成《医学疑问》一书。1624年明朝官员王应遴作《答朝鲜医问》，对朝医疑问予以书面回答。可见当时朝鲜与明廷有过多次政府间的中医学术交流。

朝鲜医家金礼蒙等整理15世纪前的150多种中国医药书籍，辑录成大型中医类书《医方类聚》（1445）。全书266卷，分为95门，收方50000多首，每证有论有方。朝鲜医家许浚（约1546~1615）等于1610年编纂《东医宝鉴》25卷，引用我国历代医籍190余种，分为内景、外形、杂病、汤液、针灸5篇，篇下详分细目，载有各种病证的病因、证候、治法、药物、经络、针灸等相关内容。该书是朝鲜医学引进中医学而开始本土化的代表性著作。

朝鲜曾多次刊刻中国医书，如15世纪时翻刻《针灸铜人图》《世医得效方》《新刊仁斋直指方论》《伤寒类书》《医方集成》。清康熙六十一年（1722）十月，朝鲜译官黄夏成回国，清廷赠送《赤水玄珠》51册。《本草纲目》于17世纪已流传到朝鲜，《医宗金鉴》于18世纪末传往朝鲜。朱纯嘏《痘疹定论》（1713）、曾香田《痘疹会通》（1786）也曾在朝鲜翻印发行，中国人痘接种知识在朝鲜很快得到普及。同时，朝鲜医书也传入中国。乾隆三年（1738）清廷官员出使返国时，朝鲜赠送《东医宝鉴》一帙23卷。朝医李景华所撰《广济秘笈》（1790）、康命吉所撰《济众新编》（1799）等医书，相继输入我国，在中朝医学交流中起到了一定作用。

二、中日医药交流

明代中日两国医药交往尤为频繁。

1370年，日本医生竹田昌庆来到中国，向道士金翁学习中医和针灸，曾因医治明太祖皇后难产，使母子平安，被赐封为"安国公"。8年后，他回国带去铜人一具及一批中医药典籍。1487年，田代三喜来中国研习东垣、丹溪之学，历经12载，回国后倡导李、朱学说，是将金元医学传入日本的医家，被誉为日本汉方"后世派"之祖。曲直濑道三于1531年拜田代三喜为师，历时10年，返京都后创立"启迪院"，撰《启迪集》（1571），培育大批弟子，成为日本汉方"后世派"的重要人物。1492年坂净运来华学习中医，1500年返日时带走《伤寒杂病论》等相关书籍。先后撰述《新椅方》《续添鸿宝秘要钞》等，向日本医界介绍、传播仲景学说。受他的影响，永田德本创立了与"后世派"相对立的"古方派"。此外，日本还出现了介于上述两派之间的"折衷派"，主张既遵奉中国古代经典，也重视选用宋、元以后的新方，取各家之所长。首倡者为望月鹿门，代表人物有和田东郭、中神琴溪等。受中国乾嘉考据学风影响，日本汉医界也出现了"考据派"，成员有多纪元孝、多纪元简和丹波元胤等。多纪元孝长期从事中医典籍研究考证，其后代多纪元简继承其事业，著成《素问识》（1806）、《灵枢识》（1808）。丹波元胤则从中医目录学的角度梳理中医药古籍，撰

《中国医籍考》，收录历代的中医药书籍2876种，著录内容有书名、作者、卷数、存佚、序跋和考证，为中医文献学作出了重要贡献。

明清中国医学家到日本行医讲学者亦有多人，如陈宗敬、陈元赟、王宁宇、戴曼公、陈振先等，或行医授徒，或著书立说，对日本医学发展有较大影响。中日两国间的医药书籍交流在明清之间兴盛，日本在大永八年（1528）印刷出版了最早的医书，即我国明代熊宗立编撰的《医书大全》，此书对日本汉方医学的发展具有重大影响。《本草纲目》可能早在1604年便传入日本，17世纪以后，江西本、杭州本等传本也相继传入日本，并多次翻刻重印。其他诸如《内经》、本草、伤寒、针灸、痘疹系列书籍（约800多种）在日本江户时代（1603~1867）曾多次传入日本，至今多种珍贵版本仍然收藏在日本各处国立及私家、寺院书库。

三、中国与欧洲国家的医药交流

明清时期，中国与欧洲国家的医药交流，主要是通过西方来华的传教士推动的。传教士们将西方医学知识带入中国，同时将中医药知识传回西方。

明代来华的传教士中最早传授西医知识者，是1582年来华的意大利的利玛窦（P. Mattehoeus Ricci）。他与徐光启等合作，译介了许多西方科学技术的著作，所译《西国纪法》（1605）介绍神经解剖知识。随后，1597年龙华民（Nicla Ingbardi）、1613年艾儒略（Juli Aleni）、1621年邓玉函（Jhann Terrentius）、1622年罗雅谷（Giacm Rh）、1630年汤若望（Jhann Adam Schall Vn Bell）等相继来华传教。邓玉函译述的《泰西人身说概》，罗雅谷、邓玉函、龙华民合作译述的《人身图说》等书，把西医的解剖、生理学知识介绍给中国。艾儒略的《西方问答》介绍了欧洲的验尿诊断及放血疗法等西医知识，《职方外记》介绍了欧洲的一些防疫方法。这些对中国医学界均有一定影响。

传教士还带来了欧洲的医院设施和医学教育方式。明隆庆三年（1569），澳门主教加奈罗（Carneiro）建医院二所，一收教友，一收教外之人，非教徒也能在医院看病。万历七年（1579）在澳门置麻风病院一所；万历二十二年（1594）设澳门圣保罗医院，并附设医科班，是在中国设立的最早的西医学校。

清初，传教士把中医的脉学、本草学和针灸学的内容介绍到了欧洲。最早介绍脉学的是卜弥格（Michel Boym）的《医论》，1676年在米兰出版了该书的意大利文译本，10年后，纽伦堡天然药物研究杂纂补编收录了此书。卜弥格译著《中国植物志》（拉丁文），实际上是《本草纲目》的节选本，1656年在维也纳出版，成为在欧洲早期介绍中国药物的著作。英国名医弗洛伊尔（Floyer John）把卜弥格译述的中医脉学转译成英文，连同自己的著述合辑为《医生诊脉表》一书，1707年在伦敦出版。受中医脉学的启发，弗洛伊尔发明了脉搏计数器。17世纪针灸术已引起一部分欧洲人的关注，荷兰东印度公司的旁特最早记载了针术（1658）；另一教会职员布绍夫〔Busschof，H.）用艾法治愈了自己多年的痛风症，因而向荷兰介绍灸术，1676年译成英文出版。同年吉尔弗西斯（Geifusius，R.W）用德文成《灸术》一书。18世纪以后，欧洲人对针灸术认识渐多，出版介绍针灸的书约50种。

法国的杜赫德（Jean Baptiste du Halde）根据传教士寄回欧洲的各种资料编成书籍，1735年在巴黎出版，其中第三卷节译了《脉诀》《本草纲目》《神农本草经》《名医别录》《医药汇录》等书，不久便被译成英文和德文，在西欧颇有影响。

19世纪初，欧洲的学者们开始研究中国医学史，并出版了专著，如瑞穆斯特（Rumust，A.）于1813年在巴黎出版法文版《关于中国医史研究》和皮尔松（Pearson）于1820年在伦敦出版的英文版《中国医学史》。

四、中国与其他亚非国家的医药交流

明清时期，中国与其他亚洲国家乃至东非沿岸部分国家的医药交流亦较频繁。明代永乐、宣德年间（1405~1433），郑和率领船队遍历30多个国家和地区，最远到达波斯湾和非洲东岸。船队共27000余人，船医除负责船员的健康外，每到停泊之处还要采购当地药材，为华商与当地官民诊病施药。《医学入门》《景岳全书》等传入越南后，黎有卓（1720~1791）于1770年撰成越南传统医学中第一部综合性医书《海上医宗心领》，共28集，66卷。此外，暹罗（今泰国）、真腊（今柬埔寨）、婆罗国（今文莱）、锡兰（今斯里兰卡）、爪哇（今印尼爪哇岛）等东南亚国家，仍继续以官方和民间贸易两种方式，源源不断将木香、丁香、没药、沉香、阿魏等特产药物输入中国；与之对等的，中国的货物及中药也输往东南亚各国。这种医药贸易的传统加强了中国与东南亚各地的政治经济关系，也促进了双方的医药交流。

复习思考题

1. 明清之际中医学发展的特点是什么？
2. 简述《本草纲目》的药物分类体系及其科学价值。
3. 列举温病学派四位代表医家及其核心著作与贡献。
4. 王清任《医林改错》的实证精神体现在哪些方面？
5. 谈谈你对人痘接种法的认识。

·参考文献·

1. 严世芸. 中医学术发展史［M］. 上海：上海中医药大学出版社，2004.
2. 李经纬. 中医学思想史［M］. 长沙：湖南教育出版社，2006.
3. 李成文. 中医史（第二版）［M］. 北京：人民军医出版社，2009.
4.（日）丹波元胤. 中国医籍考［M］. 北京：人民卫生出版社.1983.
5. 李经纬. 张志斌. 中国医学通史（古代卷·明清部分）［M］. 北京：人民卫生出版社，2000.
6. 范行准. 中国医学史略［M］. 北京：中医古籍出版社，1986.
7. 陈邦贤. 中国医学史［M］. 北京：商务印书馆，1957.

8. 廖育群. 岐黄医道［M］. 沈阳：辽宁教育出版社，1991.

9. 马伯英. 中国医学文化史［M］. 上海：上海人民出版社，2010.

10. 余新忠. 清代江南的瘟疫与社会［M］. 北京：中国人民大学出版社，2003.

11. 朱建平. 中国医学史研究［M］. 北京：中国中医药出版社，2017.

12. 唐明邦. 李时珍评传［M］. 南京：南京大学出版社，2011.

13. 刘洋. 温病学派的学术思想研究［M］. 上海：上海科学技术出版社，2015.

14. 郑金生. 明清医学发展的特点与历史地位［J］. 中华医史杂志，1989，(02)：18-21.

15. 张志斌. 王清任与《医林改错》的科学精神［J］. 自然科学史研究，2005，(03)：247-256.

16. 卢嘉锡等. 中国科学技术史·医学卷［M］. 北京：科学出版社，1998.

知识图谱

- 中医学术体系的成熟与创新发展
  - 社会历史背景
    - 政治稳定与经济发展
    - 社会思想与科技发展——儒学与医学深度融合、思想控制与考据学派、科技发展
    - 中外交流与西学东渐
    - 医学发展与教育制度
      - 太医院
      - 御药局和御药房
      - 地方医事制度与医学教育
      - 明代医户制度与世医承继
  - 古籍整理与刊物出版有哪些成就？
    - 经典古籍的整理研究
      - 《黄帝内经》研究
        - 全文注释形式
        - 分类节要注释形式
      - 《伤寒杂病论》研究
        - 《伤寒论》研究——错简重订派、维护旧论派、以方类证派
        - 《金匮要略》研究
      - 《神农本草经》研究——辑复注疏研究
    - 医学全书、丛书、类书、医案的编纂
      - 全书——《医宗金鉴》《证治准绳》
      - 类书——《古今图书集成》《古今医统大全》
      - 丛书——《古今医统正脉全书》
      - 医案著作——《名医类案》《续名医类案》等
      - 医学入门书——《医学入门》《汤头歌诀》《医学三字经》等
      - 医史类专著——《医史》
    - 医学刊物与医学团体
      - 最早的中医杂志——《吴医汇讲》
      - 最早的民间医学团体——“一体堂宅仁医会”
  - 方药学取得哪些新进步？
    - 药物学的发展与探索
      - 综合类本草——李时珍《本草纲目》、赵学敏《本草纲目拾遗》
      - 专题类本草——《救荒本草》《滇南本草》《本草备要》《得配本草》
      - 炮制专书——《炮炙大法》《修事指南》
    - 方剂学
      - 综合性方书——古代最大的方书《普济方》
      - 方济学的系统构建
        - 方剂理论的成熟与规范
        - 方剂专著的定型与影响
  - 中医学理论和实践有哪些新发展？
    - 温病学说
      - 温病学说的形成与发展
      - 主要温病学家和著作
        - 吴有性与《温疫论》
        - 叶桂与《温热论》
        - 薛雪与《湿热条辨》
        - 吴瑭与《温病条辨》
        - 王士雄与《温热经纬》
    - 人痘接种术的发明与传播
      - 人痘接种法的发明——痘衣法、痘浆法、旱苗法、水苗法
      - 人痘接种法的影响
    - 解剖学——王清任《医林改错》
    - 诊断学
      - 舌诊、问诊、脉诊较大发展
      - 创立八纲辨证、卫气营血辨证、三焦辨证并广泛应用
  - 临床各科取得哪些成就？
    - 内科
      - 温补学派及与之争鸣者——薛己《内科摘要》、张介宾《景岳全书》、李中梓《医宗必读》、赵献可《医贯》、徐大椿《医贯砭》、陈念祖《景岳新方砭》等
      - 综合性医著——虞抟《医学正传》、王肯堂《杂病证治准绳》、王纶《明医杂著》、龚廷贤《寿世保元》等
      - 病证专书——龚居中《红炉点雪》、胡慎柔《慎柔五书》、汪绮石《理虚元鉴》
    - 外伤科
      - 外科
        - 外科三派
          - 正宗派：陈实功《外科正宗》
          - 全生派：王维德《外科症治全生集》
          - 心得派：高秉钧《疡科心得集》
        - 其他——麻风病专著《解围元薮》、梅毒病专著《霉疮秘录》
      - 伤科——《正体类要》《伤科汇纂》《医宗金鉴·正骨心法要旨》
    - 妇产科——王肯堂《女科证治准绳》、武之望《济阴纲目》、傅山《傅青主女科》、亟斋居士《达生篇》
    - 儿科——薛铠、薛己《保婴撮要》、万全《万密斋医学全书》、王肯堂《幼科证治准绳》、陈复正《幼幼集成》
    - 五官科
      - 眼科学——《原机启微》《审视瑶函》《银海指南》
      - 喉科学——《重楼玉钥》《口齿类要》
    - 针灸与推拿学
      - 针灸学成就——高武《针灸聚英》、杨济时《针灸大成》
      - 推拿学发展
        - 明代小儿推拿体系
        - 清代小儿推拿著作
  - 中外医药交流情况？——中朝、中日、中国与欧洲国家、与其他亚非国家医药交流

第七章 中西医学的交汇冲突与中医的发展

鸦片战争—中华人民共和国成立（公元1840~1949年）

学习目标

知识目标

掌握近代中西医汇通及中医科学化思潮的主要观点及代表医家；熟悉近代中医学的主要成就；了解中医界反废止的抗争，以及西医学传入的背景及方式。

能力目标

运用历史唯物主义观点，分析中西汇通思潮和实践的利弊，思考其对现代中医发展的启示；分析评价该时期的医学事件。

素质目标

认识到中医在艰难历史时期仍然保持顽强的生命力和独特价值，坚定传承和弘扬中医文化的信念。

第一节 社会历史背景

从1840年鸦片战争到1949年中华人民共和国成立，是中国逐渐沦为半殖民地半封建社会的历史，也是中国人民追求国家独立和民族复兴的历史。近代中国社会处在急剧变化之中，西方文化广泛传入，猛烈地冲击着封建思想体系，出现了“中学”与“西学”，“旧学”与“新学”之争。西医学在我国迅速传播发展，中国的传统医学受到剧烈的碰撞和冲击，出现中西医两大医学体系并存的前所未有的大变局。

一、半殖民地半封建社会

“半殖民地半封建社会”是马克思主义理论和中国共产党对从鸦片战争到1949年中华人民共和国成立前夕中国社会性质的总体概括。“半殖民地”指中国在经济、政治、文化上受到其他资本主义国家控制与压迫，虽在形式上仍保有国家主权和独立，但若无人民的奋起反抗，则会彻底沦为列强的殖民地；“半封建”则指中国社会形式上虽仍是封建统治和自然经济占主导，实际已逐渐近代化，资本主义因素不断发展壮大，相较于完全的封建社会有所进步。

第一次鸦片战争的失败和1842年《南京条约》的签订，令中国丧失了独立自主地位，开始沦为半殖民地半封建社会。第二次鸦片战争使外国侵略势力从沿海深入内地，中国半殖民地化程度加深。中法战争清政府不战而败，暴露清政府软弱无能，刺激列强侵略野心。1894年中日甲午战争失败和《马关条约》签订，领土割让和巨额赔款更刺激列强瓜分中国野心，加速中国半殖民地化进程。列强纷纷在中国划分“势力范围”，妄图把中国变成殖民地。1901年《辛丑条约》签订后，中国社会政治经济被帝国主义渗透和控制达到空前程度，彻底沦为半殖民地半封建社会。

近代半殖民地半封建社会时期，既是人民饱受封建压迫和列强欺凌的屈辱史，更是各阶级奋起反抗，内抗封建暴政、外御列强侵略的救亡图存史。农民阶级领导的太平天国运动（1851~1864）、义和团运动（1899），有力地打击了清王朝统治和外国侵略，加速了封建社会的崩溃，阻止了中国殖民化的进程。19世纪60年代初到90年代清政府中开明人士主导的“洋务运动”，虽以延续王朝统治为目的，但在客观上促进了中国资本主义的发展，并在一定程度上抵制了外国资本主义的经济输入。资产阶级维新派领导的“戊戌变法”（1898）虽以失败告终，但仍起到了思想解放与启蒙的积极作用，更令知识分子认识到只有通过体制外的革命才能改变中国的命运。“辛亥革命”（1911）结束了君主专制，使共和民主观念深入人心，虽未使中国真正走上独立富强之路，却召唤了新文化运动对封建思想的彻底批判，吹响了中国由旧民主主义革命向新民主主义革命转变的号角。五四运动作为一场由群众主导的爱国运动，揭开了全民族反帝反封建的序幕，也让无产阶级走上政治舞台，成为中国革命新的领导力量。1921年，由中国先进知识分子组成的中国共产党成立，成为领导中国新民主主义革命的核心。共产党在带领全国各族人民为新民主主义斗争的过程中，经历了北伐战争、土地革命战争、抗日战争和解放战争四个阶段，最终取得革命的胜利，建立了中华人民共和国，结束了半殖民地半封建社会时期中国任人宰割、欺凌的悲惨命运，也为中华民族的发展进步开启了新纪元。

二、复杂的社会经济状况

半殖民地半封建社会时期，西方列强通过不平等条约和侵略战争占领并割据中国大片领土，中国的经济受到严重破坏，东西部地区发展不平衡。在大部分港口、铁路、矿产资源等重要部门为列强控制，经济命脉操之于他国的情况下，中国资本主义经济一直处于畸形状态，仅在特殊的历史阶段和某些产业有所发展。而依然在经济结构中占主导地位的农业、手工业，却限于生产力落后和外来商品的冲击，技术水平停滞不前，从业者饱受剥削、生活困苦。封建统治者长期推行闭关锁国政策，加之盲目自大心态，导致国门被迫开放后，中国人对世界几乎一无所知，而落后的政治制度和知识、技术体系，更令民族自信心严重受挫。部分知识分子对西方列强政治、军事、经济的仰慕，伴随着对于本国屈辱历史的沉痛反思，使他们面对西方政治思想和学术文化的涌入时，往往不加甄别、全盘接受，对于传统文化则视其为落后、愚昧之源，甚至倾向于彻底否定与批判。

三、西学东渐

从鸦片战争到五四运动前后的“西学东渐”，是中国知识阶层主动发起的文化传播运动，旨在学习、吸收西方政治经济制度、思想文化、科学技术，以达救亡图存、思想启蒙、富国强民之目的，参与者包括国内开明官僚、知识分子、留学生以及外国传教士、学者等，形式涵盖翻译出版、派员留学、开办新学、设立医院等。早期，林则徐、魏源、徐继畲等“开眼看世界”的清末官员，通过编纂《四洲志》《海国图志》《瀛寰志略》等书籍，介绍世界各国的地理知识、政风人情，此时知识分子对西方文明的态度是“师夷长技以制夷”，希望通过了解“夷情”，学习西方军事而抵御外侮。洋务运动期间，对西方书籍的翻译和出版达到空前的水平，京师同文馆、上海广方言馆以及江南制造局译书馆是当时翻译活动的中心。新式学堂的开设，培养了诸多通晓西方文化、军事和技术的人才，选派幼童留美和船政学生留欧则开启了以留学培养西学人才的风潮。这一阶段，随着国人与西方文明接触的增加，“西学”一词逐渐取代了“夷学”，许多官员及知识分子开始将“西学”视为可与“中学”对等的学术思想，并探讨如何融合二者的优缺点以助中国富强。张之洞提出“中学为体，西学为用”，是晚清新式知识分子的典型西学观点。甲午战争失败后，西方政治体制和科学知识更多地成为反思中国政治腐败、文化衰落的工具，“西学”一词渐为“新学”所替代，而传统文化则被冠以“旧学”而受到严重冲击。

从戊戌变法到辛亥革命、新文化运动，以“新文化”取代中国固有之“旧文化”成为西学东渐的主要形式与目的，中西文化差异的评价、认识是论战焦点。需要强调的是，西医知识在华传播、医疗机构的开设和西医人才的培养，是贯穿西学东渐运动始终的重要内容，而近代以来的中西医汇通、中医改良、中医科学化乃至关于中医存废的论战，亦是西学东渐后中西文化碰撞的缩影。

四、新文化运动、五四运动

新文化运动是20世纪初中国先进知识分子发起的反对封建主义的思想解放运动，其基本口号是拥护“德先生”（Democracy）和“赛先生”（Science），提倡民主和科学。倡导者以进化论观点和个性解放思想为武器，猛烈抨击以孔子为代表的“往圣先贤”，大力提倡新道德、反对旧道德，提倡新文学，反对文言文。新文化运动倡导者们普及民主和科学是切中时弊的，当封建主义还在政治和社会生活中占支配地位的情况下，对于资产阶级民主主义的提倡，客观上具有振聋发聩的作用，但它并不能为人民提供一种思想武器去认识中国，并对中国社会进行有效的改造。新文化运动推动了马克思主义在中国的传播，其中代表人物如陈独秀、李大钊后来成为传播和实践共产主义的先行者，但其中部分人物将中国现代化等同于“全盘西化”的思想倾向，以及以“废除汉字”“打倒孔家店”为代表的激进主义主张，则与后来的废止、取缔中医思潮一脉相承。新文化运动中对于“整理国故”的思想论证，在民国时期对于中医改良和革新的讨论和实践中亦有具体体现。

五四运动，是中华民族在面对存亡危机和不公平待遇时，由群众领导的一次彻底反帝、反封建运动。它起自社会各阶层对“巴黎和会”中国屈辱外交的反抗，催生了中国共产党的建立及其对中国革命的领导，以“爱国、进步、民主、科学”的五四精神为核心，对于中国社会思想文化的转型产生了决定性的作用。如果说新文化运动的主张是破旧立新，五四运动的成果则是以马克思主义的批判精神树立了高于“新”“旧”的思想准绳。

第二节　西方医学的传入

一、建立诊所和医院

早在1840年以前，西方医生已在华行医并传播西医知识。1805年，英属东印度公司外科医生皮尔逊（A. Pearson）在广州种牛痘疫苗，助手邱熺（广东南海人）撰《引痘略》详述牛痘术并用中医理论阐释。1820年，英国传教士马礼逊（R. Morrison）和外科医生李文斯顿（J. Livingstone）在澳门开办诊所行医施药。1827年英国外科医生郭雷枢先后在澳门、广州开设诊所，1836年出版《关于任用医生作为对华传教士商榷书》，提倡通过行医博取中国人民的好感以传播基督教，引起各国教会对医疗活动布教功能的重视。

1835年，美国传教士医生伯驾（Peter Parker）在广州十三行新豆栏街创办“眼科医局”（又名“新豆栏医局”），除施行白内障摘除等眼科手术外，亦开展其他外科手术，开业第一年接诊2000余人次。1836年，伯驾又将“眼科医局”扩大为“广州医院”，接诊各科病人，该院施行了西医在华的首次新生儿接生、巨型肿瘤摘除、膀胱结石截除术，以及首次施行乙醚麻醉和氯仿麻醉。1838年，伯驾、郭雷枢与传教士裨治文（E.C. Bridgman）共同倡议成立了“中国医务传道会”，旨在协助西方在华医疗机构的活动，鼓励更多传教士医生来华行医。

《天津条约》签订后，西方在华医疗机构的数量和规模迅速扩大。1859年，接替伯驾主持广州医院的美国传教士医生嘉约翰（J. Glasgow）在广州南郊建立“博济医院”，该机构下设候诊室、门诊室、住院部、隔离病房、手术室、药房，是中国近代首座真正意义上的西医医院。据统计，截至1901年嘉约翰逝世，该医院接诊人次达74万（其中住院病人逾4万人次），完成各科手术49000余台。

1844年，英国传教士医生雒魏林（W. Lockhat）在上海建立“雒氏诊所”，内设诊疗室、病房二十余间，1846年更名为“仁济医院”，为上海近代首座西医医疗机构，也是今上海交通大学附属仁济医院的前身。

1861年，雒魏林以英国公使医生的身份再次来华，他在北京英国使馆旁自己的住所内开设诊所。1865年，接替雒氏来华的医学博士德贞（J. Dudegon）将哈德门大街一座佛寺改建为“北京施医院”，由于寺庙原址中有一对二十多米高的旗杆，该医院又称“双旗杆医院”。1906年，该医院与其他医院合并为“北京协和医院”（Peking Union Medical College Hospital）。

从19世纪60年代开始，中国凡有西方传教士活动的地区就会建立西医医院，从沿海城市向内陆地区辐射，逐渐遍及全国，在数十年的时间里覆盖了13省80多个地区。然而这些西医医院的发展并不平衡，在沿海及发达城市的医疗机构往往能够配备齐全的科室、人员和医疗器械，吸收最先进的医学知识，但是不发达地区的医院却往往与诊所无异，其器械简陋、手段原始，医疗工作人员要承担多种医护任务，同时诊治内、外、伤、妇等多科疾病。

二、创办医学校与吸引留学生

1840年以前，针对华人的西医教育已经出现，它起始于教会诊所对中国助手的培养，这是一种类似师徒式的教育，代表人物是伯驾与关韬。关韬曾跟随伯驾学习眼科治疗和外科手术，以及一些简单的西医理论，不久即能治疗白内障、翼状胬肉等眼科疾病，并可独立完成腹腔放液、肿瘤切除等手术，后受聘于福建清军，成为中国首位西医军医。

1866年，广州博济医院创“博济医校”，这是中国近代首所西医学校。该校师资由博济医院医生担任，课程涵盖药学、化学、解剖、生理、外科等，还招收女学生，开创男女同校先河。1902年，学校更名为“南华医学堂”，至1911年已培养150名医学生，其中包括张竹君、梁培基等重要医学人物，孙中山先生也曾在此学习。

1896年，上海圣约翰学院开设医科，学制四年，课程包括基础医学和临床医学科目，这是中国教会大学医学教育的开端。1906年，该校改名为圣约翰大学后设立专门的医学院，学制延长为五年，毕业后授博士学位及毕业证书，同时得到美国宾夕法尼亚大学医学院认可。

1906年，英美教会联合在北京创建“协和医学堂”，后被洛克菲勒财团收购并更名为“北京协和医学院”，培养出林巧稚、张孝骞等医学泰斗。

西方教会还将目光投向内陆地区，1905年，胡美筹建“雅礼医院”及附设医校，1914 年更名“湘雅医学专门学校”，依据美国标准开设课程，1924年更名为“湘雅医科大学”，前期由中美共同管理，1927年转为中国人管理。

1910年，加拿大卫理会在成都创办华西协和医学院，采用美国学制，开设七年制医学系、牙医系和四年制药剂系教育，培养的医学生往往在某一学科钻研精深。抗战爆发后，学校调整培养目标，转向培养全面临床医生。

20世纪的前二十年是西方教会医学教育迅速发展的时期，除上述五所外，当时国内重要的教会医学校还有广州夏葛女子医学校（1901）、上海同德医校（1903）、济南共和道医学堂（1904）、汉口大同医学堂（1908）、南京华东协和医学校（1910）等。据统计，1900至1915年间各国教会在中国成立的医学院校有323所。

中国政府和民间力量也积极推动西医教育发展。1881年，李鸿章聘请马根济在北洋海军开设“医学馆”培养军医，1894年成立北洋医学堂。1902年，清政府将“医科”纳入高等教育体系，设立“医学实业馆”。1902年，袁世凯创立“北洋军医学堂”。民国初期，政府设立多所公立医学专门学校，并颁布相关规程。私立医学院校也纷纷成立，如同济德文医学堂、光华医学院等。据统计，1937年，全国西医院校共计33所。

1840年后，伴随着基督教在华传播，中国开始出现最早的医学留学生。广东香山县（今中山市）人黄宽（1829~1878）受京苏行医传教会奖学金的资助，于1850年赴英国爱丁堡大学攻读医学，五年后以优异的成绩毕业并获医学学士学位，再经过两年在英国医院的病理学、解剖学研究，于1857年获医学博士学位后回国。黄宽是第一位全面掌握西方医学知识和技术的中国人，曾任职于广州惠爱医院、博济医院，并曾在外籍院长返国期间主持院务。黄氏诊断精细，尤善手术，曾完成国内首例胚胎截开术，行膀胱截石术数十例。他医德高尚，于生命的最后阶段还在强忍病痛救治难产妇人。晚清著名外交家容闳评价黄宽“品学纯笃，富有热忱，故遗爱在人”，为“好望角以东最负盛名之良外科”。

在黄宽之后的私费留学生中，还有一些重要人物，如：金韵梅（1864~1934），被美国传教士麦嘉迪夫妇收养，毕业于纽约妇幼医院附属女子医学院，归国后担任北洋女医院院长，并在天津建立中国最早的护士学校；胡金美（1865~1929），毕业于费城女子医学院，归国后在福州教会医院行医，1898年代表中国参加国际妇女会议；甘介侯（1873~1931），毕业于密歇根大学，后赴伦敦攻读热带医学，归国后在南昌建立妇孺医院。

明治维新后，清政府将公派留学重点转向日本，1905至1939年间，从日本高等医学校毕业的中国留学生达414人。同时，民国时期还有不少留学生赴欧美学医，归国后成为西医学科奠基人，如预防医学专家、医史学家伍连德，公共卫生学专家俞凤宾，创伤医学奠基人刘瑞恒，儿科奠基人陈翠贞，病理学奠基人胡正详，血管外科沈克非，骨科奠基人孟继懋，生理学专家沈隽淇等。

三、翻译医书和出版医学刊物

书籍在中西文化交流中扮演着重要角色，近代西医之所以能在中国土地上立足并产生广泛影响，在很大程度上是依靠汉译西医书籍的出版与传播。最早在中国翻译西方医药书籍的是英国传教士合信（Benjamin Hobson，1816~1873），1851年，他与中国人陈修堂合译了《全体新论》，系统介绍了当时的西医解剖学、生理学，在术语的翻译中借用中医名词，又对容易混淆的中、西概念进行了界定和辨析，对血液循环理论等文艺复兴后的西医进展作了着重介绍，并绘“众血运行图”“心血运行图”“入肝化生胆汁图”，以图文并茂的形式对人体的解剖结构和生理功能进行阐释。《全体新论》的出版引起了中国医学界和文化界的关注，当时两广总督叶名琛曾在该书再版的序言中称其“由形识性似妄实真”，“实足为望、闻、问、切之补助云尔”。1857年合信来到上海，又与南京人管嗣复合作，翻译出版了《西医略论》《妇婴新说》《内科新说》《博物新编》，介绍了内、外、妇、儿诸科疾病的病理和治疗方法，以及与医学相关的物理、化学、生物学知识。这四部书后与《全体新论》结集，以《西医五种》之名出版。合信译著是一套完整的西医启蒙教科书，在中国西医的初始发展过程中有不可估量的作用，后来传教士医生的译著都是在此基础上对西医的进一步介绍。

翻译西医著作的另一重要人物，是博济医校的创立者嘉约翰。嘉约翰从1859年起翻译34种医学著作，涵盖基础医学、内科、外科等多个领域，作为博济医校教材使用。而传教士德贞的译著中，《全体通考》影响最大，由京师同文馆出版，作为官方认可的解剖学教材。该书载图丰富，译自权威著作，传达新的身体观。

清政府洋务派设立的文化机构也推动了西医书籍翻译。江南制造局翻译馆截至1907年翻译出版159种西学书籍，其中医书部分对西医多个领域进行介绍。

清末海关医务所医官贾米森主编的《海关医报》，是近代中国首种英文西医期刊，报道流行病疫情等。1880年，广州博济医院出版的《西医新报》创刊。该刊面向华人发行，内容涵盖中西医学对比、教会医院介绍等。1887年，"博医会"发行《博医会报》，1932年与《中华医学杂志》英文版合并，是中国历史最悠久的西医杂志。

这一时期还建立了若干西医学术团体，如中华医学会1915年在上海成立，促进了医药学术的交流与发展。

西方医学传入客观上推动了中国逐步建立起现代医疗卫生体系，中国人由被动接受转为主动吸收西方医学。医院建立，医学校创办，西医书籍出版，西医学术团体成立，促进了中国医学和卫生保健事业的发展。

第三节　中医学在曲折中发展

一、废止中医论与中医界的抗争

（一）废止中医论引发的争议

在医学界最早系统地提出废止中医的主张的代表人物是余云岫（1879~1954），名岩，1905年公费留学日本，深受日本明治维新时期"废汉医、兴西医"思潮影响，认为中国传统医学体系阻碍科学化与国家现代化。1916年回国后，致力于推动效仿日本的"医学革命"，主张以西医取代中医。1917年，他出版《灵素商兑》一书，宣称"不歼《内经》，无以绝其祸根"，试图通过论证中医理论的"毫无根据，不足为训"来瓦解其存在的合理性。到1929年提出"废止旧医以扫除医事卫生之障碍案"，十多年间他发表了许多攻击中医学理论的文章，对中医的阴阳五行、五脏六腑、十二经脉、寸口诊脉、六气六淫、六经辨证等无一不加以指责。

余氏的"废止中医论"引起了关于中医理论的激烈论争，中医界以恽铁樵、陆渊雷、吴汉仙、陆士谔等为代表据理反驳。1922年恽铁樵著《群经见智录》，首先正面回应余岩的挑战，以中医理论为基础，提出"《内经》五行学说实为四时运行规律的抽象化"，驳斥余氏对中医理论的误读。陆渊雷斥废止中医论者为"西医界的奴隶派"，主张"谓中医当用科学方法整理其学说则可，谓中医当废止则不可"。1933年杨则民撰《内经之哲学的检讨》，以辩证法解读《内经》，论证其哲学价值与临床实用性，从方法论高度反击废止主张。

（二）漏列中医案及争取中医教育合法化

1912年11月，北洋政府教育部颁布了《医学专门学校规程》《药学专门学校规程》，1913年1月，又公布了《大学规程》，其中大学及专门学校的医科、药科课程中未设置与中医有关的科目，摒中医于正规教育体系之外，史称"漏列中医案"。上述法规颁布后，立即引起了中医界的警觉。上海神州医药总会会长余伯陶等人首先提出抗议，该会随即联合其他省市的中医药同业组织了"医药救亡请愿团"，获得19个省市的学术团体响应。1913年10月各地代表联合赴京，递交了《神州医药总会请愿书》，要求"准予提倡中医中药……请再厘定中学（中医学）医药科目，另颁中学医药专门学校规程"，并提出8条具体措施，包括设立中医书籍编辑社、开医院、办学校、创办医学报刊和建立实验室等。时任教育总长的汪大燮拒绝接收该请愿书，并回复"余决意今后废去中医，不用中药，所请立案一节，难以照准"。面对这种公开的歧视，代表团把请愿书交至国务院，引起舆论界的强烈反应和一致声援。迫于压力，教育部不得不于1914年1月8日函复称"并非于中医、西医有所歧视也"，1月16日，国务院也发下正式复文，除重申部定规程并无"废弃中医之意"外，还答应"拟办各事，除厘定中医学校课程一节暂时从缓议外，其余各节，应准分别筹办"。这为近代各地中医学校立案、兴办奠定了基础。通过这次斗争，中医药界深刻体会到全国各地同业联合抗争的巨大力量，为其后十余年间中医教育的发展争取到了相对宽松的环境。20世纪初，上海中医专门学校、浙江中医专门学校、广东中医药专门学校等一批近代中医教育机构的创立，推动了中医界的团结。面对西医冲击与政策压力，中医界通过持续宣传、抗争维护行业权益，并积极探索学术传承的现代路径，形成了一股捍卫传统医学存续的自觉力量。

（三）废止旧医案及中医界的抗争运动

1929年，余云岫提交《废止旧医以扫除医事卫生之障碍案》，该提案连同他人提出的《统一医士登录办法》《制定中医登记年限》《拟请规定限制中医生及中药材之办法案》获得当时的南京国民政府第一届中央卫生委员会审议通过，这是废止中医论在医学行政上的集中体现。余氏妄称中医"根本不明，诊断无法，举定病类，预防疫疠，无一能胜其任，强种优生之道更无闻焉"；认为"旧医一日不除，民众思想一日不变，新医事业一日不向上，卫生行政一日不能进展"。并进一步提出消灭中医的6条具体办法，要求所有中医从业者必须在1930年底前完成登记，1933年后不再进行证书登记；严禁"登载介绍旧医"，并要求"检查新闻杂志，禁止非科学医学之宣传"；"禁止旧医学校"。这就是中医近代史上著名的"废止中医案"，企图从行政、舆论和教育层面消蚀中国医学存在之基础。消息一出，引起中医界激烈反对。1929年3月17日，全国17个省市242个团体281名代表齐聚上海，召开全国医药团体代表大会。会场上悬挂"提倡中医以防文化侵略""提倡中药以防经济侵略"的巨幅对联。会议决议：①设立团结全国各地中医药界的常设机构；②申请中医加入学校教育系统、制定中医药学标准化方案、奖励中医药发明、降低中药税；③开设中医药学校、研究机构、图书馆及药物陈列馆；④向民众宣传中医药实效及妨害中医发展之恶劣影响；⑤将本次会议召开的3月17日定为团结斗争纪念日（后称“国医节”）。此次会议还推举谢利恒、陈存仁、隋翰英、蒋文芳、张梅庵为代表，赴南京请愿，请求撤回“废止旧医案”。全国中医界的据理力争，迫使南京政府在强大的社会舆论面前表态，表示并未考虑实施相关提案。

然而在请愿团返回后仅一月，南京政府教育部又发布政令，要求当时的中医学校一律改称“传习所”且不得在教育系统立案，不久后卫生部又通令中医师不得参用西法、西药。1929年12月，全国17省及东南亚各国的223个中医团体共457位代表，再次齐聚上海，召开“全国医药团体临时代表大会”，明确提出要求中医参加卫生行政，中医药一律改称“国医药”，编纂中医药词典及中医教科书，加强宣传以争取社会舆论，并再次组织由各省代表组成的27人请愿团赴南京抗争。几经周折，终于得到批复，但并未能改变有关政令。

1931年8月，经谭延闿、胡汉民等7位国民党中央委员提议，中央国医馆在南京成立，陈立夫任理事长，焦易堂为馆长，陈郁、施今墨任副馆长。该馆属半官方性质，定位为学术机构，但在中医被排除于卫生行政系统之外时，实际代行中医药行政、管理职能，维护了中医权益。1933年6月，焦易堂联合29人向中央政治会议提出《制定国医条例，责成中央国医馆管理国医，以资整理而利民生案》，提交《国医条例（草案）》，规定中医由国医馆管理，授国医馆行政权，国医与西医平等，承认中医教育合法。然而，该条例在立法、施行阶段受阻，汪精卫抵制，法案未通过，引发中医界请愿。1936年1月，南京国民政府将《国医条例》更名为《中医条例》后公布，承认符合条件的中医学校毕业生可执行中医业务，赋予中医师相应职责权利。《中医条例》使中医在名义上获合法地位，但国民政府相关部门仍对中医存在歧视、设置障碍。

二、中医院的创设

从医者个体行医到依附于医院行医，是中医近代化的主要标志之一，也解决了近现代中医教育所需的临证教学问题。

1906年“广州医学求益社”筹备会议决定设立赠医局，邀请名医义诊、研究病症，开启了医疗机构推动中医教育的先河。1918年张锡纯在沈阳创办立达中医院。1921年，丁甘仁等创设上海广益医院，既赠医施药，又临证授徒，成为中医学校的教学基地和上海中医学会会员活动场所。广东中医院筹建于1927年3月，是广东中医药专门学校的附属医院。它是我国近代史上办院时间最长、规模最大、设备最齐全的中医医院，其创立得到广东、香港中医药界的大力支持，意义重大。1933年医院正式建成，楼高三层，内有大小病房20间，病床30多张，并设有各科门诊、药房、治疗室等，至1937年1月，该院门诊赠医80925人次，收治住院病人1364人。

20世纪30年代，中医学校基本确立了学制最后一年为临证实习阶段，但创办临床教学机构困难重重。截至20世纪40年代，全国范围内建成的中医学校附属医疗机构仅有华北国医学院附属诊疗所（1932）、广东光汉中医专门学校附属光汉中医院（1935）、苏州国医学校附属国医诊疗所（1935）、江西中医专门学校附属江西中医院（1936）、四川国医学院附属中医医院（1938）、广西省立医药研究附属中医院（1941），更多中医院校的附属医院尚处于筹备阶段。

三、中医现代教育的兴起

清末，官方中医教育仍由太医院专司。同治六年（1867）太医院教习厅复设医学馆，光绪二十四年（1898年）建立京师大学堂下设医学堂。我国近代史上，民间最早出现的中医办学机构是浙江省瑞安市利济医学堂，创建于清光绪十一年（1885年），创办者乐清人陈虬。

晚清至民国，上海、北平、广州等大城市先后出现了一些中医社团组织，均附设中医教育，它们对民国时期中医院校创办起着承前启后的作用。如1909年“中国医学会”大会的五项决议中即有两项与医学教育有关，“上海医务总会”首次议员会议即决定要编写中医教科书和开办医科学校，“神州医药总会”曾筹办神州医学传习所。

受北洋政府教育系统漏列中医的影响，这一时期的中医学校多为民间私立。

民国初年，教育部“漏列中医案”刺激中医界奋起抗争，力图通过教育存学保术，寻求中医药发展之道。1915年，名医丁甘仁、谢利恒发起筹建上海中医专门学校，获教育部核准立案，于1917年开始招生。学制五年，1931年更名为“私立上海中医学院”。截至1946年停办，学生共869人，该校培养了不少著名的医家及医学教育家，如秦伯未、许半农、章次公、程门雪、张赞臣、黄文东等。

继上海之后，各地纷纷创办中医学校，如1918年包识生等创立神州医药专门学校；1924年广东中医药专门学校建立，卢乃潼为校长，培养了张阶平、李仲守、林夏泉、罗元恺、司徒铃、黄耀燊、邓铁涛等中医名家；全国各地相继出现私立性质的中医学校，其中影响较大者还有杭州浙江中医专门学校（1916）、浙江兰溪中医专门学校（1919）、北平医药学校（1930）、新中国医学院（1935）、中国针灸医学专门学校（1937）等。据不完全统计，截至1945年抗日战争胜利，各地成立的各类中医药学校、讲习所、训练班、函授社等教育机构约80所。

北洋政府时期，各地中医院校使用自编书籍教学，1929年7月，各省医界专家组成全国中医教材编辑委员会，公推广东中医药专门学校校长陈任枚为主席，会议明确了中医统一教材的指导思想，审定课程体系及教学时数。根据《中医图书联合目录》(1961年版）所录，从1909年至1949年，我国出版的中医药教材共计172种。

1933年4月，中央国医馆公布《中央国医馆整理国医药学术标准大纲》，将中医学分为两大部类，参考西医分科体系和中医特点，对中医现代教育的规范化和学术发展起到积极作用。

四、中医团体与中医刊物

1902年余伯陶、李平书等发起组织上海医会，并于1906年6月成立“上海医务总会”，这是我国近代最早创办的中医学术团体。1906年，广东南海人罗熙如、黎棣初发起成立“广州医学求益社”，1912年，该组织更名为“广州医学卫生社”。1912年，名医余伯陶、包识生、颜伯卿等人在上海发起成立“神州医药总会”，该会为民国时期成立时间较早、规模最大的中医团体。1913年成立了全国中医学会，在上海、北京设有分会。1931年，著名针灸医家承淡安在江苏望亭成立“中国针灸研究社”，该社于1934年经中央国医馆备案，成为经国民政府内政部准予注册的学术团体。1926年，创办了上海医界春秋社，由张赞臣任执行主席。1936年成立了中华医学会医史委员会等。这时，还建立了一些研究中西医学的学术团体，如1910年，丁福保在上海成立“中西医学研究会”。

近代，中医界也通过出版期刊开展中医学术交流。1908年6月，何廉臣、裘吉生创办《绍兴医药学报》，1922年易名为《三三医报》，由裘氏任社长及主编，并由月刊改为旬刊，每年发行33期，至1929年停刊。1913年5月，由余伯陶、包识生主编的《神州医药学报》创刊于上海，是民国时期颇具影响力的中医刊物。1926年，广东中医药专门学校学生会创办《广东医药杂志》。各地创办的中医期刊杂志还有：《医学世界》（1908）、《中西医学报》（1910）、《中医杂志》（1921）、《医界春秋》（1926）、《国医公报》（1933）、《杏林医学月报》（1929），《医林一谔》（1931），《文医半月刊》（1935）、《国医砥柱》（1937）、《新中医》（1946）等。

据统计，1912~1947年各地创办的学会、研究会、医药改进会及中医协会、公会达240多个，中医药杂志400多种。

第四节 中西医汇通与中医科学化思潮

近代以来，随着西方医学的传入，中西医学之间的融汇以及借助西学对传统中医的诠释和发挥，成为当时医学界的主流趋势。其中，“中西医汇通”与“中医科学化”思潮最具代表性。许多医家在继承古代中医药学术思想的基础上，努力将中西医知识汇通，或借助科学手段整理传统中医药学，逐渐形成了一种新的学科知识范式，深刻影响了整个中医群体对中医药学的认识。

一、中西医汇通思潮

“中西医汇通”是指对中医学与西医学理论进行融会贯通，这一思想是明末清初至近代以来整个社会中西汇通思想在医学界的反映。医家试图通过比较的方法，分析两种医学的长短异同，寻求近代中医学发展的方向。早在明末清初，医家王宏翰曾试图将中医思想与西方医学相融合，如在其著作《医学原始》中，从西医胎生学角度阐述中医学的命门学说。中西医汇通的核心原则是借助中西医理论共同阐释人体的生理、病理机制及疾病的诊治。

近代中西医汇通的代表医家有唐宗海、朱沛文、恽铁樵、张锡纯等。

（一）唐宗海

唐宗海（1846~1897），字容川，四川彭县人，中西医汇通学派创始人之一。他16岁中秀才，23岁开始钻研医学，后因父亲患血证不治，潜心研究11年，于1873年完成《血证论》。1889年考中进士，授礼部主事，但更倾心医学，未久任官职。他游历江南，医术闻名沪上。著有《中西汇通医经精义》《伤寒论浅注补正》《金匮要略浅注补正》《本草问答》《医易通说》《医学见能》《痢症三字诀》等，前四本与《血证论》合称《中西汇通医书五种》。

唐宗海主张“不存疆域异同之见，但求折衷归于一是”，试图融合中西医学理论。首先，他认为中西医学理论可以互通。在《中西汇通医经精义》中，他结合当时的西医血液循环理论来阐释中医学心主血脉等理论。指出，西医所言心脏的四个腔室及血液的循环过程，与《内经》中关于营卫交会于手太阴肺及心主血脉的论述相吻合。其次，唐宗海认为中医理论阐发未尽之处可以辅以西医理论，采西医以补中医之不足。例如，对于历代医家争论不休的“三焦”概念，唐宗海结合西医理论以油膜解释三焦，认为三焦是人体的膜膈，负责行水，西医所说的连网（膈膜）及周身之膜皆是三焦的一部分。通过这种结合，他阐释了三焦“决渎之官，水道出焉”的功能，为中医理论的完善提供了新的视角。

唐宗海的中西医汇通思想不仅在理论上具有创新性，而且在实践中也取得了显著成效。他擅长治疗内科疾病，尤其在血证的治疗上有独到之处，提出了“止血、消瘀、宁血、补血”治血四法，不仅充实和发展了中医学的气血理论，也为后人治疗出血病证开辟了新的途径。

（二）朱沛文

朱沛文（约1805~？），字少廉，又字绍溪，广东南海（今广东佛山）人，著有《华洋脏象约纂》。朱沛文在书中提出“合采华洋之说而折衷之”，他引入体用、格物、穷理等中国传统文化思想，阐明中西医学身体观关注焦点的差异及彼此的得失之处。他认为，中西医各有是非，不能偏主。中华儒者精于穷理而拙于格物，西洋智士长于格物而短于穷理。西医解剖学虽然精细，但未能充分揭示人体复杂的生命变化，而传统中医学则侧重于生命功能变化的阐释。他指出，体与用不可分离，格物与穷理也不能仅执其一端，中西医学各有长短，有可通之处，也有不可通之处，应“通其可通，存其互异。”对于传统中医阐发不足而西医解剖确有启迪之处，朱沛文直接引用西医知识，如关于脑的形态、功能，他直接引述西医解剖知识，指出脑气筋由脑所生，缠绕周身，五官百体皆听脑之驱使。

（三）恽铁樵

恽铁樵（1878~1935），名树珏，江苏武进人，是近代中西医汇通派的代表人物之一。他早年从事编译工作，后因个人经历而弃文从医，致力于中医学的理论研究与临床实践。恽铁樵的学术思想具有鲜明的中西医汇通特色，他主张“发明古书精义，采取西国学说，证诸实地经验”，强调在继承中医传统理论的基础上，吸收西医的科学知识，以促进中医学的发展。

在恽铁樵的众多著作中，《群经见智录》是最具代表性的作品之一。该书针对当时余云岫在《灵素商兑》中对传统中医学的误读与曲解，进行了有力的辩驳。恽铁樵在书中对《黄帝内经》等中医经典文本进行了全新阐释，不仅深入探讨了《内经》的成书背景、理论体系，还结合现代科学知识，对阴阳、五行等中医核心学说进行了系统的阐释和评价。他指出，“西医之生理以解剖，《内经》之生理以气化”，中医的阴阳五行学说并非空洞的理论，而是有着丰富的内涵和实际的临床指导意义。“五行乃四时之代名词”，“《内经》之五脏，非血肉之五脏，乃四时之五脏。”

恽铁樵不仅在理论上具有创新性，而且在中西医汇通的实践中也取得了显著成效。他在临床上擅长治疗外感热病，主张西为中用，即在中医辨证施治的基础上，适当借鉴西医的诊断方法和治疗手段。

恽铁樵的中西医汇通思想对后世产生了深远的影响。他创办的"铁樵中医函授学校"培养了一批具有创新思想的中医人才，推动了中医教育的发展。

（四）张锡纯

张锡纯（1860~1933），字寿甫，河北盐山人，是中西医汇通派的代表人物之一，其代表作为《医学衷中参西录》。张锡纯的中西医汇通思想鲜明地体现在他汇通中西医学理论，发展了传统中医辨治体系。

一是主张中西医理互相印证。如在中风的治疗上，张锡纯结合中西医学理论，对中风实证和虚证的病机进行了深入探讨。他认为，《内经》所论的薄厥、煎厥，即西医所谓的脑充血。在治疗中风实证时，除了采用中医传统的清火、镇肝、降胃、敛冲等方法外，还必须依据西医所述脑充血的机制，辅以引血下行之法，以缓解脑充血的症状。对于中风虚证，张锡纯指出，脑充血和脑贫血都会导致神经失其所司，治疗时除了应用补血之法外，还需采用升血之法，以促进血液的上升和神经功能的恢复。

二是主张中西药并用。在药物应用方面，张锡纯认为中西医学对药性的论述虽有不同，但深究其理则可以相通。他经常融汇中西理论来阐释方药之功效。例如，在治疗消渴（糖尿病）时，张锡纯认为消渴的形成与膵（胰）密切相关，治疗时处以滋膵饮，该方中除直接应用猪胰子外，还应用山药"滋补膵脏"。此外，张锡纯还擅用西药阿司匹林，认为其"实为酸凉解肌之妙药"，常配伍石膏一起应用治疗热证，通过这种中西药物的配合使用，取得了良好的治疗效果。张锡纯的中西医汇通思想不仅丰富了中医的理论体系，也为中医的临床实践提供了新的思路和方法。

综上所述，近代中西医的汇通，既标志着中医传统理论与辨治体系的近代嬗变，也是近代以来整个社会思想文化转型在中医界的呈现。虽然当时西医的解剖水平仍显粗疏，中西医学的折衷汇通也不乏生硬之处，甚至存在对传统中医的误读，但折衷汇通中西医的努力，为传统中医面对时代变化的近代转型提供了一种可能和方向。

二、中医科学化思潮

受近代西化思潮的影响，西方科学曾在中国获得了极大的认可与追捧。20世纪30年代初期，"中国科学化"运动兴起，在医学界引起强烈反应。中医科学化是中医界对科学化思潮的借鉴，是中国科学化思潮在中医药学领域中的渗透和体现，对近代中医药学的发展影响很大，曾一度作为改造传统中医药学知识体系的重要方法之一而得到广泛认可。1928年陆渊雷曾在《中国医学月刊》撰写了《改造中医之商榷》，认为"中医不欲自存则已，苟欲自存，舍取用科学，别无途径"。中医科学化的核心思想是，中医的疗效是确定的，但其理论不完善甚至是错误的，因此，可以用科学的方法进行梳理和解释。现以部分近代中医的观点为例，进行说明。

（一）丁福保

丁福保（1874~1952），字仲祜，号畴隐居士，又号济阳破衲，江苏无锡人，是近代有名的佛学家、医学家、出版家。一生著述丰富，中医著述有《内经通论》《伤寒论通论》《四部总录医药编》等，还曾编译了大量日本近代医学著作，是近代较早全面、系统介绍西方医学的著名学者，对西方医药学在中国的发展起到重要的促进作用。他倡导以科学方式解释中医之理，证明其疗效。例如，其《中药浅说》“例言”中说我国本草“颇为科学家之所诟病”，因此需要科学的整理：“是书从日本药物学家选择而成。凡各药之原物、形态、成分、应用等，皆依据科学，一一载用，足以正国人之误，开后学之途径，使数千百年谬误之学说，一变而为化学实验的学说”。

（二）陆渊雷

陆渊雷（1894~1955），名彭年，江苏川沙（今属上海）人。著有《伤寒论今释》《金匮要略今释》等。陆渊雷认为科学化是证明中医实效的必由之路，“国医所以欲科学化，并非逐潮流、趋时髦也。国医有实效，而科学是实理。”（《生理补正》）。他认为中医的优势和长处在于疗效，中医要科学化，首先必须打破旧有模式，重心应放在张仲景的学说上。因此，在学习中医古代典籍时要以方药之书为要，而不可拘泥于中医理论之书，“当以《伤寒论》《金匮要略》《肘后方》《千金方》《外台秘要》《本草经》《名医别录》等方书、药书为主要科目。不当以《素问》《灵枢》《八十一难》等议论之书为主要科目。当根据科学，以解释医理、药理。国医之胜于西医者，在治疗，不在理论。”（《整理中医学说刍议》）这种不恰当地分割中医学体系，自相矛盾地批评《内经》理论，仅从实用、实效的角度认识《伤寒杂病论》的方法，不能历史地、客观地以科学态度认识中医理论。

（三）谭次仲

谭次仲（1887~1955），字星缘，广东南海人。撰有《医学革命论战》《中医与科学首集—中药性类概说》《金匮削繁》等。他自称是“主张中医科学改造最力之人”，主张中医必归于科学，以“理真效确”作为“国医整理之标准”。所谓“理真”，是指解剖学、生理学、细菌学、物理学、化学、病理学、药理学等；“效确”是指国医疗法。其措施，一是“编辑适于现代不背科学之国医新籍，力求能与现代生数理化等学融会贯通”，二是“设实验研究所，作大规模之中药实验”。谭氏认为中医科学化是中西医双方的责任，要分工合作才能实现。

（四）其他

时逸人（1896~1966年），江苏仪征人。著有《中国时令病学》《时氏内经学》《时氏诊断学》《时氏妇科学》《中国药物学》等。他认为复兴中医的基本条件之一就是中医学说的系统化和科学化，“欲使其学说有系统，当合乎科学原则为依归，当以生理究其用，解剖明其体，病理通其变，药理救其弊。至于整理之道，根据物理、化学、生物学、人种学、优生学、生理学、解剖学等，整理中医的基础医学。根据生理学、解剖学、组织学、诊断学、医化学等整理中医的疾病论说。依观察与实验两种步骤而整理之，合则编存，不合则摒弃之。”（《复兴中医之基本条件》）。

施今墨（1881~1969年），原名毓黔，字奖生，浙江萧山人，北京“四大名医”之一。其门人辑录有《施今墨临床经验集》等。他认为，“中医改进之方法，舍借用西学之生理、病理以互相佐证，实无他途”，“宜亟以科学方法阐明之，讲通之，整理而辑述之。若者可用，用之；若者可弃，弃之。是非得失，详慎审定，庶几医学日进”。

综上所述，中医科学化的最终目的还是为了积极回应和反对当时社会上的废止中医思潮，“中医科学化”论者都肯定中医的疗效，坚决主张保存中医药的实践和经验，但对中医理论持不同程度的否定态度，主张对中医理论以“科学整理”进行改造或改良，所谓的科学化经常成为中西医学理论表面上的互解，甚至是中医西医化。但他们对中医的发展所进行的探索，留给后人一定的启发和思考。

第五节　近代中医学的主要成就

一、医学文献的整理研究

清代及民国时期，随着学术风气的转变，中医经典著作的研究呈现出繁荣景象，各经典著作在这一时期均得到了不同程度的深入探讨与传承发展。

（一）《内经》研究

清代崇尚学问实证、返本求真，考据之风盛行，推动《内经》研究进入新阶段。清末及民国时期，众多学者从文字、音韵、校勘等角度对《内经》展开研究，既有医家的深入探讨，又有经学家如俞樾、胡澍、孙诒让等的校勘注释，为《内经》研究注入了新的活力与视角。后期研究侧重于经义阐发与系统整理类编，出现了周学海、恽铁樵、张骥等代表性学者。民国时期，随着院校教育的发展，时逸人、秦伯未等编撰的《内经》讲义，进一步丰富了《内经》的研究成果，推动了中医教育的现代化进程。

1. 训诂、校勘与考证

俞樾的《内经辨言》对《素问四十八条》进行训诂校误，其训释重点在于正句读、勘字义、辨讹正误，且能博征古本典籍，旁引诸子百家之说，考证详实精当。陆懋修的《内经难字音义》以多部字书和经史子集、医学论著为依据，对《黄帝内经》中的难懂字词进行正音和释义，精于文字考据并重视医理阐发。胡澍的《素问校义》引证广博，校勘法度谨严，纠正了前人的偏失，惜因早逝仅完成部分校注。孙诒让的《札迻·素问王冰注校》采用严谨的校勘方法，对《素问》原文及王冰注释进行辨讹释疑，虽条目不多但考校精审。

2. 经义阐发

周学海的《内经评文》通过注文评述《内经》，以多种注释形式对各篇详细品评，是一部较好的注释著作。恽铁樵在《群经见智录》中概述《内经》大旨，探讨其与《易经》的关系，用四时气候变化解释五行相生相克之理，揭示中医学理论实质。张骥的《内经药瀹》辑录《内经》用药理论原文并分类集注，加按语说明。

3. 讲义编撰

时逸人的《时氏内经学》将传统体例与现代西医学体例结合，分为摄生、阴阳等10个专题，先述经文再解释经义并附讲解，侧重整体思想把握。秦伯未的《秦氏内经学》借鉴西医学框架，设生理学、解剖学等7个章节，将《内经》条文重新编排，便于教学与学习。

（二）《伤寒杂病论》研究

受西学东渐的影响，这一时期对《伤寒杂病论》的研究除传统注释、发挥外，还出现了中西医汇通观点下的注释、补正与发挥，以及侧重于临床应用的阐释，呈现出多元化的研究趋势。

1. 传统注释发挥

陈恭溥的《伤寒论章句方解》结合自己心得，依章节和句读对《伤寒论》进行注释。陆九芝的《伤寒论阳明病释》专述阳明病证并提出观点。严鸿志的《金匮广义》分卷注释，通俗易懂。范式则的《伤寒辨解》与《金匮辨解》遵仲景原文，附辨误并择要注解。

2. 中西汇通思想下的诠释

唐宗海的《伤寒论浅注补正》重视气化与形质的关系。恽铁樵的《伤寒论研究》立足实证，尝试以西医学知识与《伤寒论》理论互参。承淡安的《伤寒论新注》开针灸补注先河，引入西医学知识从人体生理功能角度解释病变机理。

3. 立足于临床的经典阐发

吕震名的《伤寒寻源》分三篇记载外感热病、症状及经方，注重经典与临床结合。曹颖甫的《伤寒发微》《金匮发微》以经解经，附临床实例说明仲景条文，其《经方实验录》载录验案，影响较大。

（三）《难经》研究

这一时期对《难经》的研究主要集中在校注与阐释发挥方面，众多学者致力于对《难经》的深入探讨，为后世学习与研究提供了丰富的参考资料。

张骥补校的《黄帝八十一难经正本》参考多种版本校订原书，集成历代版本精要，确立标准教学文本。叶霖的《难经正义》考订论述脉学、经络等。廖平的《难经经释补正》在徐灵胎《难经经释》基础上结合自己见解撰成。张山雷的《难经汇注笺正》先列汇注再笺正并间引西医学说。黄竹斋的《难经会通》逐条注解，言简意赅。

（四）《神农本草经》研究

在清代及民国时期，《神农本草经》的研究主要体现在药物的辑录、考订以及汇纂、注释与阐发等方面，学者们通过不同方式对这部本草学经典进行传承与发展。

顾观光依据多种文献辑出365种药物并考订，完成《神农本草经》重辑本。仲昂庭的《本草崇原集说》以张隐庵注释为纲并附各注家之说。阮其煜主编的《本草经新注》按西医药理学形式阐述药物。蔡陆仙的《中国医药汇海》中经部首列《神农本草经》及各家注解，为研究药学史提供资料。

二、药物学与方剂学的发展

（一）药物学

近百年间，我国传统医学遭受冲击，但中药因疗效显著仍备受重视，古本草整理、药性药效研究、药物鉴别与炮制等方面均取得显著进展。辛亥革命后，传统本草地位动摇，药学文献内容与编排形式变革，西医药理研究方法引入中药研究。

近代对古本草整理研究以《神农本草经》最为突出。药性和药效的研究方面，既运用中医药传统理论，也借鉴国外研究方法。屠道和编成《本草汇纂》10卷（1863），收载560种药物，按药性药效分类。周岩撰《本草思辨录》4卷（1904），收药128味，论药从药物生成切入，方药互相印证。此外，张希白《药性蒙求》（1856）、丁甘仁《药性辑要》（1917）及《药性易知》（1929）、周志林《本草用法研究》（1941）等也注重药性药效研究。

试图汇通中西药的代表性著作有唐宗海的《本草问答》（1893）和丁福保的《中药浅说》（1933）。前者设近60条问答，探讨中药理论，尝试中西汇通；后者按药物功效分类，体例与传统本草书不同。之后有赵体乾编述的《中药新说译解》（约1936）、温敬修编写《实验药物学》（1935）等。随着时代发展，一些中医人员质疑传统中药理论，陈周《药性论》批评中药取类比象学说，章穆《调疾饮食辩》对五色归五脏等理论提出异议。

近代医学分科精细，医药分家。因药物真伪优劣影响疗效，医药家致力于药物鉴别和炮制研究。郑肖岩著《伪药条辨》1卷（1901），收载110种药物。曹炳章增补编写成《增订伪药条辨》（1928），是集大成的中药鉴定学专著。之后有陈仁山的《药物出产辨》（1931）、汪雪轩《鉴选国药常识》（1936）等药物鉴定专著。中药制药学发展较快，出现制药专门人才和专著，杨熙龄撰《著园药物学》（1919），其子杨叔澄著《中国制药学》（1938），王一仁著《饮片新参》（1935）。此外，学者们编写药志、图鉴等专著，如赵燏黄《中国新本草图志》（1930）、《祁州药志》（1936），杨华亭《药物图考》等，反映药物形态、功效研究深入。

（二）方剂学

近百年间，方剂学研究由博返约，向理论深化。费伯雄撰《医方论》（1865），选取《医方集解》中355方详评，强调辨证论治。蒋文芳撰《时方论》，依治则分八法，列87方，方论结合。

同时，医家致力于整理编纂方书，成果显著，有文晟辑《医方十种汇编》、曹绳彦《古今名医万方类编》、吴克潜《古今医方集成》、蔡陆仙《中国医药汇海·方剂部》等总结性方书，及丁福保编撰的《中西医方汇通》（1910）。单方、秘方、验方收集成果突出，编纂刊印方书约300种，如鲍相璈《验方新编》（1846），收3240余方，流传甚广。

三、临证各科的发展

（一）内科

1. 综合性医著

近百年来，内科领域涌现了一批具有重要影响的综合性医著。王泰林的《西溪书屋夜话录》（1897）提出肝病最为复杂且治法广泛，书中以肝气、肝风、肝火为纲，系统地概括了常见肝病证候的治法和常用药物，实用性强，其“治肝三十法”更是为后世医家所推崇。孟河学派的代表医家费伯雄所著《医醇賸义》(1863)体现了费氏对中风、肝病、虚劳、咳嗽、痰饮等慢性疾病的丰富治疗经验，费氏主张以平淡之剂治疗疾病，“醇正”“缓和”为其学术特色。此外，蒋宝素的《医略十三篇》(1840)、文晟的《内科摘录》(1850)以及许半龙的《内科概要》(1925)等，它们从不同角度为内科临床实践提供了宝贵的理论支持和实践经验。

2. 专病研究

内科专病研究同样成果丰硕。针对中风这一病症，先后出现了沈灵犀的《中风简要》(1875)、张伯龙的《类中秘旨》(1903)、张山雷的《中风斠诠》(1917)以及蔡陆仙的《中风病问答》(1935)等专著，这些著作从不同角度深入探讨了中风的病因、病机、治法及方药，丰富了中风病的理论与实践内涵。在肝病研究方面，王旭高的《肝症论治》(1897)和朱振声的《肝胃病》(1933)等著作聚焦于肝病的证治规律，详细阐述了各类肝病的辨证思路和治疗策略，为后世肝病的中医治疗奠定基础。关于肺痨的研究，秦伯未的《痨病指南》(1920)、罗祯符的《痨病述要》(1932)以及沈炎南的《肺病临床实验录》(1946)等著作从临床实践出发，总结了丰富的诊疗经验，提出了切实可行的治疗方案。

3. 温病学

温病学作为中医学的重要组成部分，在近百年间也取得了显著进展。雷丰所著的《时病论》(1882)是一部具有重要学术价值的温病学著作，书中详细记载了62种时病的治法及验案，雷氏推崇伏气学说，深入阐述了四时外感病的特点，为温病的辨证论治提供了新的视角和方法。柳宝诒的《温热逢源》(1900)认为温病多由伏气而起，在诊治上仍推崇伤寒六经辨证，进一步丰富了温病学的理论体系。在传染病研究方面，清代温病学家王孟英于1838著成的《霍乱论》，于1862年修订、增补而成《随息居重订霍乱论》，该书详尽论述了霍乱病的病情、治法、医案及方药，是一部理论与实践紧密结合的霍乱病专著。此外，罗汝兰的《鼠疫汇编》(1891)作为现存最早的中医治疗鼠疫专著，也在传染病研究领域占有重要地位。

医史小故事

晚清至民国：海关检疫主权的艰难回归

1842年《南京条约》签订后，中国被迫开放通商口岸，对外贸易活跃，然而鼠疫、霍乱等烈性传染病也随着商船往来在世界肆虐。1873年，印度等地霍乱流行，疫情逼近中国。上海与厦门紧急应对，由海关兼办检疫事务，委派医官对疫区来船检查和卫生处理，中国海港检疫自此起步。但此时的检疫章程却带着半殖民地的屈辱印记，在诸多方面受领事团掣肘。

1910年，东三省鼠疫大爆发，疫情如凶猛的野兽般迅速蔓延。伍连德医生临危受命，出任“全权总医官”。他凭借专业知识和果断决策，迅速采取隔离措施，成功遏制了疫情。这一壮举打破了洋人对检疫权的长期垄断，为中国在防疫领域争得了宝贵的主导地位。

1926年，广州市政府勇敢地迈出了关键一步，率先从列强手中收回检疫权，成立广州海港检疫所。当英国海轮拒绝检疫时，检疫所坚定地维护国家主权，最终获得国际认可，为全国收回检疫权树立了榜样。

1930年，全国海港检疫管理处在上海成立，如同强大的引擎，推动着全国海港检疫权逐步收回，结束中国海港检疫由海关或其他部门兼办、各自为政的局面。随后，《海港检疫章程》等一系列章程公布，使检疫工作有了明确规范。

抗战时期，沿海港口沦陷，检疫工作陷入困境。但抗战胜利后，卫生署迅速行动，收回各检疫所，增设新的检疫机构，还开展了航空检疫等新业务。

中国海关检疫主权的回归，促进了本土医学防疫体系的完善和专业人才的培养，有力推动了中国医学现代化进程。从晚清的被动起步到民国主权的逐步收回，中国海关检疫机制在艰难中不断前行，见证了国家主权意识的觉醒和民族的不屈抗争。

（二）外科

近代外科领域涌现了一批影响力较大的医家医著。马培之作为清代著名医家，主张外科病证需内外同治，他将自己积累的外科常用验方、外用药以及膏药的配制法、外科器械的使用等经验总结汇集，编成《外科传薪集》（1892），为后世外科临床提供了宝贵的参考。同时，他还撰写了《马培之外科医案》（1893），详细记载了疔毒、瘰疬、流注等42种外科病证的治法，对外科疾病的诊疗具有示范意义。余景和则是另一位杰出的外科医家，他强调外科医生要熟悉脉诊和方药，内科医生也应兼习刀针，其著作《外科医案汇编》（1891）汇集了青浦陈学山等人的外科医案726首以及余氏自己的部分医案，其中以内、外两科兼症者居多，治法精当。张山雷对疡科造诣颇深，他撰写的《疡科纲要》（1917）从整体出发，系统阐述了疡证的辨证和治疗，融会中西医学理论，以西医理论阐释病机，并提出了切实可用的方药。

（三）伤科

伤科领域在近百年间也取得了显著的发展，出现了一批具有重要价值的著作。赵廷海所著的《救伤秘旨》（1852）详细论述了整复后的固定技术，提出了许多创新性的见解。例如，在足踝关节损伤整复后的固定中，采用超关节固定法，“用布兜掌前，系于膝下，令脚掌不直伸下，仍令脚掌时常伸屈”，这种方法有效地保障了关节的稳定性，同时兼顾了关节活动度的恢复。此外，书中还收集了少林学派的治伤经验，全面介绍了损伤各种轻重症的治疗方法，为伤科临床实践提供了丰富的参考。赵濂的《伤科大成》（1891年）详细论述了摸、接、提、端、按摩、推拿等手法在理伤治疗中的应用，同时记载了医家个人的独到经验，如通过观察指甲颜色来判断伤情，“以我手指甲，掐其手指甲，放手即还原色者易治，少顷始还原色者伤重，手指甲紫黑者不治”，这些经验为伤科诊断和治疗提供了宝贵的思路和方法。

随着伤科的发展，骨伤科流派逐渐兴起并呈现出多样化的特点。江南石氏伤科、河南平乐郭氏、北京双桥罗家、天津苏氏正骨、湖北武当派李氏正骨、福建少林派正骨等流派各具特色，它们在理论体系、诊断方法、治疗技术以及用药等方面各有千秋，共同推动了骨伤科的繁荣与发展。这些流派的形成和发展不仅丰富了骨伤科的学术内涵，也为临床实践提供了更多可供选择的诊疗思路和方法，使骨伤科的治疗更加精细化、个性化，更好地满足患者的需求。

（四）妇科

妇科领域在近百年间同样人才辈出，成果丰硕。陈筱宝（1872~1937）广泛吸取了陈素庵、王肯堂、徐灵胎、王旭高、傅青主、叶天士等历代医家的妇科诊治经验，提出了从气血论治妇科疾病的学术观点，强调病人以元气为本，治疗以调治血分为要，并且认为妇人杂病以调肝为中心环节，为妇科临床治疗提供了全面而系统的指导。潘霨的《女科要略》（1877）系统论述了妇科常见证治，其中对调经的论述尤为详细，治疗上重视调理脾胃，进一步丰富了傅山培补气血、重视脾胃的学术主张。朱南山（1872~1938）制订的《妇科十问口诀》涵盖了问诊的关键要点，如“一问年月二问经，及笄详察婚与亲；三审寒热汗和便，四探胸腹要分明；头痛腰酸多带下，味嗅辨色更须清；五重孕育胎产门，崩漏注意肿瘤症；六淫七情括三因，八纲九候祖先问；本病杂症弄清楚，十全诊治方得准”，具有很强的临床实用性。

在中西医汇通的潮流下，近代中医妇科积极吸收西医生理、病理、解剖等学科的先进成果。顾鸣盛所著的《中西合纂妇科大全》（1918）分调经、杂证、胎前、产后4门，以中医学说为经、西医学说为纬，分列“中医学说”和“西医学说”，全面汇集中西妇科要论。时逸人所撰《中国妇科病学》（1931）以中医理论学说为指导，注重辨证用药，同时结合西医妇科检查技术。二人为中西医结合治疗妇科疾病提供了有益的尝试和探索。

（五）儿科

这一时期的儿科在疾病研究方面取得了显著的成就，对麻疹、惊风、痘症等疾病的研究尤为突出。张霞谿所撰的《麻疹阐注》（1840）是一部专门论述麻疹的著作，书中指出麻疹病当用表散法，并强调了善后当以养血为主。吴砚亟的《麻疹备要方论》（1853）简要介绍了麻疹的病源、脉证、各种兼症、禁忌及备用方药等内容。陈景岐的《七十二种急慢惊风救治法》（1930）和温存厚的《小儿急惊风治验》（1886）从不同角度深入探讨了惊风的病因、病机、症状表现以及救治方法。岭南医家程康圃著《儿科秘要》（1893），确立了儿科八证和治法六字学说，这一学说对儿科习医者具有较大的临床指导意义。岭南医家杨鹤龄的《儿科经验述要》（1949）擅用封脐法、灯火疗法等外治法，操作简便、疗效显著。张振鋆的《厘正按摩要术》（1888）以手法外治见长，提出小儿病诊治应以辨证为先，全面集成了儿科外治的各种方法，并通过图示的方式清晰展示，使外治法更加直观易懂，便于临床推广应用。

（六）针灸科

自道光二年（1822年）清太医院取消针灸科后，针灸的发展一度受到很大阻碍。然而，随着民国时期禁令的解除，针灸学迎来了新的发展机遇，并取得了较大发展。廖润鸿所撰的《针灸集成》（1874）是一部具有重要学术价值的针灸学著作，全书共4卷，广泛引录了《内经》《针灸甲乙经》《备急千金要方》《针灸资生经》等古代医籍中关于针灸论述的精华部分，并在《铜人腧穴针灸图经》的基础上，对腧穴进行了审慎的考证。赵熙、孙秉彝、王秉礼合编的《针灸传真》包含《针灸传真》《内经刺法》《名医刺法》《考证穴法》四种著述，在针灸手法、理论、治疗等方面提出了许多独到的见解。其中，《考证穴法》明确了周身十二条经脉和奇经八脉的走向，并对经穴的位置进行了厘定。

承淡安的《中国针灸治疗学》（1931）是近百年来影响最大的针灸专著。承淡安（1899~1957）出身于医学世家，原名启桐、秋悟，江苏江阴人。在西学东渐思潮的影响下，他曾参加西医函授班与西医实习，具有较为深厚的中西医理论基础。《中国针灸治疗学》分为四篇，首篇“总论”，系统论述了针灸术的发展历程；第二篇“经穴之考证”，详细讨论了人身度量标准以及穴位的解剖部位、主治功能、临床应用等；第三篇“手术”，全面叙述了针具的制造工艺及其施针的手法，尤其强调了针刺补泻手法的重要意义；第四篇“治疗”，详细介绍了伤寒等42种病症的病因、征象、治疗方案及预后情况。承氏在书中主张衷中参西，巧妙地运用西医知识讲述穴位局部解剖，书中还绘有骨骼图、血管图、筋肉图、神经图各1幅，使读者能够更加直观地了解穴位与人体解剖结构的关系。此外，承淡安还于1929年在江苏望亭发起成立了我国第一个针灸研究机构——中国针灸学研究社，并以函授通讯研究的形式在全国范围内广泛发展社员。该社创办了《针灸杂志》，设立了针灸疗养院，通过多种方式积极推动针灸学的传播与发展，为针灸学的传承与创新做出了不可磨灭的贡献。

（七）按摩科与外治法

唐元瑞的《推拿指南》（1905）是这一时期按摩科的重要著作之一，全书分为7卷，前6卷辑录了前人的相关论述，第7卷详细论述了61种眼疾的推拿手法，开创了推拿手法治疗眼科疾病的先河。黄汉如的《黄氏医话》（1933）记载了黄氏运用一指禅推拿治病的丰富验案和心得体会，是目前所见最早的推拿医话，为后世推拿手法的研究和应用提供了珍贵的第一手资料。杨华亭的《华氏按摩术》（1934）尝试以西医生理、病理、解剖、电磁气等学科知识来阐释按摩的原理和技巧，是按摩科中西医汇通的较早尝试，为按摩疗法的现代化发展提供了新的思路和方法。

清代同治年间（1862~1874），在扬州一带流行的一指禅推拿流派逐渐兴起并发展起来，其基本手法包括推、拿、按、摩、滚、捻、搓抄、揉、缠、抖、摇等10余种，手法丰富多样，操作灵活，具有独特的治疗效果。近代以来，按摩推拿术不断传承与创新，又陆续形成了脏腑点穴推拿、内功推拿等各具特色的推拿流派。这些流派在理论体系、手法技巧、临床应用等方面各有侧重，共同推动了按摩推拿术的繁荣与发展。

值得一提的是，清末还出现了一部具有重要价值的外治法专著——吴尚先的《理瀹骈文》

（1864），又名《外治医说》。吴尚先（1806~1886），字师机，浙江钱塘人。他在书中明确指出："外治之理即内治之理，外治之药亦即内治之药，所异者法耳。"这一观点深刻揭示了外治法与内治法之间的内在联系和共通之处，阐释了外治法的理论基础。吴氏以内科理法方药为依据，将外治法发展到广泛用于内、外诸证的治疗，总结出了敷、熨、罨、涂、熏、浸、洗、擦、搭、抹、搐、嚏、吹、吸、捏、咂、坐、塞、踏、卧、刷、摊、点、滴、烧、照、缚、扎、刮痧、火罐、按摩、推拿等数十种外治法，极大地丰富了中医的治疗手段。吴氏尤其重视膏药的应用，称"膏可以统治百病"。书中收录的方药多达1500余首，涉及内、外、妇、儿、五官等各科，被后人誉为"外治之宗"，对中医外治法的发展和推广产生了深远的影响。

复习思考题

1. 简述西方医学传入的方式。
2. 比较分析唐宗海、朱沛文等医家中西医汇通思想的观点。
3. 试评张锡纯"衷中参西"的医学实践对中西医结合的历史启示。
4. 试述中医科学化的主要观点和代表医家。

·参考文献·

1. 邓铁涛. 中医近代史［M］. 广州：广东高等教育出版社，1999.
2. 张大庆. 中国近代疾病社会史［M］. 济南：山东教育出版社，2006.
3. 朱建平. 近代中医界重大创新之研究［M］. 北京：中医古籍出版社，2017.
4. 雷祥麟. 非驴非马：医疗与中国现代性［M］. 北京：三联书店，2020.
5. 高晞. 西医东渐与中国近代医学共同体［M］. 上海：复旦大学出版社，2020.
6. 马伯英. 中国医学文化史·近代卷［M］. 上海：上海人民出版社，2015.
7. 皮国立. 近代中医的身体与思想转型［M］. 北京：三联书店，2021.
8. 李经纬. 中外医学交流史·近代篇［M］. 长沙：湖南教育出版社，2016.
9. 余新忠. 清代卫生防疫机制及其近代演变［M］. 北京：北京大学出版社，2016.
10. 刘小斌，陈凯佳. 岭南医学史（下）［M］. 广东：广东科技出版社，2014.
11. 张仲民. 出版与文化政治：晚清的"卫生"书籍研究［M］. 上海：上海书店出版社，2020.
12. 李恒俊. 制度与日常生活：近代北京公共卫生研究［M］. 北京：中国社会科学出版社，2019.
13. 姬凌辉. 晚清民国时期鼠疫防治研究［M］. 北京：社会科学文献出版社，2022.
14. 美·博拉著，颜宜葳译. 把诊所带进家庭：民国时期的医学转型与卫生文化［M］. 北京：商务印书馆，2021.
15. 杜志章. 近代中国教会医学教育［M］. 武汉：华中科技大学出版社，2018.

知识图谱

- 中西医学的交汇冲突与中医的发展
  - 社会历史背景
    - 半殖民地半封建社会
    - 复杂的社会经济状况
    - 西学东渐
    - 新文化运动、五四运动
  - 西方医学传入我国的方式
    - 建立诊所和医院
    - 创办医学校和吸引留学生
    - 翻译医书和出版医学刊物
  - 近代中医学如何在曲折中求得发展？
    - 废止中医论与中医界的抗争
      - 余云岫废止中医论及引发的论争
      - 漏列中医案及争取中医教育合法化
      - 废止旧医案及中医界的抗争运动
    - 中医院的创设
      - 广州医学求益社与赠医局设立
      - 立达中医院创办
      - 上海广益医院建立
      - 广东中医院建立
    - 中医现代教育的兴起
      - 民间中医办学机构与社团组织：利济医学堂创办于1885年
      - 中医学校的发展与教育体系
      - 中医教材编辑与教育标准化
      - 中医团体与中医刊物
        - 近代最早创办的中医学术团体：上海医务总会
        - 《三三医报》《神州医药学报》《广东医药杂志》《医界春秋》等
  - 近代中西医汇通与中医科学化思潮各有哪些代表性医家？他们的主要观点是什么？
    - 中西医汇通思潮
      - 唐宗海
        - 中西医学理论互通，采西医以补中医之不足
        - 《中西医汇通医经精义》《血证论》
      - 朱沛文
        - 合采华洋之说而折衷之
        - 《华洋脏象约纂》
      - 恽铁樵
        - 在继承中医传统理论基础上，吸收西医的科学知识以促进中医学发展
        - 《群经见智录》
      - 张锡纯
        - 汇通中西医学理论，发展传统中医辨治体系
        - 《医学衷中参西录》
    - 中医科学化思潮
      - 丁福保—倡导以科学方式解释中医之理，证明其疗效
      - 陆渊雷—认为科学化是证明中医实效的必由之路
      - 谭次仲—主张中医必归于科学，以“理真效确”作为“国医整理之标准”
      - 其他：时逸人、施今墨
  - 近代中医学的主要成就体现在哪些方面？
    - 医学文献整理研究
      - 《内经》研究
        - 训诂、校勘与考证
        - 经义阐发
        - 讲义编撰
      - 《伤寒杂病论》研究
        - 传统注释发挥
        - 中西汇通思想下的诠释
        - 立足于临床的经典阐发
      - 《难经》研究
      - 《神农本草经》研究
    - 药物学与方剂学发展
      - 药物学进展
        - 古本草整理与药性研究
        - 药物鉴别与炮制研究
      - 方剂学研究—《医方论》《时方论》
    - 临证各科发展
      - 内科
        - 综合性医著—《西溪书屋夜话录》《医醇賸义》
        - 专病研究—中风、肝病、肺痨研究
        - 温病学—《温热逢源》《随息居重订霍乱论》《鼠疫汇编》
      - 外科—《外科传薪集》《外科医案汇编》
      - 伤科—《救伤秘旨》《伤科大成》
      - 妇科—《中国妇科病学》
      - 儿科
        - 麻疹、惊风、痘症研究
        - 小儿外治法：《厘正按摩要术》《儿科经验述要》
      - 针灸
        - 《针灸集成》《针灸传真》
        - 承淡安《中国针灸治疗学》与中国针灸学研究社《针灸杂志》
      - 按摩与外治
        - 推拿：《推拿指南》《华氏按摩术》
        - 外治法专著：吴尚先《理瀹骈文》

第八章　中医药发展的新阶段

（中华人民共和国成立后　1949年后）

学习目标

知识目标

掌握新中国卫生工作方针及中医政策形成发展的历程及其主要内容；熟悉“西医学习中医”和不同阶段中西医结合事业发展的特点及主要成就；了解我国高等医学教育、各级卫生组织、卫生团体的发展过程；我国中医药学在文献出版、基础研究、方药研发、临床发展等方面所取得的主要成就。

能力目标

思考中医现代化进程中，现代中医继续发展的方向和路径，与现代科技结合的难点和突破点。

素质目标

认识中医在现代社会的重要地位和国际影响力；激发学习中医的创新意识和责任感。

1949年10月，中华人民共和国成立，全国各族人民在中国共产党的领导下，走上了社会主义革命和建设的道路。

1949~1956年是新中国的创立和建设新国家的奠基时期。中国共产党领导恢复了国民经济，完成了土地改革，实现了从新民主主义向社会主义的过渡。在此基础上，提出了过渡时期总路线，开启了大规模工业化建设，不失时机地、创造性地进行了农业、手工业和资本主义工商业的社会主义改造，确立了社会主义公有制，实现了中国历史上最深刻、最伟大的历史变革。

社会主义基本制度确立以后，以毛泽东同志为主要代表的中国共产党团结带领全国各族人民进行全面大规模的社会主义建设，对适合中国国情的社会主义建设道路进行了艰辛探索。经过艰苦努力，确定了把中国建设成为一个强大的社会主义国家的战略目标，创造了如何建设社会主义的新理论，基本建立起独立的、比较完整的工业体系和国民经济体系，取得了一批重要科技成果，成功研制出“两弹一星”，外交方面取得了新突破，成为在世界上有重要影响的大国，培养了一大批社会主义建设的骨干力量；另一方面，也经历了严重挫折，发动了“大跃进”、人民公社化运动，在粉碎“四人帮”后，为加快社会主义建设，酝酿对外开放并对若干体制进行改革。这为新的历史时期开创中国特色社会主义提供了宝贵经验、理论准备和物质基础。

改革开放是中国共产党和全国各族人民的一次伟大觉醒，是中国人民和中华民族发展史上一次伟大革命，孕育了中国特色社会主义从理论到实践的伟大创造。1978年12月，中共中央召开十一届三中全会，深刻总结我国社会主义建设正、反两方面经验，借鉴世界社会主义历史经验，作出把党和国家工作重心转移到经济建设上来、实行改革开放的历史性决策。以邓小平同志为主要代表的中国共产党人团结带领全党全国各族人民，深刻揭示社会主义本质，确立社会主义初级阶段基本路线，明确提出走自己的路、建设中国特色社会主义，科学回答了建设中国特色社会主义的一系列基本问题，成功开创了中国特色社会主义。

从1992年到2002年，面对新的国内外形势，以江泽民同志为主要代表的中国共产党人，高举邓小平理论伟大旗帜，团结带领全党和全国各族人民，从容应对来自各方面的困难和风险，妥善处理一系列关系党和国家发展的重大问题，加快改革开放步伐，成功把中国特色社会主义全面推向21世纪。中共十六大以后，以胡锦涛同志为主要代表的中国共产党人，带领全党全国各族人民，根据新的发展要求，深刻认识和回答了新形势下实现什么样的发展、怎样发展等重大问题，形成了科学发展观，中国进入全面建成小康社会、加快推进社会主义现代化的新阶段。

党的十八大以来，以习近平同志为核心的党中央团结带领全党全国各族人民，对新时代坚持和发展中国特色社会主义这一重大时代课题进行了深入探索，创立了习近平新时代中国特色社会主义思想，更加自觉地增强中国特色社会主义道路自信、理论自信、制度自信、文化自信，坚持统筹推进“五位一体”总体布局、协调推进“四个全面”战略布局，对党和国家各方面工作提出一系列新理念、新思想、新战略，取得了改革开放和社会主义现代化建设的历史性成就，推动党和国家事业发生历史性变革。

新中国成立以来，毛泽东、邓小平、江泽民、胡锦涛、习近平等国家领导人都对卫生工作和中医药工作作过重要批示，为卫生事业和中医药发展奠定了政策基础。40多年来的改革开放取得了突出的成就，带来了中国经济社会的深刻变化，也为中医药的发展提供了良好的环境和条件。国家卫生工作方针指导中国卫生事业的总体发展，中医政策的内涵不断完善，中医药事业的建设取得了显著成就，高等中医教育不断健全和完善，中医药文献陆续整理出版；借鉴现代科学技术，中医药研究取得了前所未有的成果，中医医疗服务水平和服务能力大幅提高，中西医结合工作也稳步开展。与此同时，中医药文化逐渐向世界各地传播。

第一节　卫生工作方针和中医政策

新中国成立后，党和政府出台了符合中国国情的卫生工作方针与政策，建立了各级卫生行政组织，有力地促进了医疗卫生事业和中医药事业的蓬勃发展。

一、卫生工作方针

党和政府十分关心广大人民群众的身心健康，结合不同历史时期的发展特点与客观条件，制定了相应的卫生工作方针政策，有效地指导着医疗实践工作。

（一）新中国成立初期

新中国成立初期，医疗卫生资源严重短缺，广大城乡缺医少药，各类疾病严重威胁人民的生命健康，医疗卫生工作面临着严峻考验。1949年9~10月，第一届卫生行政会议在北京召开；同年11月，中央人民政府卫生部正式成立。为深入分析全国卫生状况，“交流和总结过去的经验，讨论和更明确地肯定今后全国卫生建设的总方针，并制定出一些具体办法来保证这一方针的贯彻”，第一届全国卫生会议于1950年8月召开。会议期间，毛泽东为大会题词：“团结新老中西各部分医药卫生工作人员，组成巩固的统一战线，为开展伟大的人民卫生工作而奋斗。”会议最终确定了卫生工作三大原则：“面向工农兵”“预防为主”“团结中西医”，明确了卫生工作的主体和服务对象、卫生工作的业务方针和工作方法。1950年9月8日，中央人民政府政务院第49次政务会议正式批准“面向工农兵”“预防为主”“团结中西医”为新中国卫生工作的三大方针。

1952年12月1日，第二届全国卫生行政会议在北京召开。12月8日，会议议决增加“卫生工作与群众运动相结合”为卫生工作方针。至此，新中国成立初期的卫生工作四大方针正式形成。“四大方针”充分体现了我国卫生事业的性质和特点，有力地激发了广大医务工作者和人民群众的奋斗热情。从此，全国医药卫生工作顺利开展，全国医疗卫生条件日益好转，社会主义卫生事业也不断发展、蒸蒸日上。

（二）改革开放以来

党的十一届三中全会以来，人民群众的生活水平日益增长，对健康的要求不断提升。党和政府与时俱进，制定出新的卫生工作方针，推进着新时期卫生事业的发展。

改革开放初期的卫生工作方针旨在突出公共卫生服务和农村卫生的重要性。1991年4月9日，第七届全国人民代表大会第四次会议召开，通过了《国民经济和社会发展十年规划和第八个五年计划纲要》，提出新时期的卫生工作方针：“贯彻预防为主，依靠科技进步，动员全社会参与，中西医并重，为人民健康服务。”1996年12月，党中央、国务院在北京召开第一次全国卫生工作会议，明确了卫生事业在国民经济和社会发展中的地位和作用，明确了卫生事业的性质和卫生工作方针，明确了卫生改革的目的和指导思想。1997年1月发布的《中共中央、国务院关于卫生改革与发展的决定》确立了“以农村为重点，预防为主，中西医并重，依靠科技与教育，动员全社会参与，为人民健康服务，为社会主义现代化建设服务”新的卫生工作方针。这一卫生工作方针，强调了以农村为重点、预防为主、中西医并重的战略重点，强调了依靠科技与教育、动员全社会参与的基本策略，强调了为人民服务、为社会主义现代化建设服务的根本宗旨。

21世纪以来，我国经济和医疗飞速发展，人民群众对于医疗卫生的需求有了新的变化。2001年2月的全国卫生工作会议指出，我国卫生改革与发展已进入新阶段，即全方位、整体推进时期。

2016年8月19日，首次全国卫生与健康大会在北京召开。会议上，习近平从实现民族复兴、增进人民福祉的战略高度，首次提出“健康优先”这一全新的发展理念，强调“健康优先”将成为社会经济发展方向的新标识；强调没有全民健康，就没有全面小康，要把人民健康放在优先发展的战略地位，全方位、全周期保障人民健康，这是对健康在国民经济社会生活中地位的又一次提升，也是我国卫生与健康事业发展史上的一个里程碑。同年10月25日，中共中央、国务院印发并实施《“健康中国2030”规划纲要》，正式将习近平在全国卫生与健康大会讲话中的38个字“以基层为重点，以改革创新为动力，预防为主，中西医并重，将健康融入所有政策，人民共建共享”，确立为新时期我国卫生与健康工作方针；新的卫生工作方针将人民健康保障工作从过去的医疗卫生领域拓展为“大卫生”“大健康”理念，我国卫生工作开始踏上新的征程。

2017年10月18日，习近平总书记在党的十九大报告中提出“实施健康中国战略”，是以习近平同志为核心的党中央从长远发展和时代前沿出发，坚持和发展新时代中国特色社会主义的一项重大战略部署，强调人民健康是民族昌盛和国家富强的重要标志。2022年10月16日，习近平总书记在党的二十大报告中提出，推进健康中国建设。把保障人民健康放在优先发展的战略位置，完善人民健康促进政策。深入开展健康中国行动和爱国卫生运动，倡导文明健康生活方式。这些方针政策充分体现了党和国家对人民健康的高度重视，旨在通过多方面的努力，提升全民健康水平，推动卫生健康事业的高质量发展。

二、中医政策

中医政策是我国卫生工作的重要组成部分，新中国成立后，党和政府十分关心和扶持中医事业的发展。在毛泽东关于中医药发展的一系列指示精神的指导下，中医政策不断完善，中医事业稳步发展。

（一）探索与确立阶段

1949年第一届卫生行政会议期间，毛泽东即强调“必须很好地团结中医，提高技术，搞好中医工作，发挥中医力量”。1950年第一届全国卫生会议期间，毛泽东再次强调“团结新老中西各部分医药卫生工作人员”。然而，在实际执行中，上述指示没有得到认真贯彻，一些不利于中医发展的现象时有发生。

针对这种局面，毛泽东明确指出：“我认为中国对世界上的大贡献，中医是其中的一项……中医宝贵的经验必须加以继承和发扬。”1954年，毛泽东再次发表重要讲话：“重视中医，学习中医，对中医加以研究整理并发扬光大，这将是我们祖国对全人类贡献中的伟大事业之一。”同年6月，毛泽东指示：“即时成立中医研究机构，罗致好的中医进行研究，派好的西医学习中医，共同参加研究工作。”

1955年12月，中医研究院正式成立，周恩来题词“发扬祖国医药遗产，为社会主义建设服务”；同时，全国首届西医离职学习中医研究班在中医研究院举行开学典礼，共有84名全国各地选送的高等西医药学校毕业生和具有临床经验的西医师来院报到。首届学员在两年半的时间里，努力学习中医学，取得了可喜成绩。1958年10月，毛泽东在卫生部党组《关于西医学中医离职班情况、成绩和经验给党中央的报告》上批示：“中国医药学是一个伟大的宝库，应当努力发掘，加以提高。”

毛泽东的多次指示，及时扭转了中医药发展的不良局面。在党和国家领导人的密切关怀下，卫生部开始大力推进中医及中西医结合工作，中医和中西医结合两方面都有了较大发展，中医的社会地位和学术地位也发生了根本变化。

（二）发展与完善阶段

党的十一届三中全会以后，中医药事业迎来了又一个春天，党和政府对中医事业的政策不断发展与完善，有力地推动了中医药的发展壮大。

20世纪末期，党和政府从会议、宪法、机构等多个方面，给予中医药大力支持，中医政策得到了有力贯彻。1980年，卫生部召开全国中医和中西医结合工作会议，明确指出中医、西医、中西医结合“三支力量都要大力发展，长期并存，团结依靠这三支力量，发展具有我国特点的新医药学，推动医学科学现代化”。1982年，中华人民共和国第五届全国人民代表大会第五次会议，通过《中华人民共和国宪法》，其中第21条规定“国家发展医疗卫生事业，发展现代医药和我国传统医药”。1985年，中央书记处和国务院联合听取卫生部党组汇报，明确“要把中医和西医摆在同等重要的地位”。1986年7月20日，国务院发出通知，决定成立国家中医管理局，作为国务院直属机构，以加强对中医工作的管理；1988年，国家中医管理局职能扩大，更名为国家中医药管理局。1991年10月，国家中医药管理局和世界卫生组织联合在北京召开国际传统医药大会，40多个国家和地区的传统医学专家和22个国家的卫生部高级官员参加会议，会议一致通过了以“人类健康需要传统医药”为主题的北京宣言，并决定将每年的10月22日定为世界传统医药日，江泽民为大会题词：“弘扬民族优秀文化，振兴中医中药事业。”1997年1月的《中共中央、国务院关于卫生改革与发展的决定》，明确指出“中医药是中华民族优秀的传统文化，是我国卫生事业的重要组成部分，独具特色和优势。我国传统医药与现代医药互相补充，共同承担保护和增进人民健康的任务”“正确处理继承与创新的关系，既要认真继承中医药的特色和优势，又要勇于创新，积极利用现代科学技术，促进中医药理论和实践的发展，实现中医药现代化。坚持‘双百’方针，繁荣中医药学术”。

21世纪以来，中医药事业稳步发展，党和政府多次强调“中西医并重”的原则。2001年9月颁布的《中医药事业“十五”计划》，要求合理配置中医药资源，加强中医医疗机构建设，推进中医药科技进步，培养社会需要的各类中医药人才，发挥中医药在农村卫生保健中的作用，推动中药研究与中药产业结合，大力促进中西医结合，加快民族医药发展，扩大中医药对外交流与合作。2007年10月，胡锦涛在中国共产党第十七次全国代表大会报告中提出，要坚持“中西医并重”“扶持中医药和民族医药事业发展”。2009年4月，《国务院关于扶持和促进中医药事业发展的若干意见》发布，进一步明确了对中医药事业的扶持。此外，2003年10月1日，《中华人民共和国中医药条例》

正式实施，这是我国中医药发展史上的一个里程碑，标志着中医药事业走上全面依法管理和发展的新阶段。

（三）新征程和新使命

党的十八大以来，以习近平同志为核心的党中央，把中医药工作摆在更加重要的位置。习近平在多个场合都对中医药给予了高度评价，并在国内外积极推广中医药。2015年12月22日，习近平致信祝贺中国中医科学院成立60周年，希望广大中医药工作者增强民族自信，勇攀医学高峰，深入发掘中医药宝库中的精华，充分发挥中医药的独特优势，推进中医药现代化，推动中医药走向世界。2016年2月22日，国务院印发《中医药发展战略规划纲要（2016~2030年）》，明确此后十五年我国中医药发展方向和工作重点，以促进中医药事业健康发展。2016年8月19日，习近平出席全国卫生与健康大会，指示要着力推动中医药振兴发展，坚持中西医并重，推动中医药和西医药相互补充、协调发展，努力实现中医药健康养生文化的创造性转化、创新性发展。2016年12月6日，国务院新闻办公室首次发表《中国的中医药》白皮书，充分介绍了中国发展中医药的国家政策和主要措施，标志着中医药发展上升为国家战略。

医史小故事

中医药法：守护传统医学瑰宝的法治之光

在历史长河中，中医药如一颗璀璨明珠，守护着中华民族的健康。新中国成立后，党和国家高度重视，坚持中西医并重，中医药事业成就显著。2003年国务院制定的《中华人民共和国中医药条例》，有力促进和规范了中医药发展。然而，随着经济社会快速发展，中医药事业面临新挑战，中医药立法迫在眉睫。

2008年，中医药法列入十一届全国人大常委会立法规划。2009年，《中共中央、国务院关于深化医药卫生体制改革的意见》要求加快立法。原卫生部积极行动，2011年12月报送草案送审稿。国务院法制办广泛征求意见，深入多地调研论证。2015年12月，草案经国务院常务会议通过并提请初审。2016年8月和12月，历经二审、三审不断打磨。最终，12月25日十二届全国人大常委会第二十五次会议通过《中华人民共和国中医药法》，并于2017年7月1日施行。

中医药法共9章63条，有五大亮点：第一，明确中医药事业的重要地位和发展方针。第二，建立符合中医药特点的管理制度。第三，加大对中医药事业的扶持力度。第四，加强对中医医疗服务和中药生产经营的监管。第五，加大对中医药违法行为的处罚力度。

中医药法的诞生意义非凡。它首次从法律层面明确了中医药地位、方针和扶持措施，为其发展提供坚实保障。它改革完善管理制度，发挥中医药特色优势，规范从业行为，保障医疗安全和中药质量。它的出台有利于提升中医药国际影响力，助力中医药走向世界。在法治之光下，中医药这一瑰宝必将绽放更绚烂的光彩。

2016年12月25日，第十二届全国人民代表大会常务委员会第二十五次会议表决通过了《中华人民共和国中医药法》，该法于2017年7月1日正式实施。中医药法第一次从法律层面明确了中医药的重要地位、发展方针和扶持措施，为中医药事业发展提供了法律保障，也有利于提升中医药的全球影响力。2017年10月18日，习近平总书记在党的十九大报告中提出“实施健康中国战略”，强调“坚持中西医并重，传承发展中医药事业。”党的十九大报告对中医药的新定位、新要求，让中医药已经站在了新的历史高度，要紧抓新的发展机遇，迎接新的发展挑战，担负新的历史使命。

2019年，党和政府更将中医药的发展提升到中华民族伟大复兴、实现中国梦的历史高度。10月20日，中共中央、国务院印发《关于促进中医药传承创新发展的意见》，指出传承创新发展中医药是新时代中国特色社会主义事业的重要内容，是中华民族伟大复兴的大事。10月25日，习近平对中医药工作作出重要指示，强调要遵循中医药发展规律，传承精华，守正创新，加快推进中医药现代化、产业化，坚持中西医并重，推动中医药和西医药相互补充、协调发展，推动中医药事业和产业高质量发展，推动中医药走向世界，充分发挥中医药防病治病的独特优势和作用，为建设健康中国、实现中华民族伟大复兴的中国梦贡献力量。这些重要论述，极大地鼓舞了中医药人的信念与热情。

2020年以来，新冠疫情蔓延全球，而中国的抗疫成绩令世界瞩目，中医药在抗疫斗争中的表现优异。习近平总书记评价：“中西医结合、中西药并用，是这次我国疫情防控的一大特点，也是中医药传承精华、守正创新的生动实践。”随后，党和政府给予中医药更多扶持。2021年1月22日，国务院印发《关于加快中医药特色发展的若干政策措施》，从人才、产业、资金、发展环境等多个方面提出28条举措，为中医药高质量特色发展保驾护航。2021年3月6日，习近平总书记在看望参加全国政协十三届四次会议的医药卫生界、教育界委员，并参加联组会时指出，要做好中医药守正创新、传承发展工作，建立符合中医药特点的服务体系、服务模式、管理模式、人才培养模式，使传统中医药发扬光大。2021年6月30日，国家卫生健康委员会、国家中医药管理局、中央军委后勤保障部卫生局联合制定了《关于进一步加强综合医院中医药工作推动中西医协同发展的意见》。

2022年10月16日，习近平总书记在党的二十大报告中提出，“促进中医药传承创新发展”。这充分体现了以习近平同志为核心的党中央对卫生健康工作的高度重视、对中医药工作的亲切关怀，为我们在新时代新征程上继续推进中医药高质量发展进一步指明了前进方向、提供了根本遵循。从党的十八大的“坚持中西医并重”“扶持中医药和民族医药事业发展”，到党的十九大的“坚持中西医并重，传承发展中医药事业”，再到党的二十大的“促进中医药传承创新发展”，党的代表大会对中医药发展有了新定位、新要求，每一个字都意味深远，寄托着以习近平同志为核心的党中央对中医药事业发展的更高期待。

总之，自新中国成立以来，党和政府一直亲切关怀中医药事业的发展，在不同历史时期出台了各类政策和法令，为中医药事业的发展提供了全方位的保障，中医药事业也在不断前进，医疗、教学、科研等各项工作均取得了明显进展和举世瞩目的成绩。如今，中医药事业更是以前所未有的速度向前发展。

第二节　中医药事业的蓬勃发展

新中国的成立，给中医药事业的发展带来了光辉的前景。中医药事业迎来了蓬勃发展的时期，各类医药卫生组织先后建立，形成了从中央到地方完整的管理体制，为系统开展卫生工作，发展医药卫生事业，提供了基本保障。同时，中医高等教育逐渐取代了传统的师带徒模式，成为中医人才培养的主渠道；中医临床诊疗充分利用现代科学技术和装备，综合服务能力不断提升；中医基础理论、临床疾病和中药研究水平不断提高，并取得了许多重要成果。

一、中医医疗

中华人民共和国成立以来，党和政府对中医采取扶植和保护政策，中医医院经历了从无到有、从少到多的发展过程。1949~1954年，全国中医从业人员有30多万，政府在各地普遍成立“卫生工作者协会”，吸纳个体中医为会员，这是人民政府管理中医的最初形式。

1954~1966年，是中医药行政和医疗组织结构确立的重要时期。1954年原卫生部成立中医司，全国各省、市相继建立中医行政机构。国家将散于社会的中医药人员全部进行组织安排，组成数万个联合诊所，并建立一批全民或集体所有制的中医院或中医联合门诊部，各级综合性医院也相继设立中医科。同时创办一批直属原卫生部或省级卫生行政管理部门的中医医院，如中医研究院附属广安门医院和西苑医院、北京中医学院附属东直门医院、广州中医学院附属第一医院、上海中医学院附属龙华医院、北京市中医院、江苏省中医院、广东省中医院等。截至1966年，全国中医院已发展到300多所，为中医药事业的发展奠定了基础。1966~1976年，中医药事业和其他行业一样，遭受严重摧残。

党的十一届三中全会以来，党和国家拨乱反正，各行各业蓬勃发展，党的中医政策很快得到贯彻落实。1980年，卫生部召开全国中医、中西医结合工作会议，决定有计划、有重点地建设和加强一批中医医院，对中医医院的建设给予行政支持和物质保证，使中医医院的建设得到恢复和发展。

1982年4月，原卫生部在湖南衡阳召开全国中医院和高等中医教育工作会议（简称“衡阳会议”），讨论制定《全国中医医院工作条例》，要求全国各省、地、县均要建立中医医院，并强调保持中医特色的办院方向，以适应广大人民群众对中医药卫生保健的需求。

1983年9月，原卫生部又发出《关于加强中医专科建设的意见》，随之涌现出一批著名中医专科医院。同年11月，原卫生部在重庆召开中医急症工作会议，专题讨论如何开展中医急症工作，提出了《关于加强中医急症工作的意见》，明确了中医急症工作的方向和目标，中医医院普遍加强了中医急症科室建设。1994年《中医急诊诊疗规范》在全国实施，1995年公布了全国中医医院急诊必备中成药，并于1997年遴选出53种中成药推广使用，治疗范围涉及心脑血管疾病、热病、出血性疾病等20多个病种，对中医急诊工作起到了积极的推广作用。

1984年和1986年召开全国第一次民族医药工作会议和全国县级中医医院工作会议后，把扶植、加强民族医药工作和普及县级中医医院列入了国家卫生工作计划。

1992年2月，国家中医药管理局在广州召开首届全国中医急症工作会议，总结了中医急症工作经验和成绩。1991年和1993年，先后两次召开全国中医医院分级管理工作会议。根据不同区域卫生服务要求，确定中医医院的不同级别，对其规模、设备、功能、人员配备、技术水平、服务质量、管理效应等，提出不同要求，以全方位的科学管理模式建立中医医院管理体制，以适应时代发展需求。1992年2月，国家中医药管理局医政司制定《中医病案书写规范》。当年起，在全国各级各类中医医院、西医医院中医科施行，对于规范中医临床医疗，总结实践经验，提高医疗质量，具有重要意义。

2005年11月，中国中医研究院在成立50周年时更名为中国中医科学院，进一步确立了中医药的科学地位。为保持中医医院的中医药特色，防止西医化，2006年国家中医药管理局关于印发《中医医院中医药特色评价指南（试行）》和《中医医院（三级）中医药特色评价细则（试行）》的通知，对中医医院的内涵建设进行了规范。2007年，国家中医药管理局印发了《中医坐堂医诊所管理办法》，积极探索中医药改革与发展的新思路。2016年，我国实施《基层中医药服务能力提升工程“十三五”行动计划》，致力于社区卫生服务中心和乡镇卫生院的中医药技术服务能力建设。截至2021年，全国中医院机构77336个，其中全国三级中医类医院715个，二级中医类医院2298个，一级中医类医院1603个。截至2022年，全国卫生机构中医执业医师数为649125人，中医执业助理医师数为115060人，中药师（士）数为139162人，已形成较好的中医临床人才梯队。

新中国成立以来，中医临床取得了多方面可喜成绩。中医药不仅在防治常见病、多发病等方面发挥独特优势，也在应对突发公共卫生事件、防治重大疑难疾病和新发传染病等领域，发挥了重要作用。1954年石家庄地区运用温病理论和方法治疗流行性乙型脑炎，取得了显著疗效，让世人重新审视中医药治疗急性传染病的能力。此后，中医药广泛参与包括流行性乙型脑炎、流行性脑脊髓膜炎、麻疹、流行性感冒、白喉、SARS-CoV、COVID-19等急性传染病的防治，取得可喜的成效。2003年，急性传染性非典型肺炎（SARS，简称“非典”）流行期间，中医系统参与到抗击“非典”战役中，为抗击“非典”作出了重要贡献，同年科技部发布中药防治“非典”研究取得阶段性成果，初步肯定了清开灵注射液、鱼腥草注射液、板蓝根冲剂等在内的8种中成药的疗效。2020年新型冠状病毒感染疫情期间，中西医协同给出“中国方案”，其中的中医药方案不断优化完善，纳入第三版至第十版国家诊疗方案，指导全国各地开展规范化、同质化中医药治疗，坚持临床科研一体化，筛选以“三药三方”为代表的有效方剂，体现了中医辨病辨证相统一，有效保护了人民群众生命安全和身体健康。

20世纪50年代以来，在朱琏、鲁之俊的倡导和政府支持下，针灸得到最大程度的普及，对针灸、经络的研究也逐步深入，针灸临床应用范围日益广泛，特别是在对神经、消化、呼吸、泌尿、心血管系统疾病及精神类病证的治疗中，效果明显；针灸抗炎、抗休克、针刺麻醉的研究也取得了较为满意的效果。2010年，中国申报的项目“中医针灸”被列入《人类非物质文化遗产代表作名录》。

随着中医药研究的不断深入，中医诊疗方案在临床实践中不断完善，一批学术特点突出、临床优势明显的中医重点学科和专科初步形成。中医在治疗肝胆病、脾胃病、肾病、心脏病、血液病、脑中风、糖尿病、老年性痴呆、恶性肿瘤等方面，取得了新的突破。

近30年以来，我国已基本建立了以中医医院为主体、覆盖城乡的中医药服务网络，中医药防病治病能力不断增强，服务领域不断拓展，城乡居民对中医临床服务的需求已基本满足。随着现代中医临床体系的建立，中医在防治常见病、多发病、重大疑难疾病、传染病的过程中，已经形成了较为完整的疾病诊疗规范，显示出独具特色的临床疗效。

二、中医教育

新中国成立后，国家采取多种方式大力培养中医药人才，中医药教育实现了与现代教育的接轨，逐步建立起完整的高等教育体系。

（一）中医药院校的成立

1951年12月，卫生部颁发《关于组织中医进修学校及进修班的通知》，各地随之成立17所中医进修学校和101个中医进修班，建立最初的中医培训机构。1956年，为迎合中医事业发展的需要，周恩来总理指示原卫生部，在北京、上海、广州、成都四地创办了第一批中医学院，中医高等教育正式纳入国家高等教育序列。以后，许多省、市先后设立中医学院，1958年10月已有中医学院13所、中医学校100余所。1960年部分中医学院增设中药本科专业，3所医学院校设立中医系。至1966年，全国已有中医学院21所，在校生1万余人。经过10余年努力，中医学院不断发展壮大，逐步建立起一支具有较高水平的中医教师队伍，课程设置几经调整，确立了中医、西医课程兼备的课程体系，保证了高等中医教育的人才培养质量。

1982年4月原卫生部在衡阳召开了全国高等中医教育工作会议，重点讨论了高等中医药教学问题，此次会议成为改革开放后高等中医药教育发展的新起点。至1984年，全国中医学院已增至25所，另有11所高等医学院校开办中医中药专业，中医药学专业在校学生达到26690人，高等中医院校的办学规模不断扩大，教学条件日趋改善。同时，中等医药学校设立中医士、中药士、针灸、推拿、中医护理等专业，为农村基层培养了大批医药、护理人才，也改善了高、中等中医药人员的结构。

目前全国除新疆、青海、西藏、内蒙古、海南等省、自治区没有独立的中医高等院校之外，其他省、市均设立了中医高等院校，而且大部分自1995年以来相继更名为中医药大学，为中医药人才的培养提供了更好的平台。

（二）中医教材的编撰

新中国成立初期，随着中医高等院校的建立，中医统编教材也列入了国家高等教育的统一规划之中。

1959年4月，原卫生部组织编写了首版统编中医教材，即“中医学院试用教材”，1960年开始由人民卫生出版社陆续出版。为更好地适应实际教学的要求，1963年原卫生部先后召开基础课和临床课的教材修订会议，对“中医学院试用教材”进行修订，从而形成“中医学院试用教材重订本”，史称“二版教材”。“二版教材”对首版试用教材做了全面的修订和充实，成为统编中医教材系列中的经典。随着中药本科专业的相继开设，1973年6月卫生部组织22所院校分工协作，集体编写了第三版“中医学院试用教材”，由上海人民出版社于1974~1977年相继出版，增加了中药专业的新教材。1978~1980年，原卫生部又按教学科目组织编写了第四版中医药教材。

1982年10月，原卫生部在南京首次成立全国高等中医药教材编审委员会，组成32门课程教材编审小组，并修订了各科教学大纲。这批教材中，除少数属初次编写外，多数是在第二版教材的基础上充实、修改，诞生了全新的第五版中医药教材。1992年国家中医药管理局根据原国家教委精神，成立了教材编审委员会，统一组织编写出版了普通高等教育中医药类规划教材，即第六版中医药教材，该版教材内容较前五版有了更多充实和提高。

近年来，伴随着中医高等教育改革的深入，中医药教材的编制与出版呈现出百花齐放的态势，多家出版社先后出版了不同系列的中医药教材。中医药教材建设不断得到总结与提高，与中医药高等教育发展相辅相成。

三、中医科研

（一）中医古籍文献的整理与出版

新中国成立以后，中医文献事业是在继承传统学术和工艺基础上逐步向系统化、高水平方向迈进的。1955年底中医研究院成立，下设编审室，主要工作包括注释经典医著，整理、审定名老中医学术经验，审查中医验方。此后，陆续组织出版了一批中医经典著作。

1981年8月，中央恢复了古籍整理工作。1983年1月18日，人民卫生出版社中医古籍整理出版办公室正式成立。之后，根据中央指示精神，由各地专家牵头分别整理了《伤寒论》《神农本草经》《针灸甲乙经》《诸病源候论》《金匮要略》《中藏经》《素问》《灵枢经》《脉经》《难经》《黄帝内经太素》等书籍，为中医理论与临床研究的发展提供了重要学术资源。

20世纪90年代，国家非常注重海外珍本古医籍的搜集与出版，在中日双方学者的共同努力下，《日本现存中国稀见古医籍丛书》于1999年由人民卫生出版社出版，之后《海外回归中医善本古籍丛书》自2002年起陆续发行，极大地丰富了国内古医籍资源。

七十多年来，中医古籍文献的整理和出版，无论从数量还是质量上都有了极大的发展。目前，借助于数字化技术和设备，中医古籍的整理工作也在升级，更多中医典籍得到有效保护和利用。

（二）中医基础理论研究

中华人民共和国成立以来，我国学者利用现代科学技术和方法，对中医药基本理论开展探索研究，特别是在中医藏象、证候、体质、经络的研究方面成绩显著。如对肾、脾的研究，揭示肾与神经、内分泌、免疫系统的关系，证明肾阳虚与下丘脑—垂体—肾上腺皮质轴有密切关系；脾气虚与消化系统、自主神经、免疫系统功能的关系。在证候研究中，建立20多种中医“证”的动物模型，促进中医实验研究的发展。通过全国范围的广泛协作，在证候规范化、标准化方面取得显著成绩，从而提高了辨证论治的水平。特别是通过血瘀证的研究，使活血化瘀治法在内、外、伤、妇、儿等科100多种疾病中得到广泛应用。在体质研究中，制定中医体质分类判定标准。在经络研究中，对循经感传的产生机理、经脉—脏腑的相关联系途径以及经络循行途径上的理化特性、经络的体表定位等进行深入研究。在针刺镇痛和针刺麻醉研究中，针、药复合麻醉应用范围不断扩大，一些高难度手术在针麻下获得成功，保持世界领先水平。中医学术标准规范化建设取得较快进展。

改革开放以来，先后出台一批中医药行业标准、国家标准和技术规范，如《经穴部位》标准、《耳穴名称与部位》标准、《中医病证分类与代码》标准、《中医临床诊疗术语》标准、《中医病证诊断疗效标准》《中医内科急症诊疗规范》《亚健康中医临床指南》《中医护理常规技术操作规程》《中医内科常见病诊疗指南》等。中医学术标准规范工作促进了中医医疗的现代化进程，有利于中医学与现代科学的沟通、交融，成为中医药学术发展的重要标志。

（三）中医临床研究

中医治则、治法和辨证论治规律的研究使中医药在治疗常见病、多发病以及疑难病症方面凸显优势，中医诊疗水平和临床疗效不断提高。例如中医药在治疗冠心病、动脉粥样硬化、病毒性肝炎、重度黄疸、肝纤维化、结石症、风湿和类风湿关节炎、糖尿病及其并发症、高脂血症、老年性痴呆、骨质疏松症等方面总结并创造不少新治法，如开郁清热法在2型糖尿病中的应用、益气升陷法在病毒性心肌炎中的应用、补血类中药对血虚证的干预、参松养心胶囊治疗心律失常的应用等，均显示良好的疗效。

2003年抗击“非典”时，采用中医药、中西医结合方法治疗效果明显，能够缩短平均发热时间，改善全身中毒症状，对促进肺部炎症吸收，降低患者病死率，改善免疫功能，减少激素用量，以及发病早期阻断病程发展等方面，都有良好效果，得到世界卫生组织（WHO）的积极评价与肯定。试点地区艾滋病病人和感染者的治疗结果表明，中医药治疗艾滋病可以明显改善临床症状，提高生活质量，显示良好的发展前景。

在2008年汶川大地震的伤员救治、伤残康复工作中，中医药再次发挥简、便、验、廉的特色优势，以手法整复加小夹板固定、中药洗敷抗感染促愈合，采用推拿、按摩、针灸、拔罐等就地取材、快速处置的中医药方法，有效处理2.6万余名伤员；并采取“大锅汤”的办法，发放数百万份中药防疫汤剂，在预防灾后疫病工作中发挥重要作用。2009年3月，墨西哥、美国等先后发生人感染甲型H1N1流感病毒，并传入我国，鉴于中医药有丰富的流行性感冒防治经验，国家中医药管理局组织专家，针对不同人群制定《甲型H1N1流感中医药预防方案（2009年版）》；同年9月，进一步修订形成《甲型H1N1流感中医药预防方案（2009年版修订版第一版）》，应用效果明显。

2019年年底出现的新型冠状病毒感染疫情，是中医药应对新发传染病的又一次重大考验。在中共中央的指挥和组织下，中医药行业的专家和大批医护人员一直奋战在抗疫第一线，为有效控制疫情发挥了巨大的作用。张伯礼指出：“这次抗疫，中医药作出四个贡献，包括确诊、疑似、密接、发热四类人集中隔离服用中药，有效阻断疫情扩散和蔓延；中药进方舱治轻症，病人零转重、医护零感染；重症患者中西医结合救治；恢复期中西医结合康复治疗，发布国内第一份中西医结合康复指南”。

四、学术团体与医学刊物

从1977年开始，中华医学会、中华护理学会、中国药学会等学会陆续恢复开展业务活动。同时，很多新学会也纷纷成立，如中华中医药学会、中国针灸学会、中国中西医结合学会、中国生物医学工程学会、中国康复医学会、中国病理生理学会、中国营养学会、中国药理学会、中华预防医学会等。

中华医学会成立于1915年，是党和国家联系医学科技工作者的桥梁和纽带，是发展中国医学科学技术事业的重要社会力量。中华中医药学会成立于1979年，原名中华全国中医学会，1992年改名为中国中医药学会，2002年更名为中华中医药学会。该学会下设内科、外科、眼科、妇科、儿科、耳鼻喉科、骨伤科、老年病、编辑出版、医史文献等66个专科学会。主办《中医杂志》（中文版、英文版、日文版）《中华中医药杂志》《中国肛肠病杂志》《新中医》等期刊。中华中医药学会是发展我国中医药事业的重要社会力量。中国针灸学会成立于1979年，下设临床、针法灸法、实验针灸、针刺麻醉、经络、腧穴、耳穴诊治、针灸文献、针灸器材、腹针等41个二级专业委员会，主办《中国针灸》《针刺研究》等杂志。中国针灸学会是发展针灸的重要学术团体，也是促进中外针灸学术交流的重要社会力量。中国中西医结合学会成立于1981年，原名中国中西医结合研究会，1990年更名为中国中西医结合学会。目前学会下设重症医学、活血化瘀、虚证与老年医学、肿瘤、骨伤科、妇产科、儿科、急救医学、呼吸病、微循环等66个专业委员会。主办《中国中西医结合杂志》（中、英文）《中国中西医结合耳鼻咽喉科杂志》《中国中西医结合急救杂志》等期刊。

此外，国家中医药管理局设立了《中国中医药报》社，以及中医古籍出版社、中国中医药出版社等。1983年起创办大型综合性编年史鉴《中医年鉴》，该年鉴1989年改名为《中国中医药年鉴》2003年起分为《中国中医药年鉴》（行政卷）与《中国中医药年鉴》（学术卷）。这些学术团体的学术活动，期刊、书籍、报纸的发行，对于弘扬中医药文化、交流中医药学术、培养中医药人才，起到了积极推动作用。

五、中药的生产与科研

中华人民共和国成立以来，中药事业有了很大发展。计划经济时期，药材归国家统一经营，曾一度供不应求。改革开放后，中药生产、收购、销售等向市场经济模式转变，中药材、中成药及中药零售企业迅速发展，中药工业生产能力明显增强，中药商品日益丰富。

1996年12月召开的全国卫生工作会议，明确提出实现中药生产现代化和中药产业现代化的目标，此后中药质量标准的现代化进程不断提速。同时，药材种植、中药饮片的现代化也提上议事日程，中药逐步进入科学管理协调发展阶段。自1960年以来，开展的四次全国中药资源普查工作取得重大成果，基本摸清我国中药资源蕴藏量和分布情况，为保护和合理开发中药资源提供科学依据。对近300种常用中药材品种进行整理和质量标准研究，建立中药材质量标准。中药饮片炮制减毒增效及定向控制研究取得显著成就。《中华本草》《中医方剂大辞典》《中医药-中药材重金属限量》《中药方剂编码规则及编码》《中药编码规则及编码》《中药在供应链管理中的编码与表示》等一系列集中医药研究大成著作的问世，反映当代中药研究水平。

近年来，中医药科技创新取得较好的进展，部分成果已达到世界先进水平。如青蒿素是我国研制的新型抗疟药，砒霜在我国首先被用于治疗急性白血病，2011年这两项成果获得美国“拉斯克”临床医学奖。我国科学家开发出麝香人工替代品并成功实现产业化，获得2015年国家科学技术进步奖一等奖。屠呦呦因成功研制出能够百分之百抑制疟原虫的抗疟新药青蒿素和双氢青蒿素，获得2015年诺贝尔生理学或医学奖，这是中国科学家在中国本土进行的科学研究首次获得诺贝尔生理学或医学奖，是中国医学界迄今为止获得的最高奖项，也是中医药成果获得的最高奖项。

随着国家支持中医药发展系列举措的实施，中药资源保护和产业发展也取得良好的进展。一方面，中药资源得到良好的传承与保护。截至2024年，据第四次全国中药资源普查显示，我国共有中药资源18817种，并至少发现4个新属196个新物种，初步研究约60%有潜在药用价值；建立了28个中药材种子、种苗繁育基地，建设了高标准种质资源库，收集并保存种子7万份，超过120种大宗或道地药材实现规范化种植，超过100种中药材开展生态种植；全国中药材种植面积超过8000万亩。另一方面，中药产业发展势头良好。2010年版《中国药典》明确了中药饮片的概念，解决了中医配方和中成药生产投料界定不清楚的问题，与之配套出版的《临床用药须知》首次编纂中药饮片卷，收载中药饮片557种。2017年1月《中华人民共和国中医药法》实施，其中第三十条规定：生产符合国家规定条件的来源于古代经典名方的中药复方制剂，在申请药品批准文号时，可以仅提供非临床安全性研究资料。2018年4月，国家中医药管理局会同国家药品监督管理局制定并发布了《古代经典名方目录（第一批）》，共涉及100个古代经典名方（截至2024年两批古代经典名方目录方剂共300余首）。同年5月，国家药品监督管理局会同国家中医药管理局组织制定并发布了《古代经典名方中药复方制剂简化注册审批管理规定》，进一步明确符合相关条件的经典名方制剂可实施简化注册审批，可仅提供药学及非临床安全性研究资料，免报药效学研究及临床试验资料。自2021年以来，43个中药获批上市，包括19个古代经典名方中药复方制剂，极大加快了中药新药研发进程。2025年1月，国务院办公厅发布《关于全面深化药品医疗器械监管改革促进医药产业高质量发展的意见》，明确提出加大中药研发创新支持力度，完善中医药理论、人用经验和临床试验相结合的中药特色审评证据体系，鼓励名老中医方、医疗机构中药制剂向中药新药转化，从研制、生产、经营、使用和监管等方面提出中药相关改革举措，建立符合中药特点的中药监管体系，全链条支持中药传承创新发展。自2019年以来，中药工业总产值每年均达7000亿元以上，甚至某些地区的中药行业已成为支柱产业，中药养殖和种植业也成为有广阔前景的产业。数据显示，2021年，我国中药饮片市场达到了近3000亿元的规模，中药配方颗粒市场规模超300亿元，中药材零售市场交易额约为122.59亿元。

随着中医药走向世界进程的加快，中药出口近年来有了较大增长，并呈现良好发展势头。一批具有自主知识产权的中药新药研发上市，复方丹参滴丸、康莱特注射液等中药开始探索走向国际市场，一批年产值超过20亿的企业迅速成长。截至2024年，中医药已传播至196个国家和地区，我国与40余个外国政府、地区主管机构和国际组织签订了专门的中医药合作协议，建设一批中医药国际合作基地、31个国家中医药服务出口基地，中医药内容已被纳入16个自由贸易协定，中医药产品的国际竞争力进一步增强。

第三节 “西医学习中医”与中西医结合的探索和成就

新中国成立之初，为了改进中医工作，“西医学习中医”成为重要措施之一。1958年提出“创立中国新医药流派”的口号后，中西医结合研究全面开展，“西医学习中医”的学者发挥了重要作用，中西医结合逐渐成为我国医学发展中三支力量之一。

一、“西医学习中医”

20世纪50~80年代，在物质和科研条件远不如今天的情况下，国家多次组织“西医学习中医”（以下简称“西学中”），其目的是让具有西方医学教育背景的人员，通过对中医学系统学习，用先进的科学理念与方法来研究中医药，进而整理提高中医学，实现中西医结合。它为中西医结合事业培养了一批包括诺贝尔奖获得者、院士等在内的中西医结合领军人才。

1955年12月卫生部举办了第一届全国西医离职学习中医班，历时2年半，于1958年6月结束。第一届“西学中”班招收了一批来自全国的医学院毕业生和有临床经验的西医师。学员们首先通过中医老师授课并结合自学的方式，深入学习了中医经典，基本掌握了阅读中医书籍的能力。在此基础上，学习中医临床各科7个月，并在北京、苏州、南京等地进行了为期一年多的临证实习。

1958年，卫生部党组在《关于西医学中医离职班情况、成绩和经验给中央的报告》中建议在各省、市、自治区自行规划举办“西学中”离职学习班，以便“更多、更快、更好、更省地培养出既懂西医又懂中医，掌握两套学术”的新型医生。这一建议得到了毛泽东同志的高度赞赏，并批示：“中国医药学是一个伟大的宝库，应当努力发掘，加以提高。”全国各省、市、自治区纷纷举办各种类型的“西学中”班，有离职的、半脱产、在职的，两年半、两年、一年，六至八个月，学员人数也逐年扩大。据1960年统计，全国离职“西学中”班达37个，学员2300人，在职“西学中”36000人。到1962年7月，全国仅离职西学中班的结业学员就达到两千多名，除此之外，还有一大批西医参加了业余学习。1963年，卫生部《关于当前中医工作中若干问题的意见》提出，除了继续执行“西医学习中医”的政策外，“要求大学毕业后，经过5~7年临床的主治医师或相当主治医师以上的水平”，方有资格参加“西学中”的学习班。

全国范围的“西医学习中医”，培养了一大批热爱中医，掌握中、西医两套本领的高级临床人才，并成为从事中西医结合事业的骨干。2016年度国家最高科学技术奖获得者、中国首位诺贝尔生理学或医学奖获得者屠呦呦教授，于1959至1962年参加了卫生部“西学中”班。她在诺贝尔奖颁奖典礼的演讲中提到，青蒿素的成功提取，与她的“西学中”经历有着密切的关系。中国第一代中西医结合专家、中国科学院院士、中国中西医结合事业的奠基者和开拓者陈可冀教授从福建医科大学奉调到京参加卫生部离职“西学中”班，并以优异的成绩完成学习。陈可冀院士长期从事中西医结合心血管病及老年病的研究，成果丰硕，其研究曾获得国家科学技术进步奖一、二等奖，还为中西医结合事业培养出了一大批优秀人才。在从事中西医结合研究的院士中，几乎都有“西学中”背景。

从1958年开始，在中共中央有关指示精神鼓舞下，中西医结合由“一方一病”逐步转为理论和临床的全面研究工作，一大批接受过医学院校训练的现代医药人员通过“西学中”走上了中西医结合的道路，在临床、科研、教学等方面开拓性地进行了中西医结合研究，取得了一批科研成果，对新中国医学事业的发展作出了重要的贡献。

二、中西医结合的探索和成就

中西医结合的探索大致经历了三个阶段。分别是临床实验阶段、临床实践阶段和理论创新、临床治疗和实验研究相结合的新阶段。

20世纪50年代是中西医结合的临床实验阶段。随着西医学习中医学员陆续结业，中西医结合研究工作由学习逐步转为临床实践。

20世纪60~70年代是中西医结合真正进入临床实践的阶段。具体的研究工作大多采用辨病与辨证分型相结合，中西医诊疗手段相结合的方法。由此，中西医结合临床治疗的病种不断扩展，几乎涉及临床医疗的所有领域。在一批著名老中医的临床指导下，研究成果不断产生，并总结出很多疾病的中西医结合诊疗特点。这一阶段，中西医结合获得了明显的进展，取得了一些重要成果，受到了国内外的关注。

如中西医结合治疗急腹症，是早期取得的研究进展，吴咸中院士长期从事中西医结合治疗急性腹部外科疾病的研究，是该领域的开拓者之一，其研究成果获得了国家科学技术进步奖二等奖。研究结果证明，经中西医结合治疗，扩大了非手术治疗的范围，降低了手术率，提高了治愈率。中西医结合治疗骨折是另一项比较重大的研究成果，以小夹板局部外固定，以手法整复和病人自觉进行功能锻炼为主要内容的中西医结合治疗骨折，已在全国推广，这一疗法比纯西医疗法骨折愈合时间缩短，功能恢复好，病人痛苦少，并发症低。针刺麻醉也是中西医结合的重要成就，韩济生院士的针刺机理研究取得了举世瞩目的成果。在其他领域，中西医结合也取得相应的研究进展。沈自尹院士长期从事中西医结合思路和方法的开拓，在肾本质研究和传统老年医学研究方面取得了一系列突破性成就；刘耕陶院士长期从事中西医结合抗肝炎药及肝脏生化药理学研究，其研究成果获国家发明奖二等奖、三等奖等；李连达院士先后完成70种中药新药的研制或药理研究工作。

1980年，国务院副总理陈慕华在全国中医和中西医结合工作会议上提出，中西医结合是我国医学科学的一个独创的经验，应当坚持下去。她认为中西医结合在某些疾病的临床治疗上取得了比单一疗法更好的效果。“中西医结合治疗某些急腹症，非手术治愈率达到70%以上。以中医手法整复、小夹板固定和功能锻炼为特点的中西医结合治疗骨折，疗程和功能恢复的时间可以缩短1/3~1/2，复位满意者达90%以上。中西医结合治疗肛肠疾病、骨关节及软组织损伤、冠心病、脑血管疾病、泌尿系结石、小儿肺炎、婴儿腹泻等，大都取得了比单独用西医或中医治疗更为满意的效果。中西医结合创立的针刺麻醉，及对针麻原理的研究，不仅成功地把针刺镇痛效果应用于复杂的外科手术，而且导致了生理、生化方面某些新的发现”。

20世纪80年代后，中西医结合进入理论开拓、临床治疗和实验研究相结合的新阶段。这一时期，中西医结合从临床到基础、从理论到实践、从宏观到微观，在多学科、多层次展开。1982年世界卫生组织介绍的中国医学在世界上处于领先地位的有5项：断肢再植、烧伤治疗、骨折治疗、急腹症治疗和针麻研究，其中3项属中西医结合项目，即中西医结合治疗骨折、急腹症和针麻研究。1979~1982年全国卫生系统获国家发明奖项目共22项，其中属中西医结合项目占7项；1984年原卫生部评出科学技术成果奖甲、乙级成果奖共1605项，其中属中西医结合项目256项。

为了促进中西医结合事业的发展，1981年成立了中国中西医结合学会，并创办了《中西医结合杂志》。1991年“中西医结合医学”作为一门独立的新学科诞生。目前，中西医结合已纳入高等教育本科、研究生教育的专业目录，培养了一大批兼通中、西医的高层次人才。

中西医结合研究已进行了半个多世纪，关于其研究方式、研究内容、研究思路的相关讨论仍在进行。面对中国当代医学出现的新问题、新现象、新局面，中西医结合研究也站在了新的起点。有关中西医结合研究的讨论在今后一段时期内还将长期存在。应该相信，中西医结合事业因为涉及两种医学体系的各方面重大问题，因此，值得研究的课题是极为丰富的，其发展前景也是十分广阔的。

复习思考题

1. 新中国成立初期，党和政府制定的卫生工作四大方针是什么？其原因有哪些？
2. 简述新中国成立以来中医药教学科研的主要成就。
3. 如何评价“西医学习中医”及中西医结合的探索？

·参考文献·

1. 陈邦贤. 中国医学史［M］，上海：上海书店出版社，1984.
2. 李经纬，林昭庚. 中国医学通史（古代卷）[M］. 北京：人民卫生出版社，2000.
3. 邓铁涛，程之范. 中国医学通史（近代卷）[M］. 北京：人民卫生出版社，2000.
4. 梁永宜. 中国医学史［M］.2版，北京：人民卫生出版社，2019.
5. 郭宏伟，徐江雁. 中国医学史［M］. 北京：中国中医药出版社，2021.
6. 李成文. 中医史［M］. 北京：人民军医出版社，2009.
7. 官正. 新中国中医方针政策的历史考察［D］. 中共中央党校，2011.

8. 万晓文，黄蓉，马利荣，等.中国中医药政策及发展现状研究［J］.中国全科医学，2025，28（10）：1161–1169+1192.

9. 国务院.国务院办公厅关于全面深化药品医疗器械监管改革促进医药产业高质量发展的意见：国办发〔2024〕53号［EB/OL］.（2025–01–03）.网址：www.gov.cn/zhengce/zhengceku/202501/content_6996117.htm.

10. 王慧，张小波，汪娟，等.2020年全国中药材种植面积统计分析［J］.中国食品药品监管，2022，（01）：4–9.

11. 叶培汉，王军永，吴海波，等.中医药健康产业发展：现状、困难与突破［J］.江西中医药大学学报，2024，36（05）：98–103.

知识图谱

- 中医药发展的新阶段
  - 新中国成立以来党和政府如何制订和调整卫生工作方针？确立了哪些中医政策？
    - 卫生工作方针
      - 新中国成立初期 —— 卫生工作四大方针
        - 面向工农兵
        - 预防为主
        - 团结中西医
        - 卫生工作与群众运动相结合
      - 改革开放以来
        - 新时期卫生工作方针确立
        - “健康中国”战略确立与实施
    - 中医政策
      - 探索与确立阶段 —— 毛泽东指示与中医研究院成立
      - 发展与完善阶段
        - 国家中医药管理局的成立与更名
        - 党和政府强调“中西医并重”
        - 《中华人民共和国中医药条例》实施
      - 新征程和新使命
        - 《中国的中医药》白皮书发表，中医药发展上升到国家战略
        - 《中华人民共和国中医药法》实施
        - 党的二十大报告提出促进中医药传承创新发展
  - 新中国成立以来中医药事业的蓬勃发展主要体现在哪些方面？
    - 中医医疗
      - 中医药行政和医疗组织结构确立
      - 中国中医研究院更名为中国中医科学院
      - “中医针灸”列入《人类非物质文化遗产代表作名录》
      - 中医在应对突发公共卫生事件、防治重大疾病和新发传染病等领域发挥重要作用
      - 中医重点学科和专科初步形成
      - 中医药服务网络建设
    - 中医教育
      - 中医药院校的成立
      - 中医教材的编撰
    - 中医科研
      - 中医古籍文献的整理与出版
      - 中医基础理论研究
      - 中医临床研究
    - 学术团体与医学刊物
      - 学术团体：中华医学会的恢复；中华中医药学会、中国针灸学会、中国中西医结合学会的成立
      - 医学刊物：《中医杂志》《中华中医药杂志》《中国中西医结合杂志》《中国中医药报》《中医年鉴》的创办
    - 中药生产与科研
      - 中药产业的发展
      - 中药科技创新：新型抗疟药青蒿素的研制；砒霜治疗急性白血病的应用
      - 中药资源的保护
      - 中药出口增长与国际合作
  - 如何评价“西医学习中医”及中西医结合的探索？
    - “西医学习中医”
      - “西学中”班的举办与影响
      - “西学中”培养的中西医结合人才
    - 中西医结合的探索与成就
      - 临床实验阶段的中西医结合
      - 临床实践阶段的中西医结合
      - 理论创新与临床治疗结合的新阶段

中国历史简表

朝代			时间
五帝时期			约公元前 30 世纪 ~ 公元前 21 世纪初
夏			约公元前 2070~ 公元前 1600 年
商			约公元前 1600~ 公元前 1046 年
西周			公元前 1046~ 公元前 771 年
东周	春秋时期		公元前 770~ 公元前 476 年
	战国时期		公元前 475~ 公元前 221 年
秦			公元前 220~ 公元前 206 年
西汉			公元前 206~ 公元 25 年
东汉			25~220 年
三国时期	魏		220~265 年
	蜀汉		221~263 年
	吴		222~280 年
西晋			265~317 年
东晋			317~420 年
南北朝时期	北朝	北魏	386~534 年
		东魏	534~550 年
		西魏	535~556 年
		北齐	550~577 年
		北周	557~581 年
	南朝	宋	420~479 年
		齐	479~502 年
		梁	502~557 年
		陈	557~589 年
隋			581~618 年
唐			618~907 年
五代十国时期	五代	后梁	907~923 年
		后唐	923~936 年
		后晋	936~947 年
		后汉	947~950 年
		后周	951~960 年
	十国	吴	902~937 年
		前蜀	903~925 年
		吴越	907~978 年
		楚	907~951 年
		闽	909~945 年
		南汉	917~971 年
		南平	924~963 年
		后蜀	934~965 年
		南唐	937~975 年
		北汉	951~979 年

续表

朝代	时间
辽	907~1125年
北宋	960~1127年
南宋	1127~1279年
西夏	1038~1227年
金	1115~1234年
元	1271~1368年
明	1368~1644年
清	1644~1911年
中华民国	1911~1949年
中华人民共和国	1949~

中国医学史大事年表

年代	事件
远古－公元前 21 世纪	原始群居时期，人们从采集食物中逐步发现了一些药物；发明火之后，逐渐产生了熨法和灸法；氏族公社时期，衣食得到改善，开始使用砭石、骨针；医药卫生保健知识开始产生与形成。
公元前 16 世纪－公元前 11 世纪	殷墟出土的甲骨文有关于疾病的记载。
公元前 11 世纪－公元前 476 年	《诗经》《山海经》等文献有对药物、病名的记载；《周礼》中有食医、疾医、疡医、兽医等医事制度、疾疫的记载。
公元前 556 年	《左传・襄公十七年》有“国人逐瘈狗”记载。
公元前 541 年	医和诊晋平公病；“六气致病说”的应用。
约公元前 5 世纪	扁鹊约生于此时。
公元前 26 年（西汉河平三年）	侍医李柱国整理医书，有医经 7 部，经方 11 部。
约公元 2~3 世纪	董奉生活于此时。
公元 196~204 年	张仲景著《伤寒杂病论》。
公元 3 世纪	王叔和著《脉经》；葛洪著《肘后救卒方》。
256~282 年（魏甘露元年至晋太康三年）	皇甫谧编著《针灸甲乙经》。
420~479 年（南朝宋）	雷敩著《雷公炮炙论》。
442 年（刘宋元嘉十九年）	刘涓子著《刘涓子鬼遗方》。
500 年（齐永元二年）	陶弘景著《本草经集注》。
541 年（梁大同七年）	梁政府派遣医生去朝鲜半岛百济国。
562 年（北齐河清元年）	吴人知聪携带《明堂图》等 164 卷赴日。
608 年（隋大业四年）	日本派药师数人来华学医。
610 年（隋大业六年）	巢元方等著《诸病源候论》。
624 年（唐武德七年）	唐太医署设有医学教育机构，分科教授医学。
641 年（唐贞观十五年）	文成公主带医药书籍入藏地。
659 年（唐显庆四年）	苏敬等编成《新修本草》。
581~682 年（隋开皇元年至唐永淳元年）	孙思邈著《备急千金要方》《千金翼方》。
713~741 年（唐开元二年至二十九年）	孟诜著《食疗本草》。
739 年（唐开元二十七年）	陈藏器著《本草拾遗》。
752 年（唐天宝十一年）	王焘著《外台秘要》。
753 年（唐天宝十二年）	唐朝僧人鉴真东渡日本传授医学。
762 年（唐宝应元年）	王冰重新编次、注释《黄帝内经素问》。
841~846 年（唐会昌一年至六年）	蔺道人著《仙授理伤续断秘方》。
852 年（唐大中六年）	昝殷著《经效产宝》。
973 年（北宋开宝六年）	刘翰等编成《开宝新详定本草》。
992 年（北宋淳化三年）	王怀隐等编著《太平圣惠方》。
1026 年（北宋天圣四年）	王惟一著《铜人腧穴针灸图经》，次年铸针灸铜人。
1057 年（北宋嘉祐二年）	“校正医书局”成立。

1060 年（北宋嘉祐五年）	掌禹锡等编著《嘉祐补注神农本草》。
1061 年（北宋嘉祐六年）	苏颂等编著《本草图经》。
1075 年（北宋熙宁八年）	苏轼、沈括著《苏沈良方》。
1076 年（北宋熙宁九年）	“太医局熟药所”创办。
1079 年（北宋元丰二年）	派遣医官邢慥等去高丽，并携带百种中药。
1082 年（北宋元丰五年）	唐慎微著《经史证类备急本草》。
1086 年（北宋元祐元年）	韩祇和著《伤寒微旨论》。
1093 年（北宋元祐八年）	董汲著《小儿斑疹备急方论》。
1098 年（北宋元符元年）	杨子建著《十产论》。
1099 年（北宋元符二年）	刘温舒著《素问入式运气论奥》。
1100 年（北宋元符三年）	庞安时著《伤寒总病论》。
1108 年（北宋大观二年）	朱肱著《类证活人书》。
1109 年（北宋大观三年）	裴宗元、陈师文等著《校正和剂局方》，1151 年改名为《太平惠民和剂局方》。
1111~1117 年（北宋政和元年至七年）	北宋太医院医官曹孝忠等编《圣济总录》。
1113 年（北宋政和三年）	杨介编著《存真环中图》。
1116 年（北宋政和六年）	寇宗奭著《本草衍义》。
1119 年（北宋宣和元年）	阎孝忠汇集钱乙经验编为《小儿药证直诀》。
1132 年（南宋绍兴二年）	许叔微著《普济本事方》。
1144 年（南宋绍兴十四年）	成无己著《注解伤寒论》。
1150 年（南宋绍兴二十年）	刘昉等编《幼幼新书》。
1156 年（南宋绍兴二十六年）	《小儿卫生总微论方》刊行。
1174 年（南宋淳熙元年）	陈言著《三因极一病证方论》。
1181 年（南宋淳熙八年）	郭雍著《伤寒补亡论》。
1182 年（金大定二十二年）	刘完素著《素问玄机原病式》。
1186 年（金大定二十六年）	刘完素著《素问病机气宜保命集》；张元素著《珍珠囊》。
1189 年（南宋淳熙十六年）	崔嘉彦著《崔氏脉诀》。
1196 年（南宋庆元二年）	李迅著《集验背疽方》。
1217~1221 年（南宋嘉定十至十四年）	张从正著《儒门事亲》。
1220 年（南宋嘉定十三年）	王执中著《针灸资生经》；周守忠著《历代名医蒙求》。
1224 年（南宋嘉定十七年）	张杲著《医说》。
1226 年（南宋宝庆二年）	闻人耆年著《备急灸法》。
1237 年（南宋嘉熙元年）	陈自明著《妇人大全良方》。
1241 年（南宋淳祐元年）	施发著《察病指南》。
1247 年（南宋淳祐七年）	宋慈著《洗冤集录》；李杲著《内外伤辨惑论》。
1249 年（南宋淳祐九年）	李杲著《脾胃论》。
1253 年（南宋宝祐元年）	严用和著《济生方》。
1254 年（南宋宝祐二年）	陈文中著《小儿痘疹方论》。
1263 年（南宋景定四年）	陈自明著《外科精要》。
1264 年（南宋景定五年）	杨士瀛著《仁斋直指方论》。
1270 年（南宋咸淳六年）	元政府设“广惠司”。
1330 年（元至顺元年）	忽思慧著《饮膳正要》。

1341 年（元至正元年）	杜本著《敖氏伤寒金镜录》；滑寿著《十四经发挥》。
1359 年（元至正十九年）	滑寿著《诊家枢要》。
1368 年（明洪武元年）	王履著《医经溯回集》。
1370 年（明洪武三年）	倪维德著《原机启微》。
1384 年（明洪武十七年）	徐彦纯著《本草发挥》。
1403~1408 年（明永乐元年至六年）	《永乐大典》编成，收载明以前许多医书。
1406 年（明永乐四年）	朱橚著《普济方》。
1418 年（明永乐十六年）	盛寅著《医经秘旨》。
1439 年（明正统四年）	徐凤著《针灸大全》。
1442 年（明正统七年）	冷谦著《修龄要旨》。
1443 年（明正统八年）	太医院复刻《铜人腧穴针灸图经》，并铸针灸铜人。
1445 年（明正统十年）	朝鲜金礼蒙编成《医方类聚》，收录明以前中国医书百种。
1476 年（明正化十二年）	兰茂著《滇南本草》。
1492 年（明弘治五年）	王纶著《本草集要》。
1502 年（明弘治十五年）	王纶著《明医杂著》。
1505 年（明弘治十八年）	刘文泰著《本草品汇精要》。
1510 年（明正德五年）	张世贤著《图注八十一难经》。
1513 年（明正德八年）	李濂著《医史》。
1515 年（明正德十年）	虞抟著《医学正传》。
1526 年（明嘉靖五年）	汪机著《读素问钞》。
1528 年（明嘉靖七年）	薛己著《口齿类要》。
1529 年（明嘉靖八年）	高武著《针灸聚英》；薛己著《疠疡机要》《正体类要》《女科撮要》。
1530 年（明嘉靖九年）	汪机著《针灸问对》。
1531 年（明嘉靖十年）	汪机著《石山医案》。
1550 年（明嘉靖二十九年）	沈之问著《解围元薮》。
1556 年（明嘉靖三十五年）	徐春甫著《古今医统大全》。
1564 年（明嘉靖四十三年）	李时珍著《濒湖脉学》。
1565 年（明嘉靖四十四年）	楼英著《医学纲目》；陈嘉谟著《本草蒙筌》。
1566 年（明嘉靖四十五年）	薛铠著《保婴撮要》。
1568 年（明隆庆二年）	徐春甫建“一体堂宅仁医会”。
1572 年（明隆庆六年）	李时珍著《奇经八脉考》。
1573 年（明万历元年）	孙一奎著《孙文垣医案》。
1575 年（明万历三年）	李梴著《医学入门》。
1578 年（明万历六年）	李时珍著《本草纲目》。
1584 年（明万历十二年）	吴崑著《医方考》。
1586 年（明万历十四年）	马莳著《素问注证发微》《灵枢注证发微》。
1591 年（明万历十九年）	江瓘等著《名医类案》刊行；高濂著《遵生八笺》。
1593 年（明万历二十一年）	方有执著《伤寒论条辨》。
1594 年（明万历二十二年）	吴崑著《素问吴注》。
1601 年（明万历二十九年）	王肯堂、吴勉学编著《古今医统正脉全书》。 杨济时著《针灸大成》。

1604 年（明万历三十二年）	龚廷贤著《小儿推拿秘旨》。
1605 年（明万历三十三年）	周于蕃著《小儿推拿秘诀》。
1608 年（明万历三十六年）	王肯堂著《证治准绳》。
1615 年（明万历四十三年）	龚廷贤著《寿世保元》。
1617 年（明万历四十五年）	赵献可著《医贯》；陈实功著《外科正宗》。
1620 年（明万历四十八年）	武之望著《济阴纲目》。
1622 年（明天启二年）	缪希雍著《炮炙大法》。
1624 年（明天启四年）	张介宾著《类经》。
1625 年（明天启五年）	缪希雍著《神农本草经疏》。
1630 年（明崇祯三年）	龚居中著《红炉点雪》。
1632 年（明崇祯五年）	陈司成著《霉疮秘录》。
1636 年（明崇祯九年）	胡慎柔著《慎柔五书》。
1637 年（明崇祯十年）	李中梓著《医宗必读》。
1640 年（明崇祯十三年）	张介宾著《景岳全书》。
1642 年（明崇祯十五年）	李中梓著《内经知要》；吴有性著《温疫论》。
1644 年（清顺治元年）	张遂辰著《张卿子伤寒论》；傅仁宇著《审视瑶函》。
1648 年（清顺治五年）	喻昌著《尚论篇》。
1652 年（清顺治九年）	人痘接种术由戴曼公传至日本。
1657 年（清顺治十四年）	卢之颐著《痎疟论疏》。
1658 年（清顺治十五年）	喻昌著《医门法律》。
1665 年（清康熙四年）	祁坤著《外科大成》。
1667 年（清康熙六年）	尤乘著《喉科秘书》《寿世青编》。
1672 年（清康熙十一年）	张志聪著《黄帝内经素问集注》《黄帝内经灵枢集注》。
1673 年（清康熙十二年）	程林著《金匮要略直解》。
1674 年（清康熙十三年）	柯琴著《伤寒来苏集》。
1675 年（清康熙十四年）	罗美著《古今名医方论》。
1677 年（清康熙十六年）	周扬俊著《伤寒论三注》。
1682 年（清康熙二十一年）	汪昂著《医方集解》。
1683 年（清康熙二十二年）	张志聪著《伤寒论宗印》《伤寒论纲目》《伤寒论集注》。
1684 年（清康熙二十三年）	萧埙著《女科经纶》。
1686 年（清康熙二十五年）	汪昂著《素问灵枢类纂约注》。
1687 年（清康熙二十六年）	李用粹著《证治汇补》。
1688 年（清康熙二十七年）	王宏翰著《医学原始》。
1694 年（清康熙三十三年）	汪昂著《汤头歌诀》。
1695 年（清康熙三十四年）	张璐著《本经逢原》《张氏医通》。
1697 年（清康熙三十六年）	王宏翰著《古今医史》。
1713 年（清康熙五十二年）	朱纯嘏著《痘疹定论》。
1715 年（清康熙五十四年）	亟斋居士著《达生篇》。
1721 年（清康熙六十年）	魏荔彤著《金匮要略方论本义》。
1723 年（清雍正元年）	陈梦雷辑录《古今图书集成·医部全录》。 林之翰著《四诊抉微》。
1726 年（清雍正四年）	尤怡著《金匮要略心典》。

1727年（清雍正五年）	徐大椿著《难经经释》。
1729年（清雍正七年）	尤怡著《伤寒贯珠集》。
1732年（清雍正十年）	程国彭著《医学心悟》。
1736年（清乾隆元年）	徐大椿著《神农本草经百种录》。
1740年（清乾隆五年）	王惟德著《外科证治全生集》。
1741年（清乾隆六年）	张琰著《种痘新书》。
1742年（清乾隆七年）	吴谦等著《医宗金鉴》。
1746年（清乾隆十一年）	叶桂著《临证指南医案》《温热论》。
1750年（清乾隆十五年）	陈复正著《幼幼集成》。
1756年（清乾隆二十一年）	黄元御著《伤寒直解》。
1757年（清乾隆二十二年）	吴仪洛著《本草从新》。
1759年（清乾隆二十四年）	赵学敏著《串雅》；徐大椿著《伤寒论类方》。
1760年（清乾隆二十五年）	顾世澄著《疡医大全》。
1765年（清乾隆三十年）	赵学敏著《本草纲目拾遗》。
1767年（清乾隆三十二年）	张志聪著《本草崇原》。
1768年（清乾隆三十三年）	尤怡著《金匮翼》。
1770年（清乾隆三十五年）	魏之琇著《续名医类案》。
1772~1781年（清乾隆三十七至四十六年）	清政府编《四库全书》，收录历代医书百余种。
1777年（清乾隆四十二年）	庄一夔著《福幼编》。
1790年（清乾隆五十五年）	人痘接种在朝鲜获得成功。
1792年（清乾隆五十七年）	唐大烈编撰、出版《吴医汇讲》。
1798年（清嘉庆三年）	吴瑭著《温病条辨》。
1799年（清嘉庆四年）	孙星衍辑《神农本草经》。
1801年（清嘉庆六年）	日本丹波元简著《伤寒论辑义》。
1802年（清嘉庆七年）	陈修园著《时方歌括》。
1803年（清嘉庆八年）	陈修园著《伤寒论浅注》。
1804年（清嘉庆九年）	陈修园著《医学三字经》。
1805年（清嘉庆十年）	高秉钧著《疡科心得集》。
1808年（清嘉庆十三年）	王学权著《重庆堂随笔》。
1817年（清嘉庆二十二年）	邱熺著《引痘略》并刊行。
1820年（清嘉庆二十五年）	《陈修园医书十六种》刊行。
1822年（清道光二年）	清政府下令在太医院永远废止针灸科。
1827年（清道光七年）	傅山著《傅青主女科》。
1830年（清道光十年）	王清任著《医林改错》。
1831年（清道光十一年）	日本丹波元胤著《中国医籍考》并刊行。
1832年（清道光十二年）	黄元御著《长沙药解》。
1834年（清道光十四年）	高文晋著《外科图说》。
1838年（清道光十八年）	郑宏纲著《重楼玉钥》。
1839年（清道光十九年）	林珮琴著《类证治裁》。
1840年（清道光二十年）	江考卿著《伤科方书》。
1844年（清道光二十四年）	陈修园著《医学实在易》。

1848 年（清道光二十八年）	吴其浚著《植物名实图考》。
1852 年（清咸丰二年）	王士雄著《温热经纬》《王氏医案》。
1854 年（清咸丰四年）	日本森立之辑《神农本草经》。
1856 年（清咸丰六年）	陈修园著《伤寒医诀串解》。
1858 年（清咸丰八年）	陆以湉著《冷庐医话》。
1861 年（清咸丰十一年）	黄元御著《玉楸药解》。
1863 年（清同治二年）	费伯雄著《医醇賸义》。
1864 年（清同治三年）	吴尚先著《理瀹骈文》。
1865 年（清同治四年）	费伯雄著《医方论》。
1866 年（清同治五年）	陆九芝著《内经运气表》《内经运气病释》。
1870 年（清同治九年）	薛福辰著《素问运气图说》。
1875 年（清光绪元年）	汪宏著《望诊遵经》。
1881 年（清光绪七年）	李鸿章在天津创办“北洋施医局”，1892 年改名北洋医学堂。
1882 年（清光绪八年）	雷丰著《时病论》。
1884~1894 年（清光绪十年至二十年）	唐宗海著《中西汇通医书五种》。
1885 年（清光绪十一年）	利济医学堂建立。
1888 年（清光绪十四年）	张振鋆著《厘正按摩要术》。
1891 年（清光绪十七年）	余景和著《外科医案汇编》。
1892 年（清光绪十八年）	马培之著《外科传薪集》。
1897 年（清光绪二十三年）	王旭高著《肝症论治》。
1900 年（清光绪二十六年）	柳宝诒著《温热逢源》。
1901 年（清光绪二十七年）	郑肖岩著《伪药条辨》《鼠疫约编》。
1904 年（清光绪三十年）	中国红十字会成立。
1906 年（清光绪三十二年）	“上海医务总会”成立
1908 年（清光绪三十四年）	《医学世界》《绍兴医药学报》创办。
1910 年（清宣统二年）	丁福保著《中西医方汇通》。
1912 年（民国元年）	北洋政府教育部颁布了《医学专门学校规程》。 神州医药总会在上海创建。
1914 年（民国三年）	中华医学会成立；医史研究会成立；中国护士学会成立； 湘雅医学专门学校在长沙成立。
1915 年（民国四年）	黄汉如著《黄氏医话》。
1917 年（民国六年）	丁甘仁、谢利恒创办上海中医专门学校。
1918 年（民国七年）	包识生等创立神州医药专门学校。
1918~1934 年（民国七年至二十三年）	张锡纯著《医学衷中参西录》。
1920 年（民国九年）	秦伯未著《痨病指南》。
1921 年（民国十年）	谢观编著《中国医学大辞典》。 《山西医学杂志》《中医杂志》创办。
1922 年（民国十一年）	恽铁樵著《群经见智录》。
1924 年（民国十三年）	裘庆元辑《三三医书》。 卢乃潼创办广东中医药专门学校。
1925 年（民国十四年）	恽铁樵等创办“铁樵函授中医学校”。
1926 年（民国十五年）	《医界春秋》创办。

1927 年（民国十六年）	丁甘仁著《喉痧症治概要》。
1927~1933 年（民国十六年至二十二年）	广东中医院建成。
1928 年（民国十七年）	毛泽东在《井冈山的斗争》中指出：医院用中西两法治疗疾病。
1929 年（民国十八年）	“废止中医案”通过，中医药界奋起抗争。
1931 年（民国二十年）	曹颖甫著《伤寒发微》《金匮发微》； 南京成立中央国医馆；承淡安著《中国针灸治疗学》；
1933 年（民国二十二年）	丁福保著《中药浅说》；吴炳耀著《针灸纂要》。
1935 年（民国二十四年）	谢观著《中国医学源流论》；陈存仁编《中国药学大辞典》； “中华医史学会”创立。
1936 年（民国二十五年）	《国医条例》颁布，后称《中医条例》。
1937 年（民国二十六年）	蔡陆仙编成《中国医药汇海》。
1948 年（民国三十七年）	黄竹斋著《难经会通》。
1949 年	中华人民共和国中央人民政府卫生部成立。
1950 年	第一届全国卫生工作会议在北京召开。
1953 年	卫生部中医科改为中医处，后成立中医司。
1955 年	中医研究院成立，2005 年更名为中国中医科学院。
1956 年	成都、上海、北京、广州四所中医学院相继成立。
1959 年	卫生部组织编写“中医学院试用教材”。
1961 年	《中医图书联合目录》出版。
1968 年	河北满城西汉刘胜夫妇墓出土 4 根金针、5 根银针和“医工”铜盆。
1972 年	甘肃武威县旱滩坡发掘出医药文物。
1972~1974 年	湖南长沙东郊马王堆发掘出医药文物。
1978 年	中医研究院招收我国历史上第一批中医和医史研究生。
1979 年	中华全国中医学会在北京成立；中华医史学会复会。
1982 年	全国高等中医药教材编审委员会在南京成立。
1983 年	北京、成都等中医学院开始招收中医博士学位研究生。
1983~1984 年	湖北江陵张家山发掘出医药文物。
1986 年	国家中医管理局成立，1988 年改名为国家中医药管理局。
1995 年	北京、上海、广州、成都、南京 5 所中医学院更名为中医药大学。
1996 年	新中国成立以来第一次由党中央、国务院召开的全国卫生工作会议在北京举行；黑龙江、山东 2 所中医学院更名为中医药大学；中法两国开设了欧洲第一家中医医院。
2003 年	《中华人民共和国中医药条例》正式颁布。
2008 年	世界上第一所中医孔子学院在英国伦敦南岸大学建成。
2009 年	30 位从事中医临床工作（包括民族医药）的老专家获得了首届“国医大师”荣誉称号。这是新中国成立以来，中国政府部门第一次在全国范围内评选国家级中医大师。
2011 年	中国中医科学院藏金陵本《本草纲目》入选联合国《世界记忆遗产名录》。
2014 年	第二届“国医大师”评选揭晓，30 位从事中医临床工作的老专家获此殊荣。
2015 年	屠呦呦“有关疟疾新疗法的发现”获诺贝尔生理学或医学奖。

2016 年	《百年中医史》出版；国家授予全国 60 位教师“中医药高等学校教学名师”荣誉称号，这是新中国成立以来国家首次开展此类评选表彰。
2017 年	《中华人民共和国中医药法》正式实施；国家主席习近平向世界卫生组织赠送针灸铜人雕塑；第三届“国医大师”30 位及首届全国名中医 100 位评选揭晓
2018 年	国家卫生与计划生育委员会更名为国家卫生健康委员会；第十五届世界中医药大会确定 10 月 11 日为“世界中医药日”。
2019 年	全国中医药大会上表彰了全国中医药杰出贡献奖获得者，这是新中国成立 70 年以来，第一次以国务院名义召开的中医药大会；中国中医科学院研究员屠呦呦被授予“共和国勋章”；第 72 届世界卫生大会通过了《国际疾病分类第十一次修订本（ICD–11）》，首次纳入起源于中医药的传统医学章节。
2020 年	中医药在新冠肺炎疫情防控中发挥了重要作用；张伯礼院士被授予“人民英雄”国家荣誉称号。
2021 年	世界卫生组织（WHO）宣布，中国获得消除疟疾认证。世卫组织还将中国多年来探索总结出来的疟疾报告、调查和处置的“1–3–7”工作模式，写入世卫组织的技术文件并向全球推广。
2022 年	第四届“国医大师”30 位和第二届全国名中医 101 位评选揭晓。
2023 年	我国对新冠病毒感染实施“乙类乙管”，疫情防控取得重大决定性胜利；国务院印发《中医药振兴发展重大工程实施方案》;《中华医藏》首批“养生卷”74 部经典书籍和《天回医简》出版。
2024 年	《中华医藏》“丛书卷”27 部经典书籍出版。

·主要参考书目·

1.陈邦贤.中国医学史［M］.上海：上海书店出版社，1984.
2.邓铁涛.中医近代史［M］.广州：广东高等教育出版社，1999.
3.李经纬，林昭庚.中国医学通史（古代卷）［M］.北京：人民卫生出版社，2000.
4.邓铁涛，程之范.中国医学通史（近代卷）［M］.北京：人民卫生出版社，2000.
5.范行准.中国医学史略［M］.北京：中医古籍出版社，1986.
6.赵璞珊.中国古代医学［M］.北京：中华书局，1983.
7.俞慎初.中国医学简史［M］.福州：福建科学技术出版社，1983.
8.甄志亚.中国医学史［M］.上海：上海科学技术出版社，1997.
9.李经纬.中外医学交流史［M］.长沙：湖南教育出版社，1998.
10.马伯英.中国医学文化史［M］.上海：上海人民出版社，1994.
11.李经纬.中外医学交流史［M］.长沙：湖南教育出版社，1998.
12.和中浚.图说中医学史［M］.南宁：广西科学技术出版社，2010.
13.中国科学技术协会.中国中医药学科史［M］.北京：中国科学技术出版社，2014.
14.梁永宣.中国医学史［M］.第2版.北京：人民卫生出版社，2016.
15.黄龙祥.中国针灸学术史大纲［M］.北京：华夏出版社，2001
16.马伯英，高晞，洪中立.中外医学文化交流史中外医学文化传通［M］.上海：文汇出版社，1993.
17.梁峻.中国古代医政史略［M］.呼和浩特：内蒙古人民出版社，1995.
18.尚志钧，林乾良，郑金生.历代中药文献精华［M］.北京：科学技术文献出版社，1989.
19.李洪涛.新编中国中医古籍总目［M］.北京：中医古籍出版社，2023.
20.丹波元胤.中国医籍考［M］.北京：人民卫生出版社，1956.
21.严世芸.中医学术发展史［M］.上海：上海中医药大学出版社，2004.
22.郭霭春.中国分省医籍考［M］.北京：中国中医药出版社，2021.
23.李剑.中国医学史［M］.北京：科学出版社，2022.
24.李成文.现代版中医古籍［M］.北京：中国中医药出版社，2014.
25.李经纬.中医史［M］.海口：海南出版社，2015.
26.李成文.中医史［M］.北京：人民军医出版社，2009.